Springer Wien New York

T0177441

Dörte Grasmann und **Christina Stadler**

unter Mitarbeit von Klaus Schmeck und Cornelia König

Verhaltenstherapeutisches Intensivprogramm zur Reduktion von Aggression (VIA)

Ein multimodaler Ansatz für Kinder und Jugendliche

Illustrationen von Swantje Grasmann

SpringerWienNewYork

Dörte Grasmann
Christina Stadler

unter Mitarbeit von Klaus Schmeck und Cornelia König

Das Werk ist urheberrechtlich geschützt.
Die dadurch begründeten Rechte, insbesondere die der Übersetzung, des Nach-
druckes, der Entnahme von Abbildungen, der Funksendung, der Wiedergabe auf
photomechanischem oder ähnlichem Wege und der Speicherung in Datenverarbei-
tungsanlagen, bleiben, auch bei nur auszugsweiser Verwertung, vorbehalten.

© 2009 Springer-Verlag/Wien
Printed in Germany

Die Wiedergabe von Gebrauchsnamen, Handelsnamen, Warenbezeichnungen usw. in
diesem Buch berechtigt auch ohne besondere Kennzeichnung nicht zu der Annahme,
dass solche Namen im Sinne der Warenzeichen- und Markenschutz-Gesetzgebung
als frei zu betrachten wären und daher von jedermann benutzt werden dürften.
Produkthaftung: Sämtliche Angaben in diesem Fachbuch/wissenschaftlichen Werk
erfolgen trotz sorgfältiger Bearbeitung und Kontrolle ohne Gewähr. Insbesondere
Angaben über Dosierungsanweisungen und Applikationsformen müssen vom
jeweiligen Anwender im Einzelfall anhand anderer Literaturstellen auf ihre Richtigkeit
überprüft werden. Eine Haftung der Herausgeber, der Autoren oder des Verlages aus
dem Inhalt dieses Werkes ist ausgeschlossen.

Textkonvertierung und Umbruch: Grafik Rödl, 2486 Pottendorf, Österreich
Druck: Strauss GmbH, 69509 Mörlenbach, Deutschland
Umschlagbild: Corbis Stock Market/Michael Keller
Illustrationen auf CD von Swantje Grasmann

Gedruckt auf säurefreiem, chlorfrei gebleichtem Papier – TCF
SPIN: 12262892

Bibliografische Information der Deutschen Nationalbibliothek
Die Deutsche Nationalbibliothek verzeichnet diese Publikation in der Deutschen
Nationalbibliografie; detaillierte bibliografische Daten sind im Internet über
<http://dnb.d-nb.de> abrufbar.

ISBN 978-3-211-79899-7 SpringerWienNewYork

für Rosa, Mitja, Joshua und Moritz

Vorwort

Aggressives Verhalten von Kindern und Jugendlichen ist unter zwei Voraussetzungen ein außerordentlich schwierig zu beherrschendes und auch häufiges Phänomen: Es betrifft 2–3% der Kinderpopulation (Lahey 1999). Kinder, die mit dieser Störung zur Behandlung kommen, leiden zudem sehr häufig an einer Form mit einer impulsiven, ungeplanten, offenen, oft mit körperlicher Gewalt einhergehenden Aggression. Darüber hinaus handelt es sich um ein chronisches Problem, insbesondere dann, wenn durchgehend aggressive Verhaltensweisen schon vor der Pubertät (vor dem 10. Lebensjahr) massiv auftreten. Schon vor Jahren postulierte Frau Robins (1978) aus der Erkenntnis einer Reihe von Verlaufsstudien, dass antisoziales Verhalten in der Kindheit eine hohe Wahrscheinlichkeit der Kontinuität im Erwachsenenalter bedingt. Fast die Hälfte dieser Kinder zeigt eine derartige chronische Verlaufsform. Umgekehrt hatten fast alle Erwachsenen mit einer antisozialen Persönlichkeitsstörung bedeutsame aggressive Verhaltensformen schon in der Kindheit gezeigt. Die Schlussfolgerung daraus lautete, dass ein durchgehendes aggressives Verhalten in der Kindheit einen bedeutsameren Prädiktor darstellt als die soziodemographischen oder familiären Faktoren alleine. Und: Dass es sich um eine ernste, chronische Erkrankung handelt.

Was bedingt aggressives Verhalten bei Kindern? Die verfügbaren Studien gehen von verschiedenen Modellen aus. Offenbar werden sowohl einzelne genetische wie auch bestimmte Umfeldbedingungen dafür verantwortlich gemacht. Schwer vernachlässigende Situationen alleine scheinen nach den Ergebnissen einer der gründlichsten Adoptionsuntersuchungen nicht dafür verantwortlich zu sein. Diese haben eher Bindungsstörungen, hyperaktives Verhalten und „quasi-autistisches" Verhalten zur Folge – aber offenbar keine vermehrten Aggressionen (Rutter et al. 2001). Nach Langzeituntersuchungen scheint bei erhöht impulsiven Kindern aber eine „harsche" Erziehung durch aggressive Eltern bedeutsam (Patterson 2000). Inwieweit die Aufmerksamkeitsdefizit/Hyperaktivitätsstörung eine Vorbedingung dafür ist oder intermittierende Einflüsse aus dem unmittelbaren Umfeldeinwirkungen eine größere Rolle spielen, wird etwas kontrovers dargestellt (siehe Simonoff et al. 2004). Vereinfacht lässt sich feststellen: Aggression schafft Aggression. Dass dies auch im Komplex Umfeld-Genetik bedeutsam ist, zeigen einige bemerkenswerte Untersuchungen:

So konnten Caspi et al. (2002) erstmals in ihrer epidemiologischen Längsschnittuntersuchung klar darstellen, dass körperliche Misshandlung in der frühen Kindheit im Verlauf der Entwicklung zu erhöhter Aggression führt, aber vor allem dann, wenn gleichzeitig ein genetischer Defekt vorliegt – durch eine Veränderung im Gen der Monoaminooxydase A (MAOA). Dieses Ergebnis war wiederholt Gegenstand von weiteren Studien: So ist eine Erziehung, die durch frühe Misshandlungen gekennzeichnet ist, im Zusammenhang mit genetischen Effekten auch in formalen genetischen Zwillingsuntersuchungen deutlich mit einer späteren Dissozialität korreliert (Jaffee et al. 2005, Boivin et al. 2005, Moffitt 2005). Laucht et al. (2007) zeigten auf, dass eine Interaktion von negativen Umfeldeinflüssen im Alter von drei Monaten mit einem genetischen Defekt des Dopamintransporter Gens (DAT1) die Impulsivität aufklären konnte. Wenn nämlich die frühen widrigen Einflüsse auf das Kind einwirkten, war die genetische Mutation deutlicher mit dem Auftreten dieses Störungsbildes assoziiert. Schon früher hatten Overmeyer et al. (1999) einen überraschenden Befund mit Hilfe eines Interviews (Poustka et al. 1994) publiziert, das abnorme Umfeldeinflüsse auf das Kind erfasst: Im Vergleich zwischen Hyperkinetischen Störungen und Störungen des Sozialverhaltens sind abnorme psychosoziale Umstände vergleichbar schwer ausgeprägt. Dieses überraschende Ergebnis wird durch die Untersuchung von Laucht et al. (2007) verständlich.

Aus diesen Befunden wird klar, dass ein aggressives Umfeld unter einer genetischen Belastung deutlichere Folgen zeigt und eine immense Gefährdung des Kindes darstellt, ebenfalls bedeutsame Aggressionen zu entwickeln. Fasst man diese Untersuchungen anders formuliert zusammen, so sind bei einer genetischen Vulnerabilität (Schmeck und Poustka 2000) Umfeldeinwirkungen wesentlich an dem häufigen Auftreten aggressiven Verhaltens beteiligt.

Gerade deswegen brauchen diese Kinder aber eine konsequente Behandlung, die insbesondere die Auswirkungen behandelt. Solche Bestrebungen sind meist nur unter erheblichem Aufwand möglich, wie die hervorragende Übersicht über die verschiedenen therapeutischen Methoden, die in nordamerikanischen Studien evaluiert wurden, belegt (Kazdin und Weisz 2003).

Zwei Einwände zu diesen und anderen Darstellungen sind in diesem Zusammenhang aber nicht unerheblich. Erstens sind fast alle dieser Behandlungen mit einem sehr umfangreichen Team und Zeitaufwand ausgestattet. Dies kann nicht ohne weiteres in andere (europäische) Regionen verlagert werden. Damit sind viele dieser Projekte auch weit entfernt von Routinebehandlungen, das heißt sie sind nicht einfach in ambulanten Diensten, Kliniken, Schulen, Kinderheimen, Internaten oder Jugendhilfeeinrichtungen, eventuell auch in Kindergärten oder Vorschuleinrichtungen übertragbar. Zweitens werden immer wieder Fragen nach der (geschönten) Vorauswahl der in diese Behandlung mit eingeschlossenen Familien mit einem aggressiven Kind gestellt – ein neuralgischer Punkt, der sich Nachfragen oft widersetzt.

Das vorliegende Manual, das in der Frankfurter Klinik für Psychiatrie und Psychotherapie maßgeblich entwickelt wurde, versucht diesem Manko der Machbarkeit in einem routinenahen Setting, bezogen auf eine unausgelesene Gruppe von Kindern, deren Eltern eine Behandlung suchen, zu begegnen. Dazu war es notwendig, die Fülle therapeutischer Interventionsmöglichkeiten zu sammeln, auf ihre Wirksamkeit und Umsetzbarkeit zu überprüfen und in ein Gesamtkonzept einzuordnen. In dem nun vorliegenden Manual werden vorrangig verhaltenstherapeutische Bausteine ausführlich und praxisnah dargestellt, die entsprechend dem kindlichen Entwicklungsstand auf gleichsam spielerische Weise umgesetzt werden. Die theoretische, erklärende Basis wie auch die Anwendung in einem zweiwöchigen intensiven ambulanten Behandlungsrahmen mit den Kindern und die vorausgehenden und nachsorgenden Elterngruppen werden in nachvollziehbarer Weise detailliert erklärt. Dadurch ist ein Transfer der Machbarkeit gewährleistet. Im Übrigen ist die positive Auswirkung jenseits der aktuellen Behandlungssituation auf den Alltag zu Hause und in der Schule erforscht.

Natürlich sind an der Erarbeitung eines solchen jahrelangen Vorhabens viele Mitarbeiter in dieser und anderen Kliniken beteiligt. Ihnen sei an dieser Stelle vor allem für die Kritiken und Ermunterungen gedankt. Gedankt sei auch der Forschungsgruppe „Aggression" für den nicht unerheblichen Aufwand, den sie zu bewältigen hatte. Nicht zuletzt ist es aber dem persönlichen Enthusiasmus der beiden Autorinnen zu verdanken, dass dieses Werk gelungen ist. Wenn dadurch ein nicht unbedeutendes Mosaiksteinchen der noch dürftigen „Landschaft" der Aggressionsbewältigung bei Kindern beigefügt wird, ist ein erheblicher Fortschritt in die richtige Richtung getan.

Prof. Dr. med. Fritz Poustka

Direktor der Klinik für Psychiatrie und Psychotherapie des
Kindes- und Jugendalters der Johann Wolfgang Goethe-Universität
Frankfurt am Main

Inhaltsverzeichnis

Einleitung

Unter Störungen des Sozialverhaltens werden im Diagnoseverständnis der Kinder- und Jugendpsychiatrie und Psychotherapie Probleme zusammengefasst, die durch impulsive, oppositionelle, aggressive oder delinquente Verhaltensauffälligkeiten gekennzeichnet sind.

Durch entsprechendes Problemverhalten von Kindern und Jugendlichen sowie damit häufig einhergehenden Beziehungskonflikten werden unterschiedliche Bezugssysteme (Familie, Kindergarten, Schule, Peergruppen etc.) sowie zuständige Institutionen (Gesundheitssystem, Jugendhilfe, Justiz etc.) emotional, fachlich und finanziell vor erhebliche Herausforderungen gestellt.

In der Kinder- und Jugendpsychiatrie gehören Störungen des Sozialverhaltens mit einem Vorkommen von sechs bis zehn Prozent zu den häufigsten Vorstellungsanlässen und stabilsten Störungen (Baving 2006, Ihle und Esser 2002, APA 2000). Die Langzeitprognose ist vor allem bei frühem Störungsbeginn und gehäuften Risikofaktoren, aber auch aufgrund einer zumeist stabilen Verhaltensdisposition (Goodman, Ford und Meltzer 2002) eher ungünstig.

Die Förderung und Behandlung von Kindern und Jugendlichen mit Störungen des Sozialverhaltens erfordert ein multimodales Vorgehen, bei dem eine Zusammenarbeit mit dem Kind, den Eltern und weiteren Bezugspersonen aus dem sozialen Alltag erforderlich ist, sowie unterschiedliche Förder- und Behandlungsmöglichkeiten aus Pädagogik, Psychologie und Medizin zum Einsatz kommen (Deutsche Gesellschaft für Kinder- und Jugendpsychiatrie 2007).

Eine psychotherapeutische Behandlung wird jedoch oft aufgrund einer scheinbar unzureichenden Behandlungseinsicht und Therapiemotivation zu Gunsten einer psychopharmakologischen Behandlung vorschnell abgebrochen. Obwohl der Stand empirischer Untersuchungen zu geeigneten Therapiemaßnahmen bislang als unbefriedigend angesehen werden muss (Beelmann und Schneider 2003), gibt es Hinweise dafür, dass verhaltensorientierte Trainings sowie begleitende Elternarbeit durchaus wirksam sind und somit einen erfolgsversprechenden Ansatz in der Behandlung betroffener Kinder darstellen (Weisz und Kazdin 2006, Döpfner 2003, Fonagy et al. 2002, Bennett und Gibbons 2000).

Das VIA ist ein verhaltenstherapeutisch orientiertes Intensivprogramm zur Behandlung von Kindern und Jugendlichen mit Störungen des Sozialverhaltens, insbesondere aggressiven Verhaltens sowie begleitenden Auffälligkeiten. Es handelt sich hierbei um ein multimodales

Vorgehen, das sowohl die intensive Arbeit von Kindern im Gruppen-
setting, als auch die Schulung der Eltern* vorsieht. Die Einbeziehung
der Eltern trägt den wissenschaftlichen Befunden Rechnung, nach
denen risikoerhöhende Bedingungen, wie beispielsweise ein unange-
messener, harscher Erziehungsstil, nicht selten im familiären Umfeld
der Kinder zur Entstehung, Aufrechterhaltung und Verfestigung der
Probleme beitragen (Scheithauer und Petermann 2004, Burke, Loeber
und Birmaher 2002, Bolger und Patterson 2001).

Beim VIA handelt es sich um ein Behandlungskonzept, das als
zehntägiges (montags bis freitags von 8.15 Uhr bis 16.00 Uhr), tagesklinisches Intensivprogramm konzipiert und evaluiert wurde. Mit der
ganztägigen Schulung im Kontext Gleichaltriger finden oft ausgeprägte
Defizite im Bereich der Beziehungsgestaltung und ein damit verbun-
denes Konfliktpotential Berücksichtigung. Darüber hinaus wird durch
den alltagsnahen Trainingsrahmen eine Generalisierung neu erworbe-
ner und geübter Kompetenzen in die Lebenswelt der Kinder angestrebt. Durch den zeitlichen Umfang sind Ausdauer, Durchhaltevermö-
gen, Disziplin, Anpassungsfähigkeit und bisweilen auch eine Reintegration nach Misserfolgen in deutlich erhöhtem Maße gefordert. Dementsprechend intensiv sind die Anforderungen an die Kooperationsbereitschaft und Auseinandersetzung mit Gruppenregeln. Das VIA ist
durch einen hochstrukturierten Ablaufplan gekennzeichnet, der die
Durchführung unterschiedlicher Module beinhaltet. Wenngleich der
Ablauf festgelegt ist, können je nach Altersstruktur der Kinder (jüngere
Kinder/ältere Kinder) und Schwerpunktsetzung der Auffälligkeiten
(Störung des Sozialverhaltens mit oder ohne Aufmerksamkeitsdefizit-/
Hyperaktivitätsstörung) die Modulbausteine variiert werden.

Die Integration der Trainingsinhalte und Anwendung einzelner Behandlungsbausteine eignet sich auch im außerklinischen Kontext bzw.
für die Umsetzung in pädagogischen Einrichtungen der Jugendhilfe
oder auch in Schulen mit einem entsprechenden Förderschwerpunkt
(Schule für Erziehungshilfe, Schulen für Lernhilfe etc.). Dies zeigen
erste Erfahrungen, die aktuell mit der Anwendung im Rahmen einer
Jugendhilfeeinrichtung sowie einer Schule für Erziehungshilfe gemacht
werden.

Die Inhalte des VIA sind nicht gänzlich neu. Viele Methoden der
Verhaltenstherapie, wie sie auch in anderen Behandlungsprogrammen
bereits zur Anwendung kommen, sind auch im vorliegenden Manual
integriert. In der Durchführung des Intensivprogramms finden neben
alltagsstrukturierenden Maßnahmen (Besprechungszeiten, Mahlzeiten) Einheiten zum sozialen Kompetenztraining, Projekteinheiten zur

---

* Mit dem Begriff „Eltern" werden auch primäre Bezugspersonen entfernt- oder nicht-
  verwandtschaftlichen Grades, wie Großeltern, Pflegeeltern oder Stiefeltern eingeschlossen.

Vertiefung der Trainingsinhalte, Einzelgespräche zur individuellen Rückmeldung oder Problemklärung, Entspannungs- und Freizeiteinheiten statt. Inhaltlich ergibt sich dabei die Möglichkeit, thematische Schwerpunkte der Verhaltensmodifikation und Kompetenzvermittlung zu setzen. Um die Lernbedingungen optimal zu gestalten, erhalten die Kinder bei Bedarf ergänzend eine medikamentöse Behandlung.

Die Einbindung und Schulung der Eltern wird durchgeführt, um die Effekte im Alltag zu generalisieren und ungünstige Interaktionen zu verändern. Im Rahmen der Evaluation wurde das Elterntraining vor und nach dem Gruppentraining der Kinder über insgesamt neun Sitzungen (90 Minuten) durchgeführt. Die Inhalte und Themenschwerpunkte orientieren sich an bereits bekannten, lerntheoretisch fundierten Programmen, die sich für die Arbeit mit Eltern oppositioneller und aggressiver Kinder bewährt haben (Döpfner, Schürmann und Lehmkuhl 2006, Döpfner, Schürmann und Frölich 2002).

Das VIA basiert auf den aktuellen Forschungsergebnissen zur Symptomatik, Entstehung und Aufrechterhaltung von Verhaltensproblemen im Sinne einer Störung des Sozialverhaltens. Im theoretischen Hintergrund (Kapitel eins) werden zunächst das Störungsspektrum sowie Modelle der Entstehung und Aufrechterhaltung dargelegt. Darüber hinaus sollen häufige komorbide Auffälligkeiten Berücksichtigung finden. Im Weiteren werden diagnostische Möglichkeiten und Leitlinienempfehlungen beschrieben. Die Darstellung bisheriger Behandlungsansätze wird den theoretischen Teil abschließen.

Kapitel zwei stellt das Kernstück des Manuals dar. Hier erfolgen die Programmbeschreibung und eine ausführliche Übersicht der Behandlungsmodule. Im Anschluss sind die Modulbausteine aufgeführt. Zur Orientierung haben wir Empfehlungen zur Bausteinzusammenstellung aufgeführt. Arbeitsblätter und weitere Materialien befinden sich auf der beiliegenden CD. Auch findet sich in Kapitel zwei die Anleitung zur Durchführung des begleitenden Elterntrainings. Zu jedem Thema stehen Präsentationsfolien (PowerPoint) auf der beiliegenden CD zur Verfügung. Hier finden sich auch weitere Informationsmaterialien und Arbeitsblätter, die eingesetzt werden können.

Kapitel drei beinhaltet die Beschreibung von Anwendungsmöglichkeiten der Programminhalte außerhalb eines intensivtherapeutischen Settings, beispielsweise im Bereich der Jugendhilfe als Gruppen- oder Einzelsetting, im anderen klinischen Kontext oder auch im schulischen Bereich.

Die Umsetzung des VIA erfordert eine umfassende Kenntnis lerntheoretischer Grundannahmen und verhaltenstherapeutischer Techniken. Die im VIA verwendeten Methoden werden daher in Kapitel vier aufgeführt und beschrieben.

Das VIA wurde im Rahmen vieler Durchführungen konzipiert und weiterentwickelt. Die bisherigen Untersuchungen geben Hinweise auf eine Symptomreduzierung und Stabilisierung im emotionalen Bereich. Sie werden in Kapitel fünf dargestellt.

Die Entwicklung des VIA kann inzwischen auf eine längere Geschichte zurückblicken. Die Urfassung entstand unter maßgeblicher Mitarbeit und mit fachkundiger Unterstützung von Herrn Prof. Dr. Klaus Schmeck (Kinder- und Jugendpsychiatrische Klinik Basel) sowie unter engagierter Mitarbeit von Frau Dipl.-Psych. Cornelia König (Klinik für Kinder- und Jugendpsychiatrie/ Psychotherapie Universitätsklinikum Ulm). Ihnen sei an dieser Stelle ganz herzlich für die Inspirationen und kreativen Impulse am Anfang dieses Projektes gedankt.

Im Verlauf wurden während zahlreicher Erprobungen viele Ideen erweitert, optimiert und ergänzt und das Programm auf seine Durchführbarkeit überprüft. Für die konstruktiven Ergänzungen möchten wir herzlich danken: Hilde Baum, Dr. Anke Beyer, PD Dr. Sven Bölte, Simone Bruder, Sandra Hiltmann, Christina Eichhorn, Felix Euler, Annette Fetzer, Astrid Friedländer, Viola Hager, Omid Hajiabadi, Dorothea Hauerwas, PD Dr. Martin Holtmann, Mira Horschinek, Ute Kiendl, Stephan Kolb, Kathrin Nachtigall, Nicole Panzner, Andreas Ramisch, Kerstin Ruckelshauß, Michael Sachse, Sabine Schlitt, Natalie Schmitt, Lisette Scholz, Diana Schulze, Heike Schwenk, Petra Siebel, Oliver Stahl, Ariane Steffen, Dr. Tina Templin und Holger Weidenauer.

Für die liebevollen Illustrationen und grafische Gestaltung möchten wir im Besonderen Swantje Grasmann herzlich danken.

Eve Albrecht, Meike Grasmann und Diana Schulze danken wir für die sorgfältige Durchsicht und Korrektur des Manuskripts.

Unser Dank gilt auch den Kindern und ihren Familien, die uns vor immer neue Fragen, Aufgaben und Herausforderungen gestellt haben. Ein Manual, das den Anspruch einer praxisorientierten, realisierbaren und alltagstauglichen Umsetzung für sich erhebt, kann ohne die Hilfe und Anregung derer, die dieses Programm erreichen soll, nicht entstehen. Darüber hinaus erfordert die Evaluation bereitwillige Mitarbeit beim Ausfüllen von Fragebögen. Auch hierfür sei allen Beteiligten herzlich gedankt.

Last, but not least danken wir Herrn Prof. Dr. Fritz Poustka für den „Raum", den wir für die Entwicklung dieses Projektes zur Verfügung gestellt bekommen haben und sein immerwährend großes Interesse an der Entstehung des VIA.

Für die freundliche Unterstützung und hervorragende Kooperation danken wir herzlich Frau Renate Eichhorn, Frau Petra Kern und Frau Ursula Szorger sowie dem Springer-Verlag Wien.

Das VIA stellt in mehrfacher Hinsicht ein Intensivprogramm dar: Es ermöglicht eine intensive Verhaltensbeobachtung und diagnostische Einschätzung. Darüber hinaus ergeben sich durch die Strukturierung und hochfrequenten therapeutischen Einheiten intensive Therapiemöglichkeiten. Intensiv sind aber auch die Herausforderungen in der

Umsetzung. Denn: Es passiert viel in kurzer Zeit. Gerade Störungen des Sozialverhaltens, bei denen im Alltagskontext die Vielzahl der Verhaltensprobleme besonders deutlich wird, stellen eine besondere Herausforderung an die Mitarbeiter dar. Denn plötzlich auftretende Impulsivität und Aggression erfordert immer einen konsequent klärenden und konstruktiven Umgang, um bekannte und oftmals negative Verhaltensspiralen zu unterbrechen und neue Lösungsansätze zu etablieren.

Allen, die durch unser Manual zur Durchführung des VIA inspiriert sind, wünschen wir viel Motivation und Freude, Ausdauer und Geduld sowie viele bereichernde Erkenntnisse.

Wir freuen uns über Rückmeldungen und Anmerkungen.

Kontakt und Information zu Schulungen:
Dörte Grasmann / Dr. phil. Dr. med. Christina Stadler
Klinik für Kinder- und Jugendpsychiatrie und Psychotherapie
des Kindes- und Jugendalters
Deutschordenstraße 50
60528 Frankfurt a.M.
Deutschland
grasmann@med.uni-frankfurt.de
christina.stadler@em.uni-frankfurt.de

1. Theoretischer Hintergrund

1.1 Erscheinungsbild

VIA ist ein Behandlungsprogramm, das für Kinder entwickelt wurde, die Störungen im Sozialverhalten aufweisen. Hierunter sind im weitesten Sinne externalisierende, das heißt oppositionelle, impulsive, aggressive oder delinquente Verhaltensweisen subsummiert. Darüber hinaus können begleitende Störungen wie Aufmerksamkeitsdefizit-/Hyperaktivitätsstörungen (ADHS) oder emotionale Störungen vorliegen. Dementsprechend handelt sich um eine heterogene Verhaltenssymptomatik, die in der Durchführung des VIA Beachtung findet.

1.1.1 Kategoriale Klassifikation

Die kategoriale Erfassung von Verhaltensstörungen erfolgt in Deutschland anhand der Internationalen Klassifikation psychischer Störung (ICD-10) der WHO (Remschmidt, Schmidt und Poustka 2006). Die Einteilung ist vorwiegend deskriptiv, wenig theoriegebunden und die Störung wird mehrdimensional auf sechs Achsen beschrieben. Die Diagnosen werden anhand beobachtbarer, klar definierter, auf ihre Validität (Gültigkeit) und Reliabilität (Zuverlässigkeit) überprüfter Kriterien gestellt (Remschmidt 1979). Die Erfassung der klinisch-psychiatrischen Symptomatik, zum Beispiel einer Störung des Sozialverhaltens, erfolgt auf der ersten Achse.

Für den angloamerikanischen Sprachraum wird vorwiegend das vergleichbare Klassifikationssystem Diagnostic and Statistical Manual of Mental Disorders (DSM, American Psychiatric Association, APA 2000, deutsche Version: Saß et al. 2003) verwendet. Dieses liegt derzeit in der vierten Version (DSM-IV-TR) vor.

Zusammenfassend wird in Tabelle 1.1 ein Überblick über die allgemeinen Diagnosekriterien von Störungen des Sozialverhaltens gemäß ICD-10 und DSM-IV-TR gegeben. In Abbildung 1.1 erfolgt darüber hinaus ein Überblick über das Spektrum von Störungen des Sozialverhaltens im Kindes- und Jugendalter.

Für die Diagnose einer Störung des Sozialverhaltens (gemäß ICD-10) muss ein durchgehendes Muster oppositioneller, aggressiver oder dissozialer Verhaltensweisen vorliegen. Dieses ist deutlich normverletzend, beruht in der Regel nicht auf vereinzelten Handlungen, sondern besteht über einen Zeitraum von mindestens sechs Monaten und ist schwerwiegender „als gewöhnlicher kindischer Unfug oder jugendliche Aufmüpfigkeit" (Remschmidt, Schmidt und Poustka 2006, 37). Gemäß der ICD-10 treten bei einer, auf den familiären Rahmen beschränkte Störung des Sozialverhaltens (F91.0) die Symptome ausschließlich im häuslichen Umfeld auf. Wenn neben den dissozialen Symptomen die Beziehungen zu anderen durchgängig beeinträchtigt sind, liegt eine Störung des Sozialverhaltens ohne vorhandene sozialen Bindungen (F91.1) vor, wohingegen Kinder und Jugendliche, die trotz dissozialer Verhaltensweisen im Rahmen Gleichaltriger gut integriert sind, die Kriterien einer Störung des Sozialverhaltens bei vorhandenen sozialen Bindungen (F91.2) erfüllen. Die Kategorie der Störung des Sozialverhaltens mit oppositionellem und aufsässigem Verhalten (F91.3) umfasst vorwiegend Kinder bis zehn Jahre, die in hohem Maße provokantes, trotziges und aufsässiges, jedoch kein ausgeprägt aggressives oder dissoziales Verhalten zeigen (Remschmidt, Schmidt und Poustka 2006). Die ICD-10 berücksichtigt unter F92.0 die häufig auftretende Kombination einer Störung des Sozialverhaltens mit anhaltender, eindeutig depressiver Symptome (Traurigkeit, Interessenverlust und Freudlosigkeit bei üblichen Aktivitäten, Schuldgefühle, Hoffnungslosigkeit, auch Schlafstörung und Appetitverlust). Bei der Vergabe der Diagnose (F92.0) müssen sowohl die Kriterien einer Störung des Sozialverhaltens (F91.x) als auch die einer affektiven Störung (F30–F39) erfüllt sein. Die für die Diagnose erforderliche Anzahl der Symptome unterscheidet sich in den Subkategorien. Einige Symptome müssen jedoch nur einmalig aufgetreten sein, um das Kriterium zu erfüllen (z.B. Gebrauch von gefährlichen Waffen). Bestehen die Probleme in deutlichem Maße bis in das Erwachsenenalter, werden häufig die Kriterien einer dissozialen Persönlichkeitsstörung erfüllt. Auf diese wird wegen der Altersbeschränkung auf Kinder und Jugendliche im Rahmen dieses Manuals nicht eingegangen.

Tabelle 1.1. Allgemeine Diagnosekriterien von Störungen des Sozialverhaltens gemäß ICD-10 und DSM-IV-TR im Überblick

ICD-10 *Diagnosekriterien – Störungen des Sozialverhaltens* (vgl. Remschmidt, Schmidt und Poustka 2006, 38f.)	
G1	Wiederholtes, persistierendes Verhaltensmuster, bei dem Grundrechte anderer oder wichtigste altersentsprechende Normen und Gesetzte verletzt werden. Symptome werden mindestens sechs Monate anhaltend gezeigt.
	Symptome 11, 13, 15, 16, 20, 21, 23 brauchen nur einmal aufgetreten sein, um das Kriterium zu erfüllen.
1.	Wutausbrüche (für das Entwicklungsalter ungewöhnlich häufig und schwer)
2.	Streiten mit Erwachsenen
3.	Aktive Ablehnung von Wünschen und Vorschriften Erwachsener
4.	Wohl überlegtes Ärgern anderer
5.	Verantwortlichmachen anderer für eigene Fehler

6. Empfindlichkeit oder Sichbelästigtfühlen durch andere

7. Ärger oder Groll

8. Gehässigkeit oder Rachsucht

9. Lügen oder brechen von Versprechen, um Vorteile zu erhalten oder Verpflichtungen zu vermeiden

10. Beginnen körperlicher Auseinandersetzungen

11. Gebrauch von gefährlichen Waffen

12. Draußen bleiben in der Dunkelheit, entgegen dem Verbot

13. Körperliche Grausamkeit gegenüber anderen Menschen

14. Tierquälerei

15. Absichtliche Destruktivität gegenüber dem Eigentum anderer

16. Absichtliches Feuerlegen mit dem Risiko/der Absicht ernsthaft Schaden anzurichten

17. Stehlen von Wertgegenständen ohne Konfrontation mit dem Opfer

18. Schule schwänzen (vor dem 13. Lebensjahr)

19. Weglaufen von den Sorgetragenden (mindestens zweimal oder einmal länger als eine Nacht)

20. Kriminelle Handlungen, bei der ein Opfer direkt angegriffen wird

21. Zwingen einer anderen Person zu sexuellen Handlungen

22. Tyrannisieren anderer

23. Einbruch

G2 Kriterien einer dissozialen Persönlichkeitsstörung, Schizophrenie, manischen Episode, depressiven Episode, tiefgreifenden Entwicklungsstörung oder hyperkinetischen Störung werden nicht erfüllt. Werden die Kriterien für eine emotionale Störung erfüllt, ist die Diagnose „gemischte Störung des Sozialverhaltens und der Emotionen" zu stellen.

DSM-IV-TR *Diagnosekriterien– Störung mit oppositionellem Trotzverhaltens*
(vgl. Saß et al. 2003, 67)

A Ein mindestens sechs Monate anhaltendes Muster von negativistischem, feindseligem und trotzigem Verhalten, wobei vier (oder mehr) der folgenden Symptome auftreten:

1. wird schnell ärgerlich

2. streitet sich häufig mit Erwachsenen

3. widersetzt sich häufig aktiv den Anweisungen oder Regeln von Erwachsenen oder weigert sich, diese zu befolgen

4. verärgert andere häufig absichtlich

5. schiebt häufig die Schuld für eigene Fehler oder eigenes Fehlverhalten auf andere

6. ist häufig empfindlich oder lässt sich von anderen leicht verärgern

7. ist häufig wütend oder beleidigt

8. ist oft boshaft oder nachtragend

Beachte: ein Kriterium gilt nur dann als erfüllt, wenn das Verhalten häufiger auftritt, als typischerweise bei Personen vergleichbaren Alters und Entwicklungsniveaus beobachtet wird.

B Die Verhaltensstörung verursacht in klinisch bedeutsamer Weise Beeinträchtigungen in sozialen, schulischen oder beruflichen Funktionsbereichen.

C Die Verhaltensweisen treten nicht ausschließlich im Verlauf einer psychotischen oder affektiven Störung auf.

D   Bei Personen, die 18 Jahre oder älter sind, sind nicht die Kriterien einer Störung des Sozialverhaltens oder einer Antisozialen Persönlichkeitsstörung erfüllt.

DSM-IV *Diagnosekriterien – Störungen des Sozialverhaltens*
(vgl. Saß et al. 2003, 65ff.)

A   Es liegt ein repetitives und anhaltendes Verhaltensmuster vor, durch das die grundlegenden Rechte anderer und wichtige altersentsprechende gesellschaftliche Normen oder Regeln verletzt werden. Dies manifestiert sich durch das Auftreten von mindestens drei Kriterien während der letzten zwölf Monate, wobei mindestens ein Kriterium in den letzten sechs Monaten aufgetreten sein muss.

Aggression gegenüber Menschen und Tieren

1. bedroht oder schüchtert andere häufig ein
2. beginnt häufig Schlägereien
3. hat Waffen benutzt, die anderen schweren körperlichen Schaden zufügen können
4. war körperlich grausam zu Menschen
5. quält Tiere
6. hat in Konfrontation mit dem Opfer gestohlen
7. zwang andere zu sexuellen Handlungen

Zerstörung von Eigentum

8. beging vorsätzlich Brandstiftung mit der Absicht schweren Schaden zu verursachen
9. zerstörte vorsätzlich fremdes Eigentum (nicht durch Brandstiftung)

Betrug oder Diebstahl

10. brach in fremde Wohnungen, Gebäude oder Autos ein
11. lügt häufig, um sich Güter oder Vorteile zu verschaffen oder um Verpflichtungen zu entgehen (d.h. „legt andere rein")
12. stahl Gegenstände von erheblichem Wert ohne Konfrontation mit dem Opfer (z.B. Ladendiebstahl, jedoch ohne Einbruch, sowie Fälschung)

Schwere Regelverstöße

13. bleibt schon im Alter von 13 Jahren trotz elterlicher Verbote häufig über Nacht weg
14. lief mindestens zweimal über Nacht von zu Hause weg, während er/sie noch bei den Eltern/anderen Bezugspersonen wohnte (oder nur einmal mit Rückkehr erst nach längerer Zeit)
15. schwänzt schon im Alter von 13 Jahren häufig die Schule

B   Die Verhaltensstörung verursacht in klinisch bedeutsamer Weise Beeinträchtigungen in sozialen, schulischen oder beruflichen Funktionsbereichen

C   Bei Personen, die 18 Jahre oder älter sind, sind nicht die Kriterien einer Antisozialen Persönlichkeitsstörung erfüllt.

Typusbestimmung nach Alter bei Störungsbeginn:

Beginn in der frühen Kindheit: mindestens ein Kriterium einer Störung des Sozialverhaltens wurde bereits vor dem Alter von 10 Jahren gezeigt.

Beginn in der Adoleszenz: vor dem Alter von 10 Jahren trat kein Kriterium einer SSV auf.

Bestimmung des Schweregrades in leicht, mittelschwer und schwer.

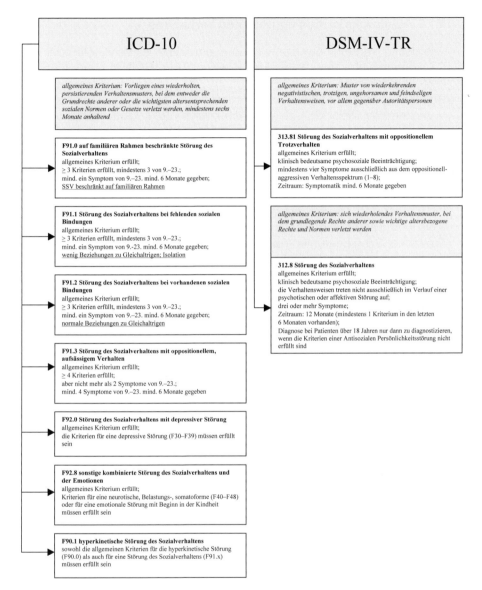

Abbildung 1.1. Störungsspektrum von Störungen des Sozialverhaltens im Kindes- und Jugendalter

1.1.2 Ausdrucksformen aggressiven Verhaltens

Aggressive Verhaltensweisen sind in ihrem Ausdruck sehr heterogen. Sie können sich offen, in direkter Konfrontation mit dem Gegenüber (z.b. oppositionell, unkontrolliert-impulsives Verhalten) (Petermann, Döpfner und Schmidt 2001) oder verdeckt (z.b. dissoziales, kriminelles Verhalten wie Diebstahl) zeigen (Achenbach 1993, Quay 1986). Aggression kann auf eine Bedrohung oder Provokation erfolgen (reaktiv oder impulsiv) oder als zielgerichtetes Verhalten eingesetzt werden (proaktiv oder instrumentell), um ein bestimmtes Ziel zu verfolgen.

Impulsives Verhalten geht mit einer hohen physiologischen, emotionalen Erregung einher und ist in der Regel nicht zielgerichtet. Bei instrumentellen Aggressionen hingegen wird das Verhalten meist geplant und zielgerichtet gesteuert. Oft zeigt sich dabei ein Fehlen von Empathie, Schuldgefühlen oder Angst sowie ein Mangel an dauerhaften Beziehungen bzw. eine allgemein oberflächliche Emotionalität. Vielfältige Untersuchungen weisen darauf hin, dass eine Differenzierung zwischen den Subtypen reaktiv-impulsive Aggression und proaktiv-instrumentelle Aggression hilfreich ist, da sich diese beiden Formen hinsichtlich biologischer Ursachen, auslösender Bedingungen sowie aufrechterhaltender Faktoren, aber auch hinsichtlich Prognose, Verlauf und Behandlungserfolg unterscheiden (siehe Genese). Nach Schmeck (2004) ist deshalb eine Unterscheidung der Subtypen auch für die Bewertung im pädagogischen und therapeutischen Alltag von großer Bedeutung und die unterschiedlichen Ausdrucksformen erfordern eine Anpassung der Interventionen.

Während bei instrumentell-aggressivem Verhalten beispielsweise eine differenzierte Analyse der Bedingungen, die aggressives Verhalten aufrechterhalten, notwendig ist, um bestehende Verhaltenskontingenzen zu verändern, geht es bei impulsiv-aggressiven Kindern um die Entwicklung angemessener Problemlöse- und Selbstregulationsstrategien (siehe hierzu auch Dutschmann 2003a, 2003b, 2001).

1.1.3 Häufigkeiten

Unaufmerksame, impulsive, aggressive und dissoziale Verhaltensweisen zählen zu den häufigsten Vorstellungsanlässen in kinder- und jugendpsychiatrischen Einrichtungen (Waddell et al. 2005, Meltzer et al. 2004). Ein Großteil der Kinder mit einer Aufmerksamkeitsdefizit/Hyperaktivitätsstörung (die Prävalenz liegt bei ca. drei bis fünf Prozent: Schlack et al. 2007, Häßler und Fegert 2004) weist eine hohe Komorbidität mit einer Störung des Sozialverhaltens auf. In der MTA-Studie (Multimodal Treatment of ADHD) erfüllen 40 Prozent der untersuchten Kinder mit ADHS gleichzeitig die Kriterien für eine oppositionelle Verhaltensstörung und bei 14 Prozent ist eine Störung des Sozialverhaltens gegeben (MTA Cooperative Group 1999). Reine Störungen mit oppositionellem Trotzverhalten treten bei ca. zwei bis drei Prozent der Kinder auf (Lahey et al. 1999). Allgemein ist eine deutliche Jungenwendigkeit festzustellen (Maughan et al. 2004, Ford, Goodman und Meltzer 2003). Die Prävalenz für eine Störung des Sozialverhaltens liegt bei Jungen zwei- bis viermal höher als bei Mädchen (sechs bis 16 Prozent bei Jungen und zwei bis neun Prozent bei Mädchen) (Saß et al. 1998), wobei die Differenz im Jugendalter abzunehmen scheint (Lahey et al. 1999).

Besonders aggressive Handlungen, die sich gegen Personen, Sachgegenstände oder Tiere richten, erfolgen vorwiegend durch Jungen (Petermann 2005b, Essau, Petermann und Ernst-Goergens 1995). Bei Mädchen sind indirekte und verdeckte Formen häufiger. Zu berücksichtigen ist jedoch, dass geschlechtsspezifisches Verhalten dem Einfluss sozialer und kultureller Faktoren unterliegt und sich folglich auch geschlechtsspezifische Äußerungsformen aggressiven Verhaltens zeigen können (Hawkins, Miller und Steiner 2003).

1.1.4 Genese

Die Genese von Störungen des Sozialverhaltens kann nur verstanden werden in einem multifaktoriellen Konzept, in dem biologische, psychobiologische, psychosoziale sowie soziologische Faktoren interagieren. Hinsichtlich der Frage, welchen Einfluss diese Faktoren spielen, ist es sinnvoll, verschiedene Aspekte aggressiven Verhaltens zu differenzieren, insbesondere reaktiv aggressives (verbunden mit erhöhter Impulsivität und hoher emotionalen Beteiligung) und proaktiv aggressives Verhalten (zweckorientiert, geplant, ohne Impulsivität, z.B. delinquentes Verhalten wie Stehlen), da diese Subtypen sich nicht nur hinsichtlich ihres Erscheinungsbildes unterscheiden, sondern auch im Bezug auf zugrunde liegende Ursachen diskriminiert werden können (Blair 2006).

Biologische und psychobiologische Faktoren. Bezogen auf impulsiv-aggressives Verhalten zeigt sich durchgängig ein deutlicher genetischer Einfluss, der höher liegt als bei dissozialem oder delinquentem Verhalten, bei dem Umwelteinflüsse von größerer Bedeutung sind (Rutter 2005, Blanz 1998). Der Einfluss genetischer Faktoren konnte in Zwillings- und Adoptionsstudien, aber auch molekulargenetischen Studien nachgewiesen werden. An der genetischen Disposition ist wahrscheinlich eine Vielzahl einzelner Gene mit jeweils kleinem Effekt beteiligt. Als relevant werden insbesondere Gene des serotonergen und des dopaminergen Systems betrachtet. Neuere Untersuchungen weisen auch auf die enge Wechselwirkung zwischen Umweltfaktoren und genetischen Faktoren hin: So zeigt beispielsweise die Längsschnittstudie von Caspi et al. (2002), dass das höchste Risiko für die Entwicklung antisozialen Verhaltens bei Vorliegen eines bestimmten Polymorphismus des Monoaminooxidase A-Genotyp gegeben ist, wenn gleichzeitig in der frühen Kindheit eine schwerwiegende psychosoziale Belastung (Deprivation, Misshandlung oder Traumatisierung) vorlag.

Als genetisch vermittelte Faktoren, die die Wahrscheinlichkeit für aggressives Verhalten erhöhen, sind insbesondere hormonelle Einflüsse, die autonome Reaktivität sowie Temperamentsmerkmale und neuropsychologische Faktoren von Bedeutung. Eine erniedrigte psychophysiologische Aktivierung (niedrigere basale Herzfrequenzen und Hautleitfähigkeitswerte sowie eine geringere Zahl an Spontanfluktuationen der Hautleitfähigkeit) konnte in einer Vielzahl von Untersuchungen als kennzeichnendes Merkmal für antisoziales Verhalten bestätigt werden. Nach den Ergebnissen der Metaanalyse von Ortitz und Raine (2004) auf der Basis von 40 unabhängigen Studien ist ein erniedrigter Ruhepuls als der mit am besten abgesicherte biologische Indikator für antisoziales Verhalten bei Kindern und Jugendlichen anzusehen. Die verminderte autonome Aktivität wird als Ursache für eine mangelnde Furchtkonditionierung interpretiert, die zu antisozialem oder gewalttätigem Verhalten prädisponiert. Diskutiert wird in diesem Zusammenhang auch, dass die erniedrigte autonome Aktivität Korrelat einer allgemein reduzierten emotionalen Ansprechbarkeit ist (Herpertz et al. 2005). Dies scheint sich auch in bildgebenden Untersuchungen zu bestätigen. Patienten mit antisozialem und aggressivem Verhalten zeigen beispielsweise bei emotional belastenden Stimuli wie Furcht- und Bedrohungsreizen im Vergleich zu gesunden Probanden keine Zunahme der neuronale Aktivierung in der Amygdala (Kiehl et al. 2001). Dies konnte auch für Kinder mit einer aggressiven Verhaltenssymptomatik (Sterzer et al. 2007) oder psychopathischen Tendenzen nachgewiesen werden (Blair et al. 2001). Verschiedene Theorien (Davidson, Putnam und Larson 2000, Blair 1995) gehen davon aus, dass aufgrund der mangelnden emotionalen Aktivierung eine effektive Verhaltenssteuerung (angemessenes Verhalten zur Reduktion der als unangenehm erlebten Aktivierung) unterbleibt und moralisches Lernen und Verstehen, das nachweislich bei Kindern und Jugendlicher mit Störungen des Sozialverhaltens beeinträchtigt ist (Smetana 1990), nicht stattfinden kann. Hinweise auf eine defizitäre Emotions- und Verhaltensregulation, an der neben der Amygdala ein neuronales Netzwerk unterschiedlicher, aber miteinander assoziierter Strukturen verantwortlich ist, ergeben sich auch aus neuroanatomisch strukturellen Untersuchungen. Von zentraler Bedeutung für die Modulation emotionaler Aktivierung (und somit auch der Hemmung aggressiven Verhaltens) sind insbesondere auch orbitopräfrontale, temporale Gehirnregionen sowie anteriore cinguläre Cortexanteile.

Insgesamt weisen diese Untersuchungen auf Auffälligkeiten sowohl in der Wahrnehmung als auch der Verarbeitung emotionaler Reize bei Patienten mit Störungen des Sozialverhaltens hin bzw. zumindest einer Subgruppe dieser Patienten. Als Ursache für die festgestellten Abweichungen sind sicherlich nicht nur biologische Faktoren zu diskutieren, sondern möglicherweise auch nicht abgeschlossene Reifungsprozesse beispielsweise des frontolimbischen Systems, aber auch frühe psychosoziale Belastungsfaktoren, die mit biologischen Veränderungen assoziiert sind.

Untersuchungen zu neuroanatomisch strukturellen Auffälligkeiten sind ebenso wie funktionelle Untersuchungen im Kinder- und Jugendlichenbereich selten. Die an kleinen Stichproben gewonnenen Ergebnisse weisen auf eine Volumenminderung im Bereich des rechten Temporallappens hin (Kruesi et al. 2004), sowie neuroanatomischen Auffälligkeiten der Amygdala und des insulären Cortex, einer Struktur die auch für empathisches Erleben von Bedeutung ist (Sterzer et al. 2007).

Für eine effiziente Verhaltensmodulation werden auch unterschiedliche Neurotransmitter diskutiert, eine besondere Bedeutung kommt hierbei dem serotonergen System zu (Blair 2006). Die bei Erwachsenen relativ gut abgesicherte inverse Beziehung zwischen einer defizitären serotonergen Funktionstüchtigkeit und aggressivem Verhalten konnte im Kindes- und Jugendalter bisher nicht in gleicher Weise bestätigt werden. Die Funktionstüchtigkeit der für die Unterdrückung aggressiven Verhaltens verantwortlichen serotonergen Mechanismen scheint eher mit spezifischen Merkmalen aggressiven Verhaltens bzw. dem Subtyp der reaktiv-impulsiven Aggression assoziiert zu sein als mit dem gesamten Verhaltensspektrum (Stadler et al. 2008, van Goozen und Fairchild 2006).

Neurohormonale Einflüsse werden für Cortisol beschrieben, dem ebenfalls eine hemmende Wirkung gegenüber aggressiv-impulsivem Verhalten zugeschrieben wird. Hoch aggressive und gleichzeitig wenig ängstliche Kinder scheinen eine verminderte Cortisol-Reaktion auf belastende Reize zu zeigen (van Goozen und Fairchild 2006). Interessanterweise profitierten Kinder mit einer reduzierten Cortisolreaktivität in einer Untersuchung von van de Weil (2004) am wenigsten von einer therapeutischen Intervention. Jedoch sind die Ergebnisse nicht einheitlich und auch hier scheint es sinnvoll, verschiedene Subgruppen von Störungen des Sozialverhaltens zu unterscheiden. Untersuchungen zur Bedeutung des Hormons Testosteron bieten im Kinder- und Jugendlichenbereich keine einheitliche Befundlage. So zeigen neuere Untersuchungen, dass Testosteron weniger mit aggressivem Verhalten an sich, sondern eher mit dominantem Verhalten in sozialen Situationen im Zusammenhang steht.

Kinder, bei denen eine geringe psychophysiologische bzw. neuronale Aktivierbarkeit oder auch geringe Cortisolreaktivität vorliegt, lassen sich häufig durch spezifische Temperamentsmerkmale charakterisieren (Loney et al. 2006). Von Bedeutung sind hier insbesondere Persönlichkeitsmerkmale, die unter Erwachsenen der „psychopathischen Persönlichkeit" zugeschrieben werden (Hare, Hart und Harpur 1991) und ein erhöhtes Risiko für einen frühzeitigen Beginn und chronischen Verlauf antisozialen Verhaltens darzustellen scheinen. So ist einerseits das Persönlichkeitsmerkmal Impulsivität von zentraler Bedeutung, darüber hinaus ist eine Subgruppe von Kindern mit Störungen des Sozialverhaltens durch Gleichgültigkeit, Gefühllosigkeit und Selbstbezogenheit zu charakterisieren (Frick et al. 2003, Christian et al. 1997). Die Ergebnisse von Viding et al. (2005) weisen darauf hin, dass das Temperamentsmerkmal emotionale Gleichgültigkeit/Gefühllosigkeit einem deutlichen genetischen Einfluss unterliegt und ein entscheidender Prädiktor für einen frühen und ungünstigen Störungsverlauf darstellt (Frick et al. 2005).

Als weiterer, ebenfalls genetisch vermittelter Risikofaktor für die Genese von Störungen des Sozialverhaltens ist eine niedrige Intelligenz, insbesondere reduzierte verbale Fähigkeiten, zu nennen (Hogan 1999). Diese kognitiven Defizite sind vor allem bei Kindern mit frühem Störungsbeginn und eher impulsiv-aggressiver Symptomatik zu finden. Neuropsychologische Profile sind hilfreich, um zwischen früh beginnenden, persistierenden Verläufen und Störungen des Sozialverhaltens, die erst in der Adoleszenz beginnen, zu unterscheiden. Anzunehmen ist, dass nachgewiesene Defizite im Arbeitsgedächtnis von aggressiven Kindern (Séguin et al. 2004) alle Prozessschritte exekutiver Funktionen negativ beeinflussen (erschwerte differenzierte Situationswahrnehmung und Überprüfung, unzureichende Umsetzung von Plänen und Regeln sowie Überprüfung und Modifikation eingeleiteter Handlungsschritte). Folglich wurden bei Kindern mit Störungen des Sozialverhaltens häufig Auffälligkeiten in der sozialen Informationsverarbeitung beobachtet. Gut abgesichert ist der Befund, dass Kinder mit einer aggressiven Verhaltenssymptomatik bei der Bewertung einer sozialen Situation weniger soziale Hinweisreize beachten und/oder als provozierend erleben (Dodge, Price und Bachorowski 1990). Absichten anderer Menschen werden als aggressiver und bedrohlicher wahrgenommen, als sie tatsächlich sind, besonders in uneindeutigen sozialen Situationen. Betroffene Kinder achten selektiv auf Anzeichen von Feindseligkeit bei anderen Menschen, insbesondere dann, wenn sie aufgeregt sind oder soziales Versagen erleben (Dodge und Somberg 1987).

Diskutiert wird auch ein Zusammenhang zwischen Bindung und Störungen des Sozialverhaltens. Nach van Ijzendoorn (1997) zeigen Kinder, die aufgrund ihrer Erfahrungen ein unsicher-vermeidendes, unsicher-ambivalentes oder desorganisiertes Bindungsverhalten entwickelt haben, größere Schwierigkeiten in der Emotionsregulation. Im weiteren Entwicklungsverlauf zeigen sie vermehrt eine schlechte Konfliktverarbeitung und aggressives Verhalten. Dies ist ein Hinweis darauf, dass Bindung, soziale Informationsverarbeitung und darüber hinaus sicherlich auch kindliche (und elterliche) Temperamentsfaktoren interagieren und über die Zeit zu sich wechselseitig negativ verstärkenden Eltern-Kind-Beziehungen bzw. Interaktionsstörungen führen können.

Insgesamt weist eine Vielzahl unterschiedlicher neurowissenschaftlicher Untersuchungen auf Auffälligkeiten in der Wahrnehmung und Verarbeitung emotionaler Reize nicht nur bei Erwachsenen mit aggressivem und dissozialem Verhalten hin, sondern auch bei Patienten mit Störungen des Sozialverhaltens. Inwieweit die festgestellten Abweichungen primär auf biologische Faktoren zurückzuführen sind oder auch auf noch nicht abgeschlossene Reifungsprozesse beispielsweise des frontolimbischen Systems bzw. frühe psychosoziale Belastungsfaktoren mit biologischen Veränderungen assoziiert sind, ist auf der Basis bisheriger Untersuchungen nicht eindeutig zu klären und bedarf weiterer Studien.

Psychosoziale und soziologische Faktoren. Ungünstige psychosoziale Lebensbedingungen zählen zu den empirisch abgesicherten Risikofaktoren, die bei der Entwicklung von Störungen des Sozialverhaltens von großer Bedeutung sind (Blanz 2002). Hierbei kann elterlichem Erziehungsverhalten, das gekennzeichnet ist durch einen inkonsistenten und nicht konsequenten Umgang, mangelnde Wärme und verminderte Aufmerksamkeit für angemessenes kindliches Verhalten bis hin zu Vernachlässigung, Misshandlung und Missbrauch ein großer Einfluss beigemessen werden (Heinrichs, Hahlweg und Sanders 2002, Waddell, Lipman und Offord 2002).

Patterson et al. (1982) konnten zeigen, dass die Interaktion zwischen aggressiven Kindern und deren Eltern auf ungünstige Weise verkettet ist. Typischerweise wechseln sich unwirksame Aufforderungen an das Kind, massive Androhungen und elterliche Resignation oder aggressive Verhaltensmuster oft in unausweichlicher Abfolge ab. Ergebnis dieses als „coercive parenting" bezeichneten Erziehungsstils ist, dass das Kind bzw. der Jugendliche letztlich Vorteile aus seinem aggressiven Verhalten durch positive und negative Verstärkung gewinnt und auf diese Weise die Rate bzw. Intensität aggressiven Verhaltens zunimmt. Auch im Hinblick auf die in vielen Studien nachgewiesene hohe Korrelation zwischen einer hyperkinetischen Störung und antisozialem Verhalten scheint dieses ungünstige Erziehungsverhalten eine entscheidende mediierende Rolle zu spielen (Patterson et al. 2000).

Wenn ein Kind im häuslichen Bereich viele negative Interaktionen erlebt, verfügt es im Kontakt mit Gleichaltrigen nicht über die erforderlichen sozialen Kompetenzen, um stabile freundschaftliche Beziehungen aufzubauen. Die Wahrscheinlichkeit, sich anderen aggressiven Kindern anzuschließen, steigt ebenso wie die Zurückweisung durch nicht-auffällige Gleichaltrige (Pope, Bierman und Mumma 1989). Folge der Zurückweisung ist wiederum ein Anstieg aggressiven Verhaltens (Dodge et al. 2003).

Als frühe Prädiktoren einer Störung des Sozialverhaltens sind eine Reihe weiterer Faktoren von Bedeutung: Zu nennen sind beispielsweise anhaltende familiäre Belastungen wie Armut, Arbeitslosigkeit, Streitbeziehungen, chronische oder psychische Erkrankungen bzw. eigene „Broken-Home"-Sozialisation eines Elternteils, unerwünschte Schwangerschaft oder frühe Elternschaft (Laucht 2003).

Nicht selten spielen auch prä- und perinatale Einflüsse wie etwa mütterliches Rauchen während der Schwangerschaft (Ben Amor et al. 2005), schwere Traumatisierungen, frühkindliche Trennungserlebnisse und Geburtskomplikationen (Raine, Venables und Mednick 1997) eine bedeutsame Rolle bei der Entwicklung einer Störung des Sozialverhaltens.

Aggressives Verhalten wird auch durch Lernen am Modell verstärkt, nicht nur durch unmittelbare Beobachtung bei Eltern oder Gleichaltrigen, sondern auch durch Gewaltdarstellungen in den Medien. Auf der Basis der Ergebnisse umfangreicher Metastudien ist zu folgern, dass auch weitgehend unabhängig von anderen Risikofaktoren, aggressives und gewalttätiges Verhalten mit der Häufigkeit von medialen Gewaltdarstellungen ansteigt (Anderson und Bushman 2002).

1.1.5 Verlauf und Prognose

Es hat sich gezeigt, dass der Störungsverlauf umso stabiler ist, je früher und häufiger impulsives, aggressives und dissoziales Verhalten auftritt, je ausgeprägter und vielfältiger es sich äußert und je unabhängiger es vom jeweiligen Kontext ist (Bennett und Offord 2001). Untersuchungen weisen auch darauf hin, dass Kinder mit einer Aufmerksamkeitsdefizit-Hyperaktivitätsstörung einem erhöhten Risiko ausgesetzt sind, eine Störung des Sozialverhaltens, einschließlich Drogenmissbrauch zu entwickeln (Barkley et al. 2004). Im Hinblick auf die in vielen Studien nachgewiesene hohe Korrelation zwischen hyperkinetischer und aggressiver Symptomatik scheinen ungünstige Erziehungsfaktoren eine entscheidende, mediierende Rolle zu spielen (Patterson, deGarmo und Knutson 2000). Auch eine oppositionelle Verhaltensproblematik geht häufig einer Störung des Sozialverhaltens oder antisozialen Persönlichkeitsstörung voraus (Quay 1999).

Über den Entwicklungsverlauf scheinen sich die Symptome und Problemschwerpunkte zu verschieben. Während körperliche Aggressionen mit dem Alter tendenziell abnehmen, steigen schulbezogene

Probleme (Schwänzen, Leistungsprobleme, geringe Schulmotivation), Delinquenz und Sucht, aber auch emotionale Probleme (Loeber 1991). Der Einfluss durch Gleichaltrige gewinnt im Entwicklungsverlauf an Bedeutung und kann insbesondere bei Kontakt zu Gleichaltrigen mit problematischen Verhaltensweisen zu einer Zunahme der Verhaltenssymptomatik führen (Farin 2001).

1.2 Diagnostik

Die Diagnostik von Störungen des Sozialverhaltens umfasst gemäß den Leitlinien der Deutschen Gesellschaft für Kinder- und Jugendpsychiatrie (2007) unterschiedliche Maßnahmen, die Aufschluss über die Entstehung der Symptomatik, die Art der Verhaltensprobleme, das Vorliegen begleitender Auffälligkeiten und letztendlich Behandlungs- und Veränderungsmöglichkeiten geben. Eine umfassende Diagnostik sollte sowohl multimodal (unterschiedliche Aspekte berücksichtigend) als auch multimethodal (mittels unterschiedlicher Methoden und Instrumente) erfolgen.

1.2.1 Anamnese und Exploration

Die Erfassung der aktuellen Symptomatik erfolgt über die Befragung der Eltern bzw. der primären Bezugspersonen des Kindes sowie anderer Personen aus dem sozialen Umfeld (Lehrer, Erzieher etc.). Weitere Informationen, beispielsweise zu familiären Ressourcen und Belastungen (sozioökonomischer Status, soziale Integration/Isolation, intrafamiliäre Aggressionen oder Dissozialität, abweichende Familienstruktur, Stress, psychische Probleme, elterliche Erziehungsmethoden, Umgang mit Aggressionen, individuelle Konfliktlösestrategien etc.) sind für das Verständnis der Entstehung der Verhaltensproblematik sowie für die Behandlungsplanung relevant. Neben der aktuellen Symptomatik gilt es, die störungsspezifische Entwicklungsgeschichte, einschließlich bekannter Risikofaktoren (pränatale und Geburtsrisiken, medizinische Risiken, soziale Risiken, Misshandlungs- oder Missbrauchserfahrungen etc.) zu explorieren.

1.2.2 Komorbiditäten und Differenzialdiagnosen

Im Hinblick auf differentialdiagnostische Abgrenzungen sind begleitende Auffälligkeiten zu erfassen (siehe Tabelle 1.2). Wie bereits ausgeführt, besteht eine hohe Komorbidität zwischen ADHS und Störungen des Sozialverhaltens. Auch affektive Beeinträchtigungen sind häufig vorhanden. Entsprechend der hohen Prävalenz sind gemäß der

Tabelle 1.2. Komorbiditäten und differenzialdiagnostische Abgrenzung von Störungen des Sozialverhaltens (vgl. Deutsche Gesellschaft für Kinder- und Jugendpsychiatrie 2007, 267ff.)

Komorbide Auffälligkeiten bei Störungen des Sozialverhaltens
• Hyperkinetische Störung (bei deutlicher Ausprägung Zuordnung zu F90.1)
• Alkohol-, Drogen- oder Medikamentenmissbrauch
• Depressive Störung (bei deutlicher Ausprägung Zuordnung zu F92)
• Phobische oder Angststörung (bei deutlicher Ausprägung Zuordnung zu F92)
• Suizidalität
• Paranoid wirkende Zuschreibungen
Differenzialdiagnosen Störungen des Sozialverhaltens
• Organisches Psychosyndrom (F0)
• Dissozialität im Kontext von Substanzmissbrauch (F1)
• Zwangshandlung (F42)
• Manische Episode (F30)
• Posttraumatische Belastungsstörung (F43.1/F43.2)
• Stehlen im Rahmen einer Bulimia nervosa (F50.2)
• Aggressive Übergriffe im Rahmen von Impulskontrollstörungen (F63)
• Persönlichkeitsstörungen (F60.3)

ICD-10 Kombinationsdiagnosen möglich (Hyperkinetische Störung des Sozialverhaltens, kombinierte Störungen des Sozialverhaltens und der Emotionen). Häufig treten komorbid auch Alkohol- und Drogenmissbrauch, umschriebene Entwicklungsstörungen schulischer Fertigkeiten (z.B. Lese-Rechtschreibstörung), kognitive Beeinträchtigungen sowie neurologische Erkrankungen auf.

1.2.3 Störungsspezifische Diagnostik

Für die störungsspezifische Diagnostik von Störungen des Sozialverhaltens sowie die differenzialdiagnostische Abgrenzung liegen **strukturierte Interviews** (z.B. Kinder-DIPS von Unnewehr, Schneider und Markgraf 1998, Mannheimer Elterninterview von Esser et al. 1989), **allgemeine Symptomchecklisten** [z.B. Eltern-, Lehrer- und Selbstbeurteilungsfragebogen zum Verhalten von Kindern und Jugendlichen (CBCL/4-18, TRF, YSR) der Arbeitsgruppe Deutsche Child Behavior Checklist (1993, 1998a, 1998b)], **störungsspezifische Symptomchecklisten** [Diagnostiksystem für psychische Störungen im Kindes- und Jugendalter nach ICD-10/DSM-IV (DISYPS-KJ) von Döpfner und Lehmkuhl (2000)] und **weitere psychometrische Untersuchungsverfahren** vor [z.B. Fragebogen zur Erfassung von Aggressionsfaktoren (FAF) von Hampel und Selg (1975), State-Trait-Ärgerausdrucks-inventar (STAXI) von Schwenkenberger, Hodapp und Spielberger (1992), Erfassungsbogen für aggressives Verhalten in konkreten Situationen (EAS) von Petermann und Petermann (2000a), Fragebogen zur Erfassung von Empathie, Prosozialität, Aggressionsbereitschaft und aggressivem Verhalten (FEPAA) von Lukesch (2005)]. Aufgrund alters-, entwicklungs- und geschlechtsspezifischer Unterschiede empfiehlt sich die Verwendung von Untersuchungsverfahren, die normative Aussagen gestatten. Aus diesem Grund sind projektive Untersuchungsverfahren wie beispielsweise der Picture Frustration Test (PFT) von Rosenzweig (herausgegeben von Duhm und Hansen 1957) oder der Satzergänzungstest (siehe Rauchfleisch 2001) nur von qualitativer Aussagekraft, jedoch für die Einschätzung, inwieweit aggressives Verhalten alters- oder entwicklungsgemäß als „normal" einzuschätzen ist, nicht möglich. Der Einsatz von Selbstbeurteilungsverfahren ist kritisch zu beurteilen, da Kinder mit erhöhter Aggressionssymptomatik aufgrund ihrer häufig bestehenden defizitären Wahrnehmung sozialer Situationen und geringen Selbstwahrnehmung bedeutende Schwierigkeiten aufweisen, sich angemessen einzuschätzen. Zudem ist häufig eine geringe Bereitschaft, sozial unangemessenes Verhalten offen zu bestätigen, erkennbar (Antworten gemäß der sozialen Erwünschtheit).

Im deutschen Sprachraum liegen bereits zahlreiche Arbeiten vor, die einen detaillierten Überblick über vorhandene Untersuchungsverfahren bieten, auf die an dieser Stelle verwiesen wird: Aggressionsdiagnostik (Petermann und Petermann 2000b), Aufmerksamkeitsdiagnostik (Büttner und Schmidt-Atzert 2004, Heubrock und Petermann 2001), Diagnostik psychischer Störungen im Kindes- und Jugendalter (Döpfner et al. 2000a, 2000b).

1.3 Therapeutische Behandlungsansätze

Aufgrund des häufig ungünstigen Verlaufs sowie der hohen Persistenz von Störungen des Sozialverhaltens ist eine möglichst frühzeitige und effektive Behandlung wünschenswert. Vorliegende Ansätze umfassen kindzentrierte, elternzentrierte, aber auch multimodale Interventionen. Gleichwohl liegen bislang nur wenige Wirksamkeitsnachweise vor (Esser und Ballaschk 2005).

Therapeutische Interventionen werden häufig durch pharmakotherapeutische Maßnahmen ergänzt. Diese umfassen im Wesentlichen atypische Neuroleptika (z.B. Risperidon), stimmungsstabilisierende Medikamente und Stimulanzien bei komorbiden hyperkinetischen Störungen. Wirkungsvoll ist eine medikamentöse Behandlung jedoch vorwiegend bei impulsiv-aggressivem Verhalten. Bei vordergründig instrumentell-aggressiver Symptomatik ist eine medikamentöse Behandlung in der Regel nicht indiziert (Steiner, Saxena und Chang 2003).

Da häufig Nebenwirkungen oder eine fehlende Bereitschaft hinsichtlich der Einnahme von Pharmaka gerade im Kinder- und Jugendbereich gegeben sind, nehmen psychotherapeutische Ansätze einen großen Stellenwert ein.

1.3.1 Kindzentrierte Ansätze

Das Spektrum kindzentrierter Behandlungsansätze sowie deren methodische Evaluation ist sehr heterogen. Metaanalysen belegen die Wirksamkeit vor allem kognitiv-behavioraler Verfahren und weisen darauf hin, dass durch Kinder- und Jugendpsychotherapie Effekte erzielt werden können, die mit den Effekten der Erwachsenenpsychiatrie vergleichbar sind (Connor et al. 2006, Döpfner 2003).

Vorwiegend lerntheoretisch fundierte Ansätze fokussieren die Schulung sozialer und kognitiver Fertigkeiten zum Aufbau angemessener Verhaltens- und Problemlösestrategien (Reddy et al. 2005, Scheithauer und Petermann 2000). Eingesetzt werden hierbei unterschiedliche Verfahren wie Rollenspiele, operante Methoden, Strategien des „inneren Sprechens" (Selbstinstruktionen), Selbstmanagement, aber auch Entspannungsverfahren (siehe auch Kapitel 4). Für den deutschsprachigen Raum scheinen hierbei besonders die Programme von Döpfner et al. (2002), Petermann und Petermann (2005), Lauth und Schlottke (2002), Foster und Kendall (1988), Krowatschek, Albrecht und Krowatschek (2007) von Bedeutung. Ziel hierbei ist, dass Kinder lernen, frustrierende Situationen angemessen zu bewältigen (Feindler und Gutmann 1994). Grundsätzlich beschränken sich die Interventionen kaum auf die Anwendung einer einzelnen Methode, so dass Aussagen über die Wirksamkeit der spezifischen Einzelverfahren schwer möglich sind.

Hinsichtlich impulsiv-aggressiven Verhaltens zeigen gruppentherapeutische Behandlungen für Kinder und Jugendliche nachweisbare Effekte. Inhaltlich erfolgt hier die Vermittlung von Selbstmanagement-Strategien (Selbstbeobachtung, Selbstbeurteilung und Selbstverstärkung), ein Neuerwerb oder eine Verstärkung sozialer Kompetenzen (Beck, Cäser und Leonhardt 2006) durch die Schulung von Selbst- und Fremdwahrnehmung, Ärger- sowie Impulskontrolle und konstruktiver Problemlösestrategien (Pfingsten 1996).

Hinsichtlich der unterschiedlichen Formen aggressiven Verhaltens schlägt Dutschmann (2003a, 2003b, 2001) unterschiedliche Interventionsschwerpunkte vor. Während es bei der instrumentellen Aggression primär um die Reduktion positiver Konsequenzen auf Fehlverhalten geht, steht bei Aggressionen, die durch starke Emotionen ausgelöst sind und mit einem hohen Erregungsniveau einhergehen, der Aufbau konstruktiver Konfliktlösemöglichkeiten im Vordergrund, um in der Eskalationsphase selbst- und fremdgefährdendes Verhalten zu vermeiden.

Die Behandlung instrumentell-aggressiven Verhaltens ist aufgrund der häufig die Symptomatik begleitenden mangelnden Einsicht, aber auch Gefühllosigkeit und Selbstbezogenheit meist äußerst schwierig. Interventionsmaßnahmen sollten primär auf eine Verbesserung der Bindungsfähigkeit, der Förderung emotionalen Verstehens und Einfühlens im Sinne einer verbesserten emotionalen Ansprechbarkeit und auf den Ausbau von Gewissensstrukturen ausgerichtet sein. Wesentlich erscheint, tragfähige Beziehungen (einschließlich mit nicht delinquenten Gleichaltrigen) aufzubauen und mit dem Jugendlichen möglicherweise schrittweise alternative Wertsysteme zu entwickeln. Modelllernen ist hier als therapeutische Maßnahme von entscheidender Bedeutung. Auch ein Emotions- und Empathietraining erscheint indiziert, da zumindest bei einem Teil der betroffenen Kinder und Jugendlichen emotionale Stimuli nicht mit einer physiologischen Aktivierungssteigerung verbunden sind, die notwendig ist, um verhaltensregulierende Prozesse einzuleiten und soziales Lernen zu ermöglichen (siehe Genese).

Bei der Behandlung von Störungen des Sozialverhaltens erscheint es also sinnvoll, je nach Symptomatik unterschiedliche Interventionsmaßnahmen zu kombinieren. Präventive Maßnahmen oder frühe Ansätze im Rahmen von Interventionen zur Verbesserung früher problematischer Mutter-Kind-Interaktionen (beispielsweise bei schwierigem Temperament des Kindes oder Vorliegen bedeutsamer Risikofaktoren) scheinen ebenso wichtig wie pädagogische Maßnahmen der Jugendhilfe, um Symptomen vorzubeugen oder diese zu reduzieren (Papousek 2005, Schmidt et al. 2002). Entsprechend wurden von der Deutschen Gesellschaft für Kinder- und Jugendpsychiatrie und Psychotherapie (2007) Behandlungsleitlinien erstellt (siehe Tabelle 1.3).

1.3.2 Elternzentrierte Ansätze

Lerntheoretische Erklärungsansätze bilden vielfach die Grundlage für strukturierte Elterntrainings. Annahme ist, dass Störungen des Sozialverhaltens durch eine inadäquate Rückmeldung und positive Verstärkung von Fehlverhalten begünstigt und aufrechterhalten werden. Ziel der Elternarbeit ist die Verminderung ungünstiger, sich wechselseitig verstärkender Interaktionen, die Verbesserung der elterlichen Kontrolle sowie des familiären Klimas. Durch die Förderung einer angemessenen Umsetzung positiver Verstärkung, aber auch den geplanten und kontrollierten Einsatz negativer Konsequenzen wird ein Aufbau positiver Eltern-Kind-Interaktionen angestrebt (Aust-Claus 2004, Döpfner

Tabelle 1.3. Zusammenfassung der Behandlungsleitlinien (Deutsche Gesellschaft für Kinder- und Jugendpsychiatrie und Psychotherapie 2007)

Hyperkinetische Störungen ICD-10: F90.0, **F90.1**, F90.8, F90.9, F98.8	Auf den familiären Rahmen beschränkte Störung des Sozialverhaltens ICD-10 F91.0	Störungen des Sozialverhaltens ICD-10: F91.1, F91.2, F91.3, F92
Interventionssetting: Meist ambulant Indikation (teil-)stationäre: Schwere Ausprägung, Komorbidität, mangelnden Ressourcen, Nichterfolg ambulanter Therapie	**Interventionssetting:** Ambulant Indikation (teil-)stationäre: Misshandlungsrisiko, akuter Entlastungsbedarf, elterlicher Überforderung, Herausnahmenotwendigkeit, Komorbidität	**Interventionssetting:** Jugendhilfemaßnahme, Psychiatrische Behandlung (ambulant/teilstationär o. stationär), Längerfristige Interventionen (ambulant/stationär)
Multimodale Behandlung: Aufklärung/Beratung/ Psychoedukation von Kind, Eltern, Erzieher, Lehrer Elterntraining Intervention im Kindergarten Kognitive Therapie (ab Schulalter: Selbstinstruktionstraining, Modifikation von Problemverhalten, Selbstmanagement) Pharmakotherapie (Psychostimulanzien, Antidepressiva, Neuroleptika) Diätetische Behandlungen (oligoantigene Diät) [uneindeutige Wirksamkeitsnachweise] Behandlung komorbider Störungen [Soziales Kompetenztraining, Einzel- Gruppenpsychotherapie, Übungsbehandlungen (TLS)] *Vorschulalter:* Elterntraining; gegebenenfalls medikamentöse Behandlung	**Hierarchie der Behandlungsentscheidung und Beratung:** Bei Zweiterkrankung Abwägung des Behandlungsbedarfes Suizidalität vor SSV behandeln Parallele Behandlung von: Substanzmissbrauch, ADHS, Depressivität, emot. Störungen **Ambulante Behandlung:** *Interventionen in der Familie:* Förderung von Elternqualitäten; Training konsistenter positiver/negativer Konsequenzen; Beendigung unangemessener Erziehungspraktiken; Förderung von Behandlung elterlicher Probleme; Wahl angemessener Schulform; Förderung Zusammenarbeit Eltern/ Schule/andere; Einbeziehung Familienhilfe/ Erziehungsberatungsstelle	**Hierarchie der Behandlungsentscheidung und Beratung:** (siehe F91.0) **Ambulante Behandlung:** *Interventionen in der Familie als Elterntraining:* Identifizieren und Einsetzen von positiven Elternqualitäten; Training bezüglich der Entwicklung konsistenter positiver/ negativer Konsequenzen; Beendigung unangemessener Erziehungspraktiken; Förderung von Behandlung elterlicher Probleme *Interventionen beim Kind:* Problemlösetraining; Trennung von ungünstigen Peers; Aufbau adäquater Peer-Beziehungen; Einbeziehung von Familienhilfe und Nutzung von Möglichkeiten außerfamiliärer Unterbringung; Wahl angemessener Schulform; Förderung Zusammenarbeit Eltern/ Schule/andere

Schulalter / Jugendliche:	Interventionen beim Kind:	Interventionen beim Jugendlichen:
Medikamentöse Behandlung; Selbstinstruktionstraining; Beratung der Schule; Elterntraining; Behandlung komorbider Störungen	Einzel- o. Gruppenpsychotherapie; Pharmakotherapie (Stimulanzien bei komorbider ADHS, Antidepressiva bei komorbider Depression) **(Teil)stationäre Behandlung:** Möglichkeit/Nutzung eines hilfreichen therapeutischen Milieus; schulische Förderung; (Intensiv-) Training prosozialer Kompetenzen; Behandlung eventueller Begleitstörung	Multisystemische Behandlung; Training sozialer Fertigkeiten, berufsvorbereitende Maßnahmen; Kooperation Jugendstrafinstanzen, Jugendgerichts- u. Bewährungshilfe gegebenenfalls außerfamiliärer Unterbringung *Pharmakotherapie:* Stimulanzien; niederpotente Neuroleptika; gegebenenfalls: Lithium, Valproinsäure, Risperidon **(Teil)stationäre Behandlung:** Möglichkeit/Nutzung eines hilfreichen therapeutischen Milieus; schulische Förderung; (Intensiv-) Training prosozialer Kompetenzen; Problemlösetraining; Behandlung von Begleitstörungen

et al. 2002, Innerhofer 1984). In der Evaluation lassen sich Hinweise auf positive Auswirkungen im elterlichen Umgang mit den kindlichen Verhaltensstörungen finden (Fonagy et al. 2002), die unter Einbeziehung des Kindes besonders effizient werden (Farmer et al. 2002).

1.3.3 Multimodale Behandlung

Die aktuelle Befundlage legt nahe, dass im Bereich der Kinder- und Jugendpsychotherapie für eine Etablierung förderlicher Lernbedingungen die Integration des sozialen Umfeldes von großer Bedeutung ist. Darüber hinaus ist für einen Behandlungserfolg eine Verknüpfung unterschiedlicher Behandlungsbausteine wichtig (Schoenwald 2000). Aus diesem Grunde werden die oben aufgeführten Ansätze häufig kombiniert. Erst durch die Einbeziehung des sozialen Umfeldes wird eine Einschätzung der Kooperations- und Veränderungsbereitschaft, aber auch der Ressourcen und Begrenzungen einer tatsächlichen Umsetzung therapeutischer Inhalte möglich, und die Interventionsschritte können so dem individuellem Bedarf angepasst werden.

1.3.4 Grenzen bisheriger Behandlungsansätze

Häufig ergeben sich aus unterschiedlichen Gründen Einschränkungen der oben beschriebenen Behandlungsmöglichkeiten.

Da Elterntrainings insbesondere auf der Reduzierung ungünstiger Erziehungsfaktoren beruhen, sind diese vor allem bei der Behandlung jüngerer Kinder geeignet (Barkley 1997). Bei älteren Kindern gilt es auch andere dysfunktionale Bereiche, z.B. die Gruppe der Gleichaltrigen, zu berücksichtigen. Kinder, die gegenüber ihren Eltern oppositionell sind, zeigen ein erhöhtes Risiko, sich auch gegenüber anderen Kindern aggressiv zu verhalten, von Gleichaltrigen abgelehnt zu werden oder sich in der Folge auch anderen aggressiven Peers anzuschließen. Die Ablehnung durch andere verstärkt häufig internale Probleme, deren Berücksichtigung in der Behandlung von wesentlicher Bedeutung ist.

Einschränkungen ergeben sich auch durch die Tatsache, dass Erfolge, die im klinischen Setting beobachtbar oder erreicht werden, keine Schlüsse auf eine erwünschte Generalisierung in den Alltag zulassen. Möglicherweise ist dies darin begründet, dass die Kinder in ihrem Alltag nicht auf die in der Therapie vermittelten Strategien zurückgreifen können. Es erscheint notwendig, dass gerade impulsiv-aggressive Kinder in der Therapie lernen, angemessene Strategien auch in Situationen hoher Erregung anzuwenden. Deshalb ist es sinnvoll, das therapeutische Setting alltagsnah zu gestalten, um auftretende Konfliktsituationen konkret zu bearbeiten und so theoretisch vermittelte Bewältigungsstrategien in entsprechenden Erregungssituationen zu üben.

Aufgrund der häufig ausgeprägten Probleme im Umgang mit anderen Kindern erscheinen therapeutische Gruppeninterventionen sinnvoller als Einzeltherapien. Hinsichtlich herkömmlich ambulanter Gruppenbehandlungen bleibt jedoch kritisch anzumerken, dass alltagsnahe Konfliktsituationen aufgrund ihrer zeitlichen Begrenzung weitaus seltener vorkommen als im Alltag der Kinder oder im stationären Setting.

Pelham und Hoza (1996) berücksichtigten in ihren verhaltenstherapeutischen Feriencamps einige dieser Aspekte. Es zeigte sich, dass eine Intensivierung im Sinne einer sechswöchigen, störungsspezifischen Behandlung zu positiven Effekten bei Kindern mit ADHS führte. Diese zeigten sich in einer Reduktion von Verhaltensproblemen sowie einem verbesserten Selbstwertgefühl. Die Ergebnisse lassen vermuten, dass eine intensivtherapeutische Behandlung möglicherweise auch dann Erfolg verspricht, wenn niedrig frequente oder unimodale Maßnahmen keinen ausreichenden Erfolg erzielen konnten oder vorzeitig beendet wurden.

Zusammenfassend lässt sich für eine effektive Behandlung auf der Basis der Erfahrungen von Pelham und Hoza (1996) die Empfehlung formulieren, Kinder mit einer ähnlichen Verhaltenssymptomatik zusammenzufassen und gemeinsam über einen längeren Zeitraum intensivverhaltenstherapeutisch zu behandeln. Dies erscheint gerade deshalb notwendig, weil die Kinder aufgrund ihrer Symptomatik von unauffälligen Kindern abgelehnt werden und sich meist in problematischen Peergruppen aufhalten. Gerade in solchen Gruppen lassen sich unangemessene Konfliktbewältigungsstrategien beobachten. Diese können in einem intensivtherapeutischen Setting aufgegriffen und modifiziert werden. Durch einen schrittweisen Aufbau neuer Handlungsmuster können angemessene Strategien in konkreten Situationen mit anderen Kindern geübt und verfestigt werden.

Darüber hinaus ist eine Einbeziehung der Eltern dringend erforderlich, um eine Übertragung erreichter Therapieeffekte in den Alltag zu gewährleisten. Nur wenn die bisherigen Lernbedingungen, die eine Verhaltensproblematik begünstigt haben, verändert werden, erscheint eine Generalisierung der neu erlernten Kompetenzen wahrscheinlich. Eine Etablierung von spezifischen Methoden zur Verhaltensmodifikation (positive Verstärkung, Verhaltenspläne, Regeln, Auszeit etc.) erscheint aus therapeutischer Sicht leichter, wenn ein Kind im Rahmen der Behandlung bereits mit den jeweiligen Methoden vertraut gemacht wurde und auch für das Kind erkennbare, positive Verhaltenseffekte erzielt werden konnten. Hat ein Kind in der tagesklinischen Behandlung beispielsweise gelernt, dass eine Auszeit nach festgelegten Regeln im Gegensatz zu sonst häufig eingesetzten willkürlichen Bestrafungsmaßnahmen mit weniger unangenehmen Konsequenzen verbunden ist, lässt sich diese Methode zu Hause leichter etablieren, um Aggressionen zu unterbinden oder zu beenden.

Auch kann die Schulung und Anleitung der Eltern auf der Grundlage intensiver Verhaltensbeobachtungen in unterschiedlichen Situationen je nach individuellem Bedarf und familiären Möglichkeiten angepasst werden. Dies schließt auch die Berücksichtigung beobachteter Kompetenzen des Kindes ein, die für eine ressourcenorientierte Therapieplanung genutzt werden können.

2. Verhaltenstherapeutisches Intensivprogramm zur Reduktion von Aggression (VIA)

2.1 Problembeschreibung und Ziele des VIA

Kinder mit Störungen des Sozialverhaltens zeigen Auffälligkeiten in unterschiedlichen Bereichen sozialer Kompetenz: Oft fällt es ihnen schwer, Gefühle anderer richtig zu erkennen und zu interpretieren. Sie zeigen ein reduziertes Einfühlungsvermögen oder haben Schwierigkeiten die Anliegen anderer adäquat zu verstehen. Die Ursache von sozialen Konflikten besteht häufig im Unvermögen unterscheiden zu können, ob das Verhalten eines anderen in „negativer" Absicht oder unabsichtlich geschieht (verzerrte Intentionsattribuierung). Darüber hinaus spielen defizitäre Selbstregulationsprozesse, einschließlich der Kontrolle eigener Emotionen, eine bedeutende Rolle. Dementsprechend wenden die Kinder in Konfliktsituationen oft ungünstige Strategien der Problemlösung an. Auch können sie in entsprechenden Situationen die Ursache eigenen Ärgers weniger gut erkennen und die Wirkung ihres Verhaltens auf andere weniger gut einschätzen. Aufgrund häufiger Konfliktsituationen und negativer Interaktionen zeigen sich Auffälligkeiten im Selbstwerterleben und Zutrauen in die eigenen Problemlösefähigkeiten.

Im Rahmen des VIA werden mittels unterschiedlicher Therapiemethoden oben beschriebene Defizite und Fehlverhaltensweisen im Gruppenkontext abgebaut sowie Kompetenzen, die im sozialen Miteinander von Bedeutung sind, gefördert und erweitert. Der Aufbau erfolgt durch eine systematische Analyse und Offenlegung von Problemzusammenhängen sowie der Vermittlung angemessener Verhaltensstrategien und deren Erprobung in alltagsnahen Gruppensituationen. Vor allem setzt das VIA durch die Fokussierung und Bestärkung positiver Verhaltensweisen und -bemühungen am Selbstwert und dem Selbstvertrauen in die eigenen Problemlösekompetenzen an.

2.1.1 Empfehlungen zur Gruppenzusammenstellung

Wir empfehlen eine sorgfältige Auswahl der Gruppenteilnehmer. Dies setzt eine differenzierte und entsprechend der diagnostischen Leitlinien abgesicherte Diagnose einer Hyperkinetischen Störung des Sozialverhaltens, Störung des Sozialverhaltens oder gemischten Störung des Sozialverhaltens voraus (siehe Kapitel eins).

Das VIA wurde hinsichtlich Alter und Geschlecht in unterschiedlichen Gruppenkonstellationen erprobt. Hierbei hat sich gezeigt, dass insbesondere altershomogene Gruppen verstärkt Möglichkeiten gruppenorientierten Lernens bieten. Die Erarbeitung von sozialen Kompetenzen und Konfliktbewältigungsstrategien ist bei altersinhomogenen Gruppen aufgrund unterschiedlicher kognitiver und physischer Leistungs- und Entwicklungsniveaus geringer. Bislang wurde das VIA in geschlechtsgemischten oder homogenen Jungengruppen durchgeführt. Ob sich eine geschlechtsspezifische Zusammensetzung als sinnvoll erweist, kann bislang nicht belegt werden.

2.1.2 Empfehlungen zum Mitarbeiterteam

An der Durchführung des VIA sollte ein verhaltenstherapeutisch geschulter Mitarbeiter* beteiligt sein. Aufgrund der oft notwendigen unmittelbaren Interventionen empfiehlt sich darüber hinaus die Mitarbeit weiterer Kolleginnen/Kollegen mit Erfahrungen im kinder- und jugendpsychiatrischen/-psychotherapeutischen und pädagogischen Bereich. Insgesamt empfiehlt sich für die Durchführung ein Team von mindestens drei Mitarbeitern. Aufgrund der zeitlichen Begrenzung und dem hohen Praxisanteil eignet sich das VIA auch für die Schulung von Praktikanten in Aus- und Weiterbildung. In jedem Fall ist eine umfassende Kenntnis über den Ablauf und die Inhalte notwendig. Jedes Mitarbeiterteam sollte neben der ausführlichen Lektüre des Manuals mindestens einen intensiven Vorbereitungstermin einplanen, indem Aufgabenverteilungen und organisatorische Notwendigkeiten besprochen werden. Darüber hinaus sollten Grundinformationen und individuelle Besonderheiten zu jedem teilnehmenden Kind ausgetauscht werden.

2.2 Trainingsstruktur

Das VIA ist gekennzeichnet durch einen festgelegten Ablaufplan, der die Durchführung unterschiedlicher Module beinhaltet. Das Programm wird an zehn Wochentagen (jeweils Montag bis Freitag) von morgens bis nachmittags (tagesklinisches Setting) durchgeführt. Ferienzeiten bieten sich hierfür an.

---

* In dem vorliegenden Manual wird einheitlich der Begriff „Mitarbeiter" verwendet. Hiermit sind Kolleginnen und Kollegen aller Professionen, die an der praktischen Umsetzung des Trainings beteiligt sind, gemeint.

Aufgrund der hohen Struktur und dementsprechend guten Kontroll-bedingungen eignet sich das Trainingssetting zu Gruppenvergleichen sowie als Studienmodell zur Evaluation pharmakologischer oder psy-chotherapeutischer Methoden (Holtmann und Stadler 2006, Döpfner et al. 2004). Selbstverständlich eignet sich die Durchführung einzelner Manualbausteine für die Anwendung im Rahmen ambulanter Grup-pentrainings (siehe Kapitel 3). Hierzu liegen jedoch bislang keine Eva-luationsstudien vor.

Auf der Grundlage verhaltenstherapeutischer Interventionsmetho-den bilden neben den alltagsstrukturierenden Maßnahmen (Bespre-chungsrunden, Mahlzeiten etc.) Module zum Training sozialer Kompe-tenzen und zur vertiefenden Projektarbeit das Kernstück des Manuals. Einzelgespräche dienen einer individuellen Rückmeldung und Pro-blembearbeitung. Darüber hinaus sind Entspannungs- sowie Freizeit-einheiten im Ablaufplan integriert. Es empfiehlt sich, bei den Kindern, bei denen eine pharmakologische Behandlung eingeleitet wurde, die-se auch während des Trainings beizubehalten, um die Lernmöglich-keiten zu optimieren.

Da sich in der Behandlung von Kindern die Einbindung der Bezugs-personen als notwendig darstellt, um die Effekte auf den sozialen All-tag zu generalisieren, findet parallel zu dem Kindertraining ein beglei-tendes Elterntraining statt. Dieses wird im Kapitel 2.7 beschrieben. Für die Durchführung stehen Informations- und Arbeitsmaterialien sowie Präsentationsfolien (PowerPoint) für die Trainingssitzungen auf der beigefügten CD zur Verfügung.

2.2.1 Ablaufplan

Der zeitliche Ablauf ist hochstrukturiert und für jeden Behandlungstag identisch (Abbildung 2.1). Ausnahmen bilden die Nachmittage des 5. und 10. Tages, an denen ein gemeinsamer Ausflug sowie die Ab-schlussveranstaltung vorgesehen sind. Jeder Tag beginnt mit einem gemeinsamen Frühstück und endet mit einer Feedbackrunde. Über die Woche verteilt sind fünf Einheiten zur Tageszielbesprechung, neun Einheiten Kompetenztraining, neun Einheiten Projektarbeit, zwei Ein-zelgespräche, vier Entspannungseinheiten und neun Freizeiteinheiten vorgesehen. Eine differenzierte Beschreibung zum Training sozialer Kompetenzen und zur vertiefenden Projektarbeit erfolgt in den Ka-piteln 2.3.1, 2.3.2 sowie 2.4. Die konsequente Durchführung dieses zeitlich strukturierten Ablaufs ist anzuraten, da bereits die Teilnahme ein zentrales Trainingsziel darstellt und die Einhaltung festgelegter Zeiten eine gegenseitige Verbindlichkeit unterstreicht. Bei jüngeren Kindern empfiehlt sich, die eigentliche Modulzeit aufgrund der oft re-duzierten Aufmerksamkeit durch spielerische Unterbrechungen oder Bewegungselemente zu verkürzen (siehe Kapitel 2.6).

VIA-Wochenablauf					
Uhrzeit	**Montag**	**Dienstag**	**Mittwoch**	**Donnerstag**	**Freitag**
8.15–8.45	Frühstück	Frühstück	Frühstück	Frühstück	Frühstück
8.45–9.15	Besprechung	Besprechung	Besprechung	Besprechung	Besprechung
9.15–10.15	Kompetenz-training	Kompetenz-training	Kompetenz-training	Kompetenz-training	Kompetenz-training
10.15–10.30	Zwischen-mahlzeit	Zwischen-mahlzeit	Zwischen-mahlzeit	Zwischen-mahlzeit	Zwischen-mahlzeit
10.30–11.15	Projektarbeit	Projektarbeit/ Einzelge-spräch	Projektarbeit	Projektarbeit/ Einzelge-spräch	Projektarbeit
11.15–12.00	Freizeit	Freizeit	Freizeit	Freizeit	Freizeit
12.00–12.40	Mittagessen	Mittagessen	Mittagessen	Mittagessen	Mittagessen
12.40–13.00	Entspannung	Entspannung	Entspannung	Entspannung	1. Woche Ausflug
13.00–13.45	Kompetenz-training	Kompetenz-training	Kompetenz-training	Kompetenz-training	
13.45–14.00	Zwischen-mahlzeit	Zwischen-mahlzeit	Zwischen-mahlzeit	Zwischen-mahlzeit	2. Woche Abschluss-feier
14.00–14.45	Projektarbeit	Projektarbeit/ Einzelge-spräch	Projektarbeit	Projektarbeit/ Einzelge-spräch	
14.45–15.30	Freizeit	Freizeit	Freizeit	Freizeit	
15.30–16.00	Feedback	Feedback	Feedback	Feedback	
16.00–16.30	Team-besprechung	Team-besprechung	Team-besprechung	Team-besprechung	Team-besprechung

Abbildung 2.1. VIA-Wochenablauf

2.3 Modulbeschreibungen

Im Folgenden werden die VIA-Module in ihren Inhalten und besonderen Nutzungsmöglichkeiten beschrieben.

2.3.1 Soziales Kompetenztraining

Unter sozialer Kompetenz werden in Anlehnung an Hinsch und Pfingsten (2007) und Hinsch und Wittmann (2003) Merkmale und Verhaltensweisen verstanden, die eine Person dazu befähigen, ihre sozialen Interaktionen erfolgreich (kognitiv, emotional und motorisch) und für sich selbst befriedigend zu gestalten und langfristig zu einem günstigen

Verhältnis von positiven und negativen Konsequenzen für den Handelnden führen.

Entsprechend werden im Rahmen der VIA-Einheiten zum sozialen Kompetenztraining vorhandene Fähigkeiten der Kinder erweitert oder durch die Vermittlung von Wissen und neuen Handlungsstrategien aufgebaut und geübt. Im einzelnen geht es darum, dass die Kinder ein Wissen um ihre eigenen Stärken und Schwächen erhalten, sich selbst in diesen beobachten lernen, Gedanken und Emotionen besser wahrnehmen und zu benennen lernen sowie eigene Anliegen angemessen formulieren, ohne dabei aggressiv zu werden oder die Bedürfnisse anderer zu missachten. Des Weiteren geht es um einen angemessenen Umgang mit Kritik oder Erwartungen anderer. Dies setzt voraus, dass den Kindern der Zusammenhang zwischen sozialem Handeln und den damit verbundenen Konsequenzen bewusst ist. Es erfordert jedoch auch das Vorhandensein geeigneter sozialer Fertigkeiten, die in Interaktionen abgerufen werden können und gekennzeichnet sind durch angemessene verbale (z.B. Stimme, Tonfall, Wortwahl) und nonverbale (z.B. Gestik, Mimik, Körpersprache) Fähigkeiten sowie dem Vermögen zur Perspektivübernahme und Emotionsregulation.

Das Kompetenztraining (KT) umfasst insgesamt zehn Themenblöcke (siehe Abbildung 2.2). Die Blöcke sind entsprechend der Schwierigkeiten und Kompetenzdefizite von Kindern mit Störungen des Sozialverhaltens zusammengestellt. Aus den Themenblöcken können wiederum je nach Altersstruktur und störungsspezifischen Schwerpunkten einzelne Module ausgewählt werden.

Eine differenzierte Darstellung der Module erfolgt in Kapitel 2.4. Zu jedem Baustein liegen ein oder mehrere Möglichkeiten zur vertiefenden Projektarbeit (PA) vor.

| Kennen lernen/in Kontakt treten |
| Psychoedukation bei ADHS |
| Psychoedukation bei Störungen des Sozialverhaltens |
| Wahrnehmung und Aufmerksamkeit |
| Positives Selbstbild |
| Wut und Aggression |
| Selbstregulation |
| Emotionserkennung |
| Angemessene Selbstbehauptung |
| Freundschaft und Vertrauen |

Abbildung 2.2. Themenblöcke zum sozialen Kompetenztraining

2.3.1.1 Festlegungen von Verhaltensregeln und Regelkonsequenzen

Zur Strukturierung im Gruppenalltag ist die Vereinbarung von Verhaltensregeln unabdingbar. Diese werden zu Beginn des VIA gemeinsam erarbeitet und sind im Kapitel 2.4 als Trainingsmodul (BS01) ausführlich beschrieben.

Die Anzahl der festgelegten Regeln sollte begrenzt sein. Hierdurch bleibt die Einhaltung bzw. Nicht-Einhaltung der Regeln durch entsprechende Konsequenzen kontrollierbar. Außerdem sind Lernerfolge leichter abzubilden. In Gruppen mit jüngeren Kindern (8-10 Jahre) führt die Festlegung auf drei Hauptregeln anstatt von vier Hauptregeln bei den älteren (11–13 Jahre) zu einer größeren Übersichtlichkeit.

Um den Lerncharakter zu unterstreichen und die Mitarbeit und Motivation zu erhöhen, erfahren die Regeln im Rahmen der Module zum sozialen Kompetenztraining und zur Projektarbeit besondere Beachtung, indem deren Einhaltung durch die Vergabe von Punkten im Anschluss an die jeweilige Sitzung verstärkt wird (Punkteverstärkung). Das festgelegte Punktesystem findet viermal täglich Anwendung. Ausnahmen bilden der fünfte und zehnte Behandlungstag, an denen das Punktesystem aufgrund der veränderten Nachmittagsgestaltung nur zweimal eingesetzt wird. Der begrenzte Einsatz des Punktesystems begründet sich in der Kontrollierbarkeit der Module. Die Motivation kann durch die Zeitbegrenzung gesteigert werden, da die Verstärkung nach einem, für die Kinder überschaubaren Zeitraum erfolgt. Auch können durch die Unterteilung in mehrere Lerneinheiten Erfolge häufiger bestätigt werden. Dies kommt einer realistischen Zielsetzung nahe. Zudem kann ein Kind, dem es aufgrund von Regelverstößen in einer Einheit nicht gelungen ist, alle Punkte zu behalten, in einer zeitnahen Einheit erneut und unter denselben Bedingungen wie die anderen Kinder, vier Punkte erzielen.

Die Verstärkung wird im Rahmen eines Verstärkerentzugssystems/ Response-Cost-Systems (siehe Abschnitt 4.3.1.4) festgelegt. Bei einem Response-Cost-Verfahren werden positive Verstärker (z.B. Punkte) festgelegt, die beim Auftreten des unerwünschten Verhaltens entzogen werden. Da das System unmittelbar auf das unerwünschte Verhalten abzielt, sind die zu erwartenden Erfolge hoch. Um umfassende Lernerfahrungen im Bereich der Selbststeuerung und Selbstkontrolle durch alternative Handlungsstrategien zu gewährleisten, findet der Verstärkerentzug gestuft statt. Das an die Einhaltung der Regeln geknüpfte Punktesystem wird im Folgenden dargestellt:

- Alle Kinder werden zu Beginn der Einheit an die Punkteregelung erinnert.
- Wenn ein Kind eine der festgelegten Regeln nicht einhält, erfolgt eine Ermahnung.

- Wenn sich das Kind im Weiteren nicht an die Regeln hält, bekommt es einen Hinweis durch das Aufzeigen der gelben Karte. Die gelbe Karte bedeutet, dass das Kind zwischen zwei möglichen Konsequenzen wählen kann:
  a. Das Kind entscheidet sich selbst für eine „Auszeit" auf dem ruhigen Stuhl. Dies bedeutet, dass innerhalb der fünf Minuten Auszeit jegliche Beteiligung sowie Störung zu unterlassen ist. Nach erfolgreicher Beendigung darf das Kind wieder hinzukommen und hat die gelbe Karte auf diese Weise „abgearbeitet". Wichtig ist, dass dem Kind verdeutlicht wird, dass die Auszeit eine Möglichkeit zur Selbstkontrolle bietet und diese bei erfolgreicher Durchführung ausdrücklich durch Lob und Anerkennung honoriert wird.
  b. Entscheidet sich das Kind gegen eine Auszeit, kann es trotz gelber Karte weiterhin in der Gruppe bleiben. Jedoch beinhaltet dies, dass es bei einem weiteren Verstoß gegen eine der vereinbarten Regeln sofort die rote Karte enthält.
- Die rote Karte bedeutet, dass am Ende der Einheit ein Punkt abgezogen wird.
- Nach einer roten Karte beginnt der „Regel-Konsequenz-Kreislauf" erneut.
- Die erreichten Punkte werden unmittelbar nach der Einheit im Punkteheftchen (nähere Erläuterung siehe 2.3.6.1) durch einen Mitarbeiter eingetragen.

Anwendungsbeispiel Response-Cost-System im Kompetenztraining

Therapeut (zu Beginn der Einheit): *„Ab jetzt beginnt das Kompetenztraining. Die Sitzung dauert 45 Minuten. Am Ende der Sitzung erhält jeder, der sich an die vereinbarten Regeln hält, vier Punkte. Bitte denkt also daran, dass ihr den anderen zuhört, euch beteiligt, sitzen bleibt und niemanden provoziert."*

Die Kinder berichten der Reihe nach von einer Situation, in der sie von anderen gehänselt wurden.

Luca: *„Ich werde von einem Jungen wegen meiner Hautfarbe oft ‚Schokolade' genannt."*

Während der Besprechung hält sich Kai nicht an die Regeln. Er hört nicht zu und versucht Luca durch Worte, Schmatzgeräusche und Grinsen zu provozieren.

Kai: *„Mmh! Schokolade ist doch lecker ..."*

Therapeut (unmittelbar): *„Kai, ich ermahne dich. Mit deinen Worten, Geräuschen und mit deinem Gesichtsausdruck provozierst du Luca. Denk an unsere Regeln. Beim nächsten Regelverstoß erhältst du eine gelbe Karte."*

Hinweis: Wiederreden oder Einwände, die als impulsive Reaktion zu bewerten sind, sollten kurz ignoriert- und durch einen Hinweis auf die Fortsetzung des regulären Ablaufs (z.B. *„Wir machen jetzt weiter."*) beendet werden.

Während der Fortsetzung macht Kai Schmatzgeräusche in die Runde.

Therapeut (unmittelbar): *„Kai, du hattest bereits eine Ermahnung. Hiermit erhältst du die gelbe Karte. Du hast jetzt die Wahl zwischen einer fünfminütigen Auszeit auf dem ruhigen Stuhl oder dem Vorsatz, dich bis zum Ende der Einheit an alle Regeln zu halten."*

Kai: *„Ich entscheide mich für die Auszeit."*

Therapeut: *„Denk daran, dass du in der Auszeit leise bist und sitzen bleibst."*

Kai verhält sich in der Auszeit ruhig und bleibt auf seinem Platz sitzen.

Therapeut: *„Kai, du hast die Auszeit vorbildlich durchgeführt. Sehr schön. Du kannst jetzt wieder mitmachen. Die gelbe Karte ist hiermit abgearbeitet. Das Regelsystem gilt jetzt wieder von vorne. Du behältst weiterhin alle Punkte."*

Hinweis: Hätte Kai in der Auszeit gestört, wäre unmittelbar eine rote Karte ausgesprochen- und die Auszeit sofort beendet worden *(„Kai, du hast dich nicht an die Auszeitregel gehalten. Das bedeutet rote Karte/einen Punkt Abzug. Die Auszeit ist hiermit beendet. Komm wieder in die Runde.")*.

Hinweis: Im Falle, dass sich Kai nach Beendigung der Auszeit geweigert hätte, wieder mitzumachen, wäre ebenfalls eine rote Karte ausgesprochen worden *(„Kai, die Zeitbegrenzung der Auszeit ist vorbei. Das heißt, dass du wieder mitmachen musst. Du hast dich nicht an die Auszeitregel gehalten. Das bedeutet rote Karte/ einen Punkt Abzug. Die Auszeit ist beendet. Komm wieder in die Runde.")*.

Hinweis: Im Falle einer kompletten Arbeitsverweigerung können am Ende der Einheit keine Punkte vergeben werden. Die Situation sowie eine Vereinbarung werden im Einzelgespräch zwischen Therapeut und Kind besprochen.

Bei oben beschriebenem Verstärkersystem gilt zu beachten, dass die Mitarbeiter untereinander übereinstimmend handeln. In sehr unruhigen Gruppen ist es sinnvoll, den jeweiligen Stand der Ermahnung oder Kartenvergabe zu notieren. Die Vergabe von Konsequenzen durch alle Mitarbeiter empfiehlt sich, da hierdurch eine mögliche Spaltung in „guter" und „böser" Mitarbeiter reduziert wird.

Weiterhin ist zu beachten, dass die Konsequenzen nicht für jede einzelne Regel gesondert vergeben werden können. Zwei Regelverstöße gegen dieselbe Regel werden genauso behandelt wie zwei Regelverstöße gegen unterschiedliche Regeln. Dementsprechend ist die Anzahl der Punkte nicht zwangsläufig an die Anzahl der Regeln gebunden. Aufgrund einer erhöhten Überschaubarkeit eignet sich dennoch eine einheitliche Festlegung der erreichbaren Punkte in Orientierung an die Anzahl der festgelegten Regeln.

Die Punktevergabe erfolgt jeweils am Ende einer Einheit. Jedes Kind erhält zu Beginn des VIA einen Punkte- und Feedbackordner, in dem die Punkte eingeklebt werden (siehe Abschnitt 2.3.6.1). Die Punktevergabe erfolgt nach jeder abgeschlossenen Einheit. Dies entspricht dem Prinzip kontingenter Verstärkung und unterstreicht die Wichtigkeit der Einhaltung zuvor getroffener Vereinbarungen. Zudem dienen Zwischenbelohnungen der Motivationssteigerung. Eine Punktevergabe durch die Mitarbeiter empfiehlt sich, um den Belohnungs- und Anerkennungsaspekt zu unterstreichen und mögliche „Schummeleien" zu verhindern.

Im Falle, dass ein Kind bereits alle Punkte verloren hat oder aber innerhalb der Gruppe nicht integrierbar ist, empfiehlt sich eine Klärung im Einzelgespräch. Im Sonderfall eindeutiger Provokation und Opposition kann auch eine milde Bestrafung durch zeitlich begrenzten Freizeitabzug indiziert sein. Dieser wird dann zu Beginn der nächsten Freizeiteinheit durchgeführt.

2.3.2 Projektarbeit/Theaterprojekt

Die Projekteinheiten dienen der spielerischen und kreativen Vertiefung der erarbeiteten Module zum sozialen Kompetenztraining. Die Vertiefung findet unter Verwendung und Gestaltung unterschiedlicher Materialien statt (Plakate, Arbeitsblätter, Fotos, Videoaufnahmen etc.).

Die jeweiligen Bausteine sind in Kapitel 2.4 (Trainingsmodule Kompetenztraining und Projektarbeit) aufgeführt. Jeder Baustein eignet sich als Ergänzung einer oder mehrerer Kompetenzeinheiten. Eine Übersicht der Empfehlung zur Zusammenstellung der Trainingsmodule erfolgt in Kapitel 2.5.

Darüber hinaus findet im Rahmen der Projektarbeit die Planung, Gestaltung und Durchführung eines Theaterprojektes statt. Dieses wird von den Kindern mit dem Auftrag, dass „VIA-Inhalte" thematisiert werden, entworfen. Die Planung erfolgt in der ersten Woche. Die weitere Vorbereitung und das Proben finden in der zweiten Woche statt. Ziel des Theaterprojektes ist neben der Förderung von Selbstbewusstsein das Einüben sozialer Fertigkeiten in der Gruppe. Die gemeinsame Erarbeitung bietet wesentliche Möglichkeiten zur Kooperation und gegenseitigen Unterstützung. Die Kinder müssen sich auf einen Inhalt einigen, Rollen und Aufgabenverteilungen aushandeln. Die Aufmerksamkeit und Wahrnehmung wird in unterschiedlichen Bereichen durch zuhören, abwarten, aufeinander Rücksicht nehmen, Meinungen anderer tolerieren, abwägen, integrieren, planen, organisieren, üben und präsentieren gefördert. Die Aufführung am Ende des VIA bietet Möglichkeit zur Selbstbestätigung der eigenen Leistung und positiven Wahrnehmung und bestätigender Anerkennung durch die Eltern oder andere Bezugspersonen. Beispielvorlagen für das Theaterstück sind auf der CD angeführt.

2.3.3 Einzeltherapeutische Sitzungen

In den einzeltherapeutischen Sitzungen werden mit jedem Kind individuelle Themen besprochen und es gibt die Möglichkeit einer spezifischen Rückmeldung. Auch werden Konflikte, die im Rahmen der Gruppe aus Fairness dem Kind gegenüber nicht angesprochen werden sollten, hier thematisiert. Im Einzelgespräch erarbeitete individuelle Konfliktlösungsstrategien können unmittelbar im VIA-Alltag ausprobiert und verfeinert werden (shaping).

Hinweise für die Durchführung. Wir empfehlen, die einzeltherapeutischen Gespräche durch einen therapeutisch geschulten bzw. ausgebildeten Mitarbeiter durchzuführen. Bei allen Gesprächen sollte darauf geachtet werden, dass das Kind auch oder besonders in seinen positiven Verhaltensweisen eine differenzierte Rückmeldung erhält.

Werden im Gespräch neue Lösungsstrategien erarbeitet, die das Kind in der Gruppe üben soll, kann es sinnvoll sein, mit dem Kind ein „Geheimzeichen" (Signalwort oder Signalgeste) zu vereinbaren. Dieses Zeichen kann in entsprechenden Situationen durch den Mitarbeiter als Hinweisreiz gegeben werden. Hierdurch wird die Generalisierung in den Alltag unterstützt und zu Beginn erleichtert. Sollten sich besondere Konflikte ereignen, kann ein „Einzelgespräch" unter sechs Augen (Therapeut und die beiden betroffenen Kinder) sinnvoll sein.

Die Einzelgespräche geben ergänzend zum Gruppenkontext Aufschluss über das emotionale Befinden, spezifische familiäre oder schulische Belastungen und gegebenenfalls einen weiteren Therapiebedarf eines Kindes. Diese Beobachtungen sollten in der Rückmeldung an die Eltern berücksichtigt werden.

2.3.4 Entspannung

Die Entspannungseinheiten dienen dem Training von Selbstregulationsfähigkeiten und bieten gleichermaßen Möglichkeit zur Ruhe und Entspannung. Die Kinder lernen ihre Entspannungsfähigkeit gezielt zu trainieren, so dass sie auch im Alltag bewusst initiiert und gesteuert werden kann. Darüber hinaus werden mit den Kindern positiv unterstützende Kognitionen erarbeitet. In den Modulen werden unterschiedliche Entspannungstechniken anhand vorliegender Materialien anderer Autoren geschult (Entspannungsgeschichten, autogenes Training, Progressive Muskelrelaxation etc.).

Materialempfehlungen

Jacobson E (2006) Entspannung als Therapie. Progressive Relaxation in Theorie und Praxis. Klett-Cotta, Stuttgart

Kalwitzki S (2004) Fühl die warmen Sonnenstrahlen – Fantasiereisen und Stillespiele für jeden Tag. Loewe-Verlag, Bindlach

Krowatschek D, Hengst U (2006) Mit dem Zauberteppich unterwegs. Verlag Modernes Lernen, Dortmund

Mertens K, Wasmund-Bodenstedt U (2006) 10 Minuten Bewegung. Verlag Modernes Lernen, Dormund

Portmann R, Schneider E (2004) Spiele zur Entspannung und Konzentration. Don Bosco Verlag, München

Proßowski P (2007) Kinder entspannen mit Yoga. Von der kleinen Übung bis zum kompletten Kurs. Neuauflage. Verlag an der Ruhr, Mühlheim an der Ruhr

Strom T (2004) Zwergelinchen. Eine phantasievolle Reise ins Land der Entspannung. Autogenes Training für Kinder und Erwachsene. ZYX Music GmbH

2.3.5 Morgenbesprechung/Tageszielbesprechung

Bei der Besprechung des Tagesablaufs geht es um eine Tagesstrukturierung mit allen Teilnehmern und Mitarbeitern. Während der Besprechung werden die Kinder kurz über die wesentlichen Inhalte des Tages und gegebenenfalls anstehenden Besonderheiten (Einzelgespräche, Ausflug am Ende der Woche etc.) informiert.

Darüber hinaus erfolgt für jedes Kind die Festlegung eines individuellen Tagesziels. Dieses wird schriftlich (z.B. an Tafel oder Flip-Chart) festgehalten und inhaltlich so formuliert, dass es ein Verhalten beschreibt, das vom Kind über den Tag hinweg geübt werden soll (siehe Beispiele Abbildung 2.3). Hierbei sind Verhaltensweisen von besonderer Bedeutung, die dem Kind erkennbar schwer fallen. Bei der Formulierung wird von den Mitarbeitern darauf geachtet, dass das Tagesziel für das Kind zu bewältigen und positiv formuliert ist. Die Erreichung des Tagesziels wird am Ende des Tages mit einem Sonderpunkt im Punkteheft verstärkt. Dieser erhält aufgrund der Tatsache, dass er durch das Bemühen und die „Arbeit an sich selbst" erreicht wurde, besondere Bedeutung. Auch hat sich als positiv erwiesen, den erreichten Sonderpunkt durch eine direkte Verstärkung (z.B. eine Süßigkeit) zusätzlich hervorzuheben.

Hinweise für die Durchführung. Um sicher zu gehen, dass das Kind sein Tagesziel verstanden hat, empfiehlt sich die Zielformulierung durch das Kind.

Kinder, die einer erhöhten Rückmeldung bedürfen oder denen es schwer fällt, das Tagesziel im Auge zu behalten, können auch die Aufgabe erhalten, eine bestimmte Anzahl an Belohnungsmurmeln in einem Säckchen zu sammeln. Die Belohnungsmurmeln können von den Mitarbeitern für unterschiedliche Verhaltensweisen als Verstärker eingesetzt werden.

Werden Tagesziele aufgestellt, deren Erreichbarkeit aufgrund erhöhter Impulsivität oder geringen Durchhaltevermögens gefährdet ist, empfiehlt sich die Festlegung eines „Jokers". Dies kann bedeuten, dass das Kind bei Misslingen seiner Aufgabe noch einmal an sein Tagesziel erinnert wird.

Gelegentlich ergeben sich aufgrund der individuellen Zielformulierung Vergleiche und Diskussionen. Hierbei sollten die Kinder zur Rück-

Tagesziele vom _____ (Datum)

Kai: Ich ziehe mich zurück, wenn ich wütend werde und komme von alleine wieder.

____: Ich bleibe bei den Mahlzeiten sitzen.

____: Ich provoziere die anderen Kinder heute nicht mit Geräuschen oder Berührungen.

____: Ich gebe im Kompetenztraining nicht auf, sondern nehme mir vor „ich probiere es".

____: Ich sage, wenn mir etwas nicht gefällt und mache Vorschläge zur positiven Veränderung.

____: Ich schmeiße heute nicht mit Sachen.

____: Ich achte auf das STOP-Signal (ein Joker).

____: Ich höre beim Ausflug auf das, was mir die Mitarbeiter sagen.

____: Ich sammle heute mindestens 20 Belohnungsmurmeln für tolle Verhaltensweisen.

Abbildung 2.3. Beispiele für Tagesziele

sichtnahme unterschiedlicher Schwierigkeiten und Ressourcen aufgefordert werden.

Jeder VIA-Tag wird durch eine Feedbackrunde beendet. Diese bietet Raum für einen Tagesrückblick mit ausführlicher Reflexion und Rückmeldung. Alle Kinder schreiben ihr Feedback zu Beginn der Runde in ihren Punkte- und Feedbackordner (siehe Abschnitt 2.3.6.1). Von den Mitarbeitern erfolgt ebenfalls ein (mündliches) Feedback. Hierbei können je nach Wunsch der Kinder auch die schriftlichen Tagesrückmeldungen an die Eltern laut vorgelesen werden.

Schriftliche Tagesrückmeldung an die Eltern. Oft neigen Eltern von Kindern mit Störungen des Sozialverhaltens zu einer verstärkten Wahrnehmung störender Verhaltensweisen. Diese wird durch zahlreiche negative Rückmeldungen, die Eltern im sozialen Alltag erhalten (aus Kindergarten, Schule, Hort, Sportverein etc.), verstärkt. Ziel der schriftlichen Tagesrückmeldung ist es, die elterliche Sensibilität hinsichtlich positiver Verhaltensweisen zu fördern. Hierbei geht es vor allem um eine Wahrnehmungsschulung kleiner und differenzierter Verhaltensweisen, durch die sozial angemessenes Verhalten zum Ausdruck gebracht wird. Das heißt, alle Eltern erhalten eine individuelle Rückmeldung dessen, was über den Tag hinweg positiv an ihrem Kind aufgefallen ist. Praktikabel erscheint eine Beschränkung der Rückmeldung auf etwa drei individuell beobachtete Verhaltenssituationen. Wichtiger als die Anzahl ist jedoch, dass der Umfang der Rückmeldung für jedes Kind gleich ist, da den Kindern hierdurch vermittelt wird, dass jedes Kind dieselben Möglichkeiten hat und das jeweilige Bemühen nicht unterschiedlich bewertet wird (Beispiele siehe Abbildung 2.4).

Für viele Eltern ist die Situation, kontinuierlich und ausschließlich positive Rückmeldungen über ihr Kind zu erhalten, ungewohnt. Teilweise wird dies als positive Erfahrung rückgemeldet, andererseits kommt es häufiger zu Nachfragen hinsichtlich problematischer Verhaltensweisen. Diesbezüglich sind mit den Eltern individuelle Einzel- bzw. Familiengespräche zu vereinbaren.

Die schriftliche Tagesrückmeldung ist für die Kinder sowie ihre Eltern, die im Alltag kaum Lob und Anerkennung erfahren, wichtig. Sie dient der Selbstbestärkung und fördert die Veränderungsbereitschaft. Oft zeigt sich, dass es den Kindern schwerfällt, Lob anzunehmen. Im Verlauf der Therapie wird jedoch der positive Effekt auf das, zu Beginn der Behandlung meist geringe, Selbstwertgefühl zunehmend deutlich.

Liebe Familie _____

Das war heute super:

- Kai hat sich heute super entspannt und damit vorbildlich zur allgemeinen Ruhe beigetragen.

- Kai hatte heute viele gute Ideen im Kompetenztraining.

- Kai bereicherte unsere Runde durch viel Humor und Kreativität.

- Kai zeigte heute eine große Hilfsbereitschaft bei der Vorbereitung der Mahlzeiten.

- Kai war ein exzellenter Spülmeister und hat seinen Tischdienst bravourös erledigt.

- Kai hat supertoll und pünktlich an die Einnahme seiner Medikamente gedacht!

- Kai hat heute beim Schlichten einer Konfliktsituation in toller Weise die gelernten Inhalte aus dem Kompetenztraining angewendet. Er war heute unser Streitschlichter.

- Kai hat eigenen Ärger heute durch neue Strategien abgebaut. Auf diese Weise hat er keinen Wutanfall bekommen und es gab keinen Verlierer. Spitzenmäßig!!!

- Kai kann sehr lustige Geschichten erzählen und trägt so zu viel Spaß bei. Wir freuen uns, dass Kai dabei ist!

- Kai hat bei unserem Ausflug toll auf die anderen Kinder gewartet. Wir freuen uns schon jetzt auf die nächste Woche mit Kai!

Mit freundlichen Grüßen   Datum _____

Abbildung 2.4. Beispiele für positive Rückmeldungen

2.3.6 Punkte- und Feedbackordner

Der Punkte- und Feedbackordner dient der Dokumentation der erreichten Punkte sowie einer differenzierten Rückmeldung zu positiven und negativen Ereignissen (siehe Abbildung 2.5).

Die Punkte dienen der besonderen Motivation und Beachtung von positivem Verhalten und Regeleinhaltung bei den „Lerneinheiten" Kompetenztraining und Projektarbeit. Aufgrund der Notwendigkeit, dass in diesen Zeiten die Einhaltung von Regeln für ein konstruktives Arbeitsklima unabdingbar ist, empfiehlt sich der Einsatz eines Verstärkersystems. Zudem bedeuten diese Zeiten für die Kinder vor allem auch Arbeit, die besondere Anerkennung verdient. Die erarbeiteten Punkte werden unmittelbar nach Abschluss der jeweiligen Einheit im Punkteheft registriert. Am Ende der zwei Wochen werden die Punkte gezählt und das Kind, das die meisten Punkte gesammelt hat, darf sich als erstes eine Belohnung aus einer Überraschungsbox aussuchen. In der Feedbackrunde wird dann, wenn das Tagesziel erreicht wurde, zudem ein Sonderpunkt vergeben (ein besonderer Aufkleber, eine besondere Farbe etc.).

Für jeden Tag wird neben den Punkten auch das individuelle Feedback durch die Kinder eingetragen. Hierdurch soll eine differenzierte Wahrnehmung und Beschreibung emotional positiv oder negativ erlebter Situationen gefördert werden. Dementsprechend werden die Kinder angeleitet, ihre Rückmeldung nicht allgemein, sondern detailliert zu formulieren.

Punkte- und Feedbackordner	Punktekonto von _____ für den _____						
	Kompetenztraining I				Projektarbeit I		
	O	O	O	O	O	O	O	O
	Kompetenztraining II				Projektarbeit II		
	O	O	O	O	O	O	O	O
	Sonderpunkt O						
	Das hat mir heute gut gefallen:						
von _____							
	Das hat mir heute nicht gut gefallen:						

Abbildung 2.5. Vorlage Punkte- und Feedbackordner

2.3.7 Freizeit

An jedem Tag sind Freizeiteinheiten vorgesehen, die für das Mitarbeiterteam aufgrund der geringen Strukturvorgaben eine besondere Herausforderung darstellen. Gerade in unstrukturierten Situationen kommt es häufig zu Provokationen, Frustration und Konflikten. Innerhalb der Freizeit ist vorgesehen, dass sich die Kinder ihre Beschäftigung selbst – ihren Interessen entsprechend – wählen. In der Regel wird dies mit Aktivitäts- und Bewegungsspielen verbunden. Insbesondere in altershomogenen Gruppen sind gemeinsame Freizeitbeschäftigungen und Gruppensport möglich. Besonders bei einem allgemeinen Interesse bietet eine Gruppenfreizeitbeschäftigung die Möglichkeit, Absprachen und Regeln für einen fairen Umgang auszuhandeln und im Rahmen der Freizeit zu generalisieren, wobei dies in aller Regel einer Anleitung und eines klaren Monitorings durch die Mitarbeiter bedarf.

Selbstverständlich ist, dass von den Kindern erwartet werden muss, sich anderen gegenüber fair und gerecht zu verhalten. Um dieses zu unterstreichen, sollten Lob und Anerkennung beispielsweise für folgende Verhaltensweisen ausgesprochen werden: Abwarten, auf ein anderes Kind zugehen, ein anderes Kind integrieren, ein anderes Kind für seine Leistungen loben oder ein anderes Kind bei Bedarf anleiten.

Wird das Gebot eines fairen Umgangs nicht eingehalten, erfolgt eine Klärung unter Anleitung eines Mitarbeiters. Bei fehlender Einsicht oder weiter bestehendem Fehlverhalten bedarf es gegebenenfalls eines Freizeitabzugs durch Auszeit oder vorzeitiger Beendigung.

Grundsätzlich ist eine aufmerksame Begleitung durch die Mitarbeiter erforderlich. Dies ermöglicht auch eine differenzierte Verhaltensbeobachtung typischer Peersituationen. Konflikte und Auseinandersetzungen eignen sich zur Verhaltensanalyse in der Gruppe. Zudem können für die Situationen aufgrund der Alltagsnähe Handlungsalternativen besprochen, in Rollenspielen geübt und in den Alltag generalisiert werden.

2.3.8 Mahlzeiten

Die Mahlzeiten bieten Gelegenheit zum gegenseitigen Kennenlernen und Austausch. Hier können Erlebnisse, Interessen und Befindlichkeiten ausgetauscht werden. Gleichwohl sollte darauf geachtet werden, dass die Mahlzeiten im vorgegebenen Zeitrahmen beendet werden. Insbesondere bei jüngeren Kindern eignet sich hierzu das Einführen von einer begrenzten Schweigezeit (z.B. fünf Minuten gegen Ende der Mahlzeit), deren Einhaltung im Anschluss mit einem Schweigesternchen an der Tafel oder im Punkteordner honoriert wird. Darüber hinaus können alltagsnützliche Kompetenzen, wie beispielsweise Mithilfe bei

den Vor- und Nachbereitungen, Tischmanieren und höfliche Umgangs-
formen (z.B. adäquates Bitten um die Butter, ausreden lassen eines
anderen, gemeinsames Beginnen und Beenden der Mahlzeit) geschult
und aufgebaut werden.

2.3.9 Ausflug

Das Ausflugsziel für den ersten Freitag sollte bereits zu Beginn der
Trainingszeit gemeinsam festgelegt werden, um rechtzeitig Erkundi-
gungen zu Öffnungszeiten oder auch Reservierungen machen zu können. Inhaltlich bieten sich alle gut erreichbaren und nahen Ausflugs-
ziele an (z.B. Schwimmbad, Museum, Flughafen, Zoo, Bowling). Zu
bedenken ist, dass die Eltern rechtzeitig über das Ausflugsvorhaben
informiert und um Einverständnis gebeten werden. Sollte der Ausflug
besondere Kleidung erfordern, empfiehlt sich eine schriftliche Erinnerung an die Eltern (z.B. auf dem Feedbackbogen des Vortages).

2.3.10 Abschlussveranstaltung

Die Abschlussveranstaltung findet am letzten Nachmittag statt. Hierzu
können Eltern, Geschwister, Großeltern oder andere Personen aus
dem Umfeld der Kinder eingeladen werden.

Wichtigster Programmpunkt ist die Aufführung des von den Kindern erarbeiteten Theaterstücks. Darüber hinaus besteht die Möglichkeit, den Eltern die Trainingsinhalte, die in den unterschiedlichen Plakaten, Ablauf- und Regelplänen zum Ausdruck kommen, zu vermitteln.
Um einen differenzierten Einblick in den Inhalt und die Umsetzung des
Trainings zu geben, bietet es sich an, dass auch die Mitarbeiter einen
Beitrag leisten. Im Rahmen einer Rede oder eines Abschlussgedichtes
(siehe Vorlage auf der CD) können die Kinder noch einmal für ihre Bemühungen honoriert werden. Besondere Freude bringt eine begleitende Fotopräsentation, im Rahmen derer Bilder aus der gemeinsamen
Zeit präsentiert werden können. Die Abschlussveranstaltung kann
durch die Verleihung einer Urkunde für die erfolgreiche Teilnahme am
Intensivtraining ergänzt werden (siehe Vorlage auf CD).

2.4 Trainingsmodule Kompetenztraining und Projektarbeit

Die Trainingsmodule für das soziale Kompetenztraining und die Projektarbeit bilden das Kernstück des VIA. Die Module können je nach
Alter sowie der vorliegenden Symptomatik unterschiedlich zusammen-

gestellt werden. Jedes Modul ist entsprechend der Anwendungseig-
nung durch übergeordnete Modulkategorien gekennzeichnet:

SK	Baustein zum sozialen Kompetenztraining
PA	Baustein zur Projektarbeit
🧍	Jüngere Kinder im Alter von ca. 8–10 Jahren
🧍	Ältere Kinder im Alter von ca. 11–13 Jahren
SSV	Primär Störung des Sozialverhaltens
ADHS+SSV	Hyperkinetische Störung, kombinierte hyperkinetische Störung des Sozialverhaltens

Die Module zum sozialen Kompetenztraining (SK) beinhalten vorwiegend Bausteine zur Psychoedukation. Ziel ist die Vermittlung von
Erkenntnissen über mögliche Entstehungsbedingungen, aufrechter-
haltende Faktoren sowie Folgen bestehender Verhaltensprobleme und
Konflikte. Vor dem Hintergrund dieses Wissens geht es dann um die
Vermittlung und Erarbeitung angemessener Handlungsstrategien
durch das Training angemessener Kompetenzen. Hierbei wird angestrebt, dass die Kinder eigene Ressourcen und Möglichkeiten kennen
lernen und gezielt trainieren.

Bei der Durchführung der Module, die im Rahmen des sozialen
Kompetenztrainings durchgeführt werden, eignet sich meistens die
Ergänzung durch einen weiteren Baustein in der Projekteinheit (PA),
der den vermittelten Inhalt noch einmal in spielerischer und modifizier-
ter Weise aufgreift (Überblick siehe Tabelle 2.1).

Zur Vereinfachung bei der Kombination von Bausteinen ist jedes
Modul neben der oben beschriebenen Schwerpunktkategorie anfangs
mit dem Hinweis auf die Eignung als SK- bzw. PA-Baustein versehen:
Ist ein Modul beispielsweise mit folgender Kennzeichnung ausgestattet,

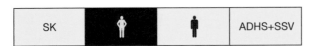

eignet sich der Baustein für die Durchführung im Rahmen des sozialen Kompetenztrainings und kann sowohl bei jüngeren als auch bei
älteren Kindern angewendet werden. Darüber hinaus ist er geeignet

für Kinder, die neben einer Störung des Sozialverhaltens auch die Symptomatik einer Aufmerksamkeitsdefizit-/Hyperaktivitätsstörung zeigen.

Materialien, die im Rahmen der Bausteine verwendet werden und sich eignen, um in einem Erinnerungsordner gesammelt zu werden, sind durch folgendes Zeichen gekennzeichnet:

Modulaufbau. Jeder Baustein ist zum besseren Verständnis mit einer Nummer gekennzeichnet. Im Weiteren werden die Hauptziele der Kompetenzbereiche, die geschult werden sollen, benannt. Hierbei finden die Themen, die bereits in Abbildung 2.2 aufgeführt wurden, Beachtung. Um die Vorbereitung zu optimieren, sind die jeweilig für den Baustein notwendigen Materialien gesondert aufgeführt. Im Anschluss erfolgt die Durchführungsbeschreibung. Darüber hinaus sind viele Bausteine durch Besprechungsvorschläge ergänzt, die als Orientierung und Anregung zur Verfügung stehen. Unter der Rubrik „Hinweise" sind allgemeine sowie spezielle Empfehlungen, welche Bausteine sich im Weiteren als Ergänzung eignen, aufgeführt. Zur verbesserten Handhabung kann für jeden Baustein die Durchführungsanleitung ausgedruckt werden. Darüber hinaus stehen für einen Großteil der Bausteine Arbeitsmaterialien zur Verfügung, die ebenfalls für die Durchführung ausgedruckt werden können (CD). Soll beispielsweise der Baustein 2 durchgeführt werden, so stehen auf der CD unter BS02 die dazugehörige Anleitung sowie eine Arbeitsblattvorlage zur Verfügung.

Hinweise: Bei der Zusammenstellung der Bausteine gilt zu berücksichtigen, dass es zum Teil mehrere Kombinationsmöglichkeiten gibt. Auch erfordert die Durchführung eines Projektarbeitbausteins zeitlich nicht immer eine vollständige Einheit. Hier empfiehlt sich die Vorbereitung von mindestens zwei unterschiedlichen Bausteinen. Auch ist es möglich, die restliche Zeit mit einem Bewegungsspiel zu füllen (siehe Kapitel 2.6).

Tabelle 2.1. Empfehlungen möglicher Zusammenstellungen der Modulbausteine Kompetenztraining und Projektarbeit

Bausteine zum Thema: Kennen lernen/in Kontakt treten			
Kompetenztraining		**Projektarbeit**	
BS01	Einführung ins Training/ Gruppenregeln	BS04	Namensschilder
BS02	Steckbrief	BS05	Würfelspiel zum Selbstbild
BS03	Haus-Rallye	BS06	Lebensstationen
		BS07	Titelblatt VIA-Buch
Bausteine zum Thema: Psychoedukation bei ADHS			
Kompetenztraining		**Projektarbeit**	
BS08	Stärken und Schwächen bei ADHS	BS10	Plakat zu ADHS
BS09	Behandlungsmöglichkeiten bei ADHS	BS11	Quiz zu ADHS
Bausteine zum Thema: Psychoedukation bei SSV			
Kompetenztraining		**Projektarbeit**	
BS12	Symptome von SSV	BS13	Plakat zu Merkmalen von SSV
BS14	Zugeben eigener Fehler	BS15	Übung a) Zugeben eigener Fehler
		BS16	Übung b) Zugeben eigener Fehler
Bausteine zum Thema: Wahrnehmung/Aufmerksamkeitstraining			
Kompetenztraining		**Projektarbeit**	
BS17	Aufmerksamkeitsschulung	BS19	Beobachtungstraining I
BS18	Interviewduetts	BS20	Beobachtungstraining II
		BS21	Zuhörtraining
		BS22	Gehörwettbewerb
		BS23	Fühlwettbewerb
Bausteine zum Thema: Positives Selbstbild			
Kompetenztraining		**Projektarbeit**	
BS24	Eigene Stärken	BS25	Begabungschampion
BS26	Selbstsicherheit	BS27	Ich und mein Anliegen
Bausteine zum Thema: Wut und Aggression			
Kompetenztraining		**Projektarbeit**	
BS28	Ärgerfragebogen	BS33	Wutvulkan
BS29	Wutmerkmale	BS34	Körperliche Aggression
BS30	Aussteigertipps	BS35	Wutausbruch
BS31	Hänseln	BS36	Rückenschiebeduell
BS32	Schimpfwörter	BS37	Piratenfight
Bausteine zum Thema: Selbstregulation			
Kompetenztraining		**Projektarbeit**	
BS38	Erst gedacht – dann gemacht	BS39	Übungen zu erst gedacht – dann gemacht
BS40	Hilfsgedanken		
BS41	Kai Unruh		
Bausteine zum Thema: Emotionserkennung			
Kompetenztraining		**Projektarbeit**	
BS42	Wettbewerb Gefühle raten		
BS43	Bello fühlt sich kunterbunt		

Bausteine zum Thema: Angemessene Selbstbehauptung			
Kompetenztraining		**Projektarbeit**	
BS44	Unrechtempfindungen mitteilen (ältere)		
BS45	Unrechtempfindungen mitteilen (jüngere)		
BS46	Sich entschuldigen		
BS47	Streitregeln	BS48	Wir finden einen Kompromiss
Bausteine zum Thema: Freundschaft und Vertrauen			
Kompetenztraining		**Projektarbeit**	
BS49	Freunde	BS50	Plakat zum Thema Freundschaft
		BS51	Siamesische Zwillingsübung
		BS52	Vorsichtig miteinander umgehen
		BS53	Würfelspiel: Kritik äußern
		BS54	Blindenführer
		BS55	Kinderknoten
		BS56	Knetfigur
		BS57	Eine Handvoll Komplimente

2.4.2 Anleitung der Module

BS01 Einführung ins Training/Gruppenregeln

SK	👤	🧍	SSV	ADHS+SSV

Ziel: Einführung in das Training, gemeinsames Erstellen von Gruppenregeln, Erläuterung des Punkte- und Feedbackordners

Materialien: BS01, AM03, AM04, AM06, AM07, Tafel/Kreide oder Flip-
Chart/Stifte, Plakat

Durchführung: Anhand des Ablaufplanes wird den Kindern in aller
Kürze der Tagesablauf im VIA erläutert. Hierzu können die in Kapitel 2.3
aufgeführten Modulbeschreibungen als Vorlage verwendet werden.
Es folgt eine kurze Einleitung in die Einführung der Gruppenregeln.
Hierzu wird den Kindern erläutert, dass Vereinbarungen von Verhaltensregeln für einen fairen Umgang miteinander unabdingbar sind. Ziel ist
es, die Regeln gemeinsam festzulegen. Jedes Kind und jeder Mitarbeiter darf Regeln benennen, die ihm persönlich wichtig sind. Alle Regeln
werden zunächst an der Tafel oder am Flip-Chart schriftlich festgehalten. Im Anschluss werden die Kinder darüber informiert, dass nun eine
Festlegung auf drei (bei den jüngeren Kindern) bzw. vier (bei den älteren
Kindern) Regeln erfolgt. Die Einhaltung dieser Regeln wird in vier Trainingseinheiten pro Tag besonders belohnt. Jedes Kind und jeder Mitarbeiter hat drei Stimmen, die er den jeweilig genannten Regeln geben

darf. Die endgültige Festlegung erfolgt, indem die drei bzw. vier meist genannten Regeln ausgezählt werden. Die Regeln werden auf ein Plakat geschrieben und von allen Kindern und Mitarbeitern unterzeichnet.

Da zumeist alle genannten Regeln für einen angemessenen Umgang miteinander von Bedeutung sind, werden die Kinder darauf hingewiesen, dass die Einhaltung aller Regeln erwünscht wird, jedoch im Rahmen des Punktesystems nur die festgelegten Regeln von Bedeutung sind. Das Punktesystem findet in den Einheiten zum sozialen Kompetenztraining und zur Projektarbeit Anwendung. Die Erläuterung des Punktesystems erfolgt unter Verwendung der Vorlage „Regel-Regelung" (siehe Vorlage auf CD). Den Kindern wird erklärt, dass sie zu Beginn einer Einheit zum sozialen Kompetenztraining oder zur Projekteinheit drei bzw. vier Punkte haben. Ziel ist es, diese durch Einhaltung der festgelegten Regeln bis zum Ende der Einheit zu behalten. Und das funktioniert so:

- Alle Kinder werden zu Beginn der Einheit an die Punkteregelung erinnert.
- Wenn ein Kind eine der festgelegten Regeln nicht einhält, erfolgt eine Ermahnung.
- Wenn sich das Kind im Weiteren nicht an die Regeln hält, bekommt es einen Hinweis durch das Aufzeigen der gelben Karte. Die gelbe Karte bedeutet, dass das Kind zwischen zwei möglichen Konsequenzen wählen kann:
a) Das Kind entscheidet sich selbst für eine „Auszeit" auf dem ruhigen Stuhl. Dies bedeutet, dass innerhalb der fünf Minuten Auszeit jegliche Beteiligung sowie Störung zu unterlassen ist. Nach erfolgreicher Beendigung darf das Kind wieder in die Gruppe kommen und hat die gelbe Karte auf diese Weise „abgearbeitet". Wichtig ist, dass den Kindern verdeutlicht wird, dass die Auszeit eine Möglichkeit zur Selbstkontrolle bietet und diese bei erfolgreicher Durchführung ausdrücklich durch Lob und Anerkennung honoriert wird.
b) Entscheidet sich das Kind gegen eine Auszeit, kann es trotz gelber Karte weiterhin in der Gruppe bleiben. Jedoch beinhaltet dies, dass es bei einem weiteren Verstoß gegen eine der vereinbarten Regeln sofort die rote Karte enthält.
- Die rote Karte bedeutet, dass am Ende der Einheit ein Punkt abgezogen wird.
- Nach einer roten Karte beginnt der „Regel-Konsequenz-Kreislauf" erneut.
- Die erreichten Punkte werden unmittelbar nach der Einheit im Punkteheftchen durch einen Mitarbeiter eingetragen.
- Die Punkte werden am Ende des VIA ausgezählt. Das Kind mit den meisten Punkten darf sich zur Belohnung als erstes ein Geschenk aus der Überraschungsbox aussuchen.

Anhand der vorbereiteten Punkte- und Feedbackordner werden den Kindern das Dokumentieren der erarbeiteten Belohnungspunkte sowie die Bedeutung eines täglichen Feedbacks für individuelle Rückmeldungen zu positiven und negativen Eindrücken erläutert.

Die Einführung der individuellen Tagesziele und des damit verbundenen Sonderpunktes eignet sich für den zweiten Tag (Erklärung siehe Kapitel 2.3.5). Der erste Tag sollte zur Beobachtung genutzt werden, um geeignete Ziele aufzustellen.

Hinweise: Bei der Erstellung der Regeln sollte durch die Mitarbeiter darauf geachtet werden, dass Regelvorschläge, die unabdingbar scheinen, ergänzt werden (z.B. „Ich bin anderen gegenüber nicht körperlich aggressiv.", „Ich arbeite in den Einheiten mit.").

Bei der Besprechung sollte sichergestellt sein, dass jedes Kind die Regel-Regelung verstanden hat.

BS02 Steckbrief

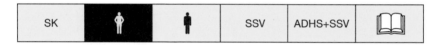

Ziel: Schulung von Selbst- und Fremdbeobachtung, Förderung positiver Selbstbewertung

Materialien: BS02, Stifte

Durchführung: Für den Steckbrief steht ein Arbeitsblatt zur Verfügung. Jedes Kind und jeder Mitarbeiter füllt dieses aus. Danach werden die Steckbriefe gegenseitig vorgestellt. Wer Fragen hat, darf diese stellen.

Besprechungsvorschläge: Jedes Kind soll in gleichem Maße zu Wort kommen. Die Kinder können im Rahmen der Besprechungsrunde entweder ihren eigenen Steckbrief vorstellen oder sich alternativ in Zweiergruppen austauschen, um anschließend den jeweiligen Partner vorzustellen. Sozial angemessene Reaktionen (Nachfragen, angemessenes Feedback, gezeigtes Interesse etc.) können durch die Mitarbeiter lobend rückgemeldet werden.

BS03 Haus-Rallye

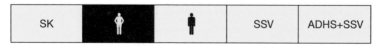

Ziel: Schulung angemessener Problemlösestrategien sowie der Fremdbeobachtung

Materialien: BS03, vorbereitete Aufgabenzettel mit etwa zehn Fragen oder Aufgaben für die Kleingruppen, gegebenenfalls auch Raumlageplan zum Einzeichnen erfragter Aufgabengegenstände, Stifte und Blätter für die Lösungen.

Durchführung: In Kleingruppen von zwei oder drei Kindern wird in Begleitung eines Mitarbeiters die Umgebung erkundet. Dabei werden vorbereitete Fragen und Aufgaben bearbeitet. Verhaltensbeobachtungen von sozial angemessenen Reaktionen (Achtsamkeit im Umgang mit anderen Personen, gemeinsame Aufgabenlösung, Aufgabenverteilung, sinnvolle Lösungsideen – z.B. jemanden fragen etc.) sollten unmittelbar rückgemeldet werden (positive Verstärkung). In einer Besprechungsrunde werden die Ergebnisse der jeweiligen Gruppen verglichen und ausgewertet.

Hinweise: Der Baustein eignet sich zu Beginn des VIA zur Unterstützung gegenseitigen Kennenlernens, dient aber auch der Orientierung in der Einrichtung, in der das Training stattfindet. Beispielaufgaben könnten sein: Wie viele Gebäude zählen zur Klinik für Kinder- und Jugendpsychiatrie? Wie lautet die Telefonnummer vom Sekretariat? Wie viele Fenster hat die Küche? Besorgt eine Telefonliste der Mitarbeiter! Besorgt ein Blatt Zitronenmelisse aus dem Kräutergarten! Wie viele Bänke stehen im Garten? Wie viele Stockwerke hat das große gelbe Gebäude? Welche Hausnummer hat die Ambulanz? Wie viele Stufen hat die Gartentreppe? Wie viele Laternen stehen im Garten? Wo kann man Basketball spielen? Wo sind die Gästetoiletten? Welche Nummer ruft ihr am besten an, wenn ihr euch morgens verspätet?

BS04 Namensschilder

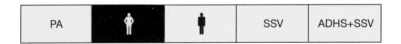

Ziel: Schulung von Fremdbeobachtung

Materialien: BS04, Ansteckschilder mit Clip (im Bürofachhandel erhältlich), buntes Papier, Stifte, Kleber und andere Materialien zur freien Gestaltung

Durchführung: Die Namensschilder können frei gestaltet werden. Als Vorlagen eignen sich Ansteckschilder mit Clip. Kreative Ideen und gute Mitarbeit können durch sozial anerkennende Rückmeldungen verstärkt werden.

Hinweis: Der Baustein eignet sich zum Kennenlernen und zur sozialen Orientierung. Es ist sinnvoll, dass die Namensschilder während der VIA-Durchführung nicht mit nach Hause gegeben werden.

BS05 Würfelspiel zum Selbstbild

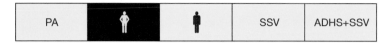

Ziel: Förderung von Selbstbeobachtung, Förderung positiver Selbstbewertung

Materialien: BS05, Schaumstoffwürfel (erhältlich in einem Spielzeugoder Sporthandel, Kantenlänge ca. 15 cm), Papier, doppelseitiges Klebeband, Stifte

Durchführung: Aus Papier werden sechs Kreise ausgeschnitten, die mit jeweils drei fröhlichen bzw. traurigen Gesichtern bemalt werden. Jedes Gesicht wird auf eine Seite eines Schaumstoffwürfels geklebt. Die Kinder würfeln reihum und benennen je nach Gesicht etwas Positives oder Negatives zu ihrer eigenen Person.

Besprechungsvorschläge: Bei der Moderation des Spiels sollte darauf geachtet werden, dass die Kinder eine positive Rückmeldung auf eigene Formulierungen und gegebenenfalls Unterstützung beim Finden eigener Eigenschaftsbeschreibungen erhalten. Sinnvoll ist es, wenn jedes Kind mindestens einmal die Aufgabe erhält, etwas Positives über sich zu sagen. Sollte das Würfelglück ungleich verteilt sein, kann eine Ergänzung (beispielsweise in der letzten Runde) eingeführt werden.

Hinweise: Durch Beteiligung der Mitarbeiter können die Kinder beispielhafte Modelle für die Formulierung eigener Eigenschaften veranschaulicht bekommen.

Der Würfel kann auch in anderen VIA-Zeiten (beispielsweise in den Feedbackrunden) eingesetzt werden.

BS06 Lebensstationen

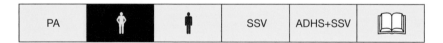

Ziel: Schulung von Selbst- und Fremdbeobachtung, Einfühlungsvermögen und Emotionserkennung

Materialien: BS06, mitgebrachte Fotos der Kinder aus verschiedenen Lebensabschnitten, Papier, Kleber

Durchführung: Im Rahmen einer Gruppenarbeit wird versucht, die mitgebrachten Fotos den jeweiligen Kindern zuzuordnen. Jedes Kind berichtet, ob es sich an die Fotosituation erinnern kann, was ihm dazu einfällt oder wichtig ist. Anschließend erarbeitet jedes Kind für sich eine Entwicklungscollage, die in das Erinnerungsbuch eingeklebt werden kann.

Besprechungsvorschläge: Es können beispielsweise folgende Aspekte besprochen werden: Welche Erinnerungen kommen bei der Betrachtung des Bildes? Kann sich das Kind an Gefühle, die es in der Situation hatte, erinnern? Woran lässt sich das berichtete Empfinden erkennen? Was hat sich seit der Zeit auf dem Foto verändert? Vergleiche untereinander?

Hinweise: Damit jedes Kind etwas von sich erzählen kann, sollte darauf geachtet werden, dass auch von allen Fotos vorhanden sind. Das heißt, die Eltern müssen rechtzeitig um die Mitgabe der Bilder gebeten und an das Mitbringen der Kinder- und Familienfotos erinnert werden.

BS07 Titelblatt VIA-Buch

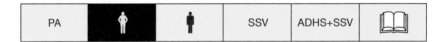

Ziel: Förderung positiver Selbstbewertung, Psychoedukation

Materialien: BS07, für die Gestaltung: Tonpapier, Stifte, Zeitungen für Collagen, Kleber, Schere, Utensilien für eine Ringbindung oder Schnellhefter

Durchführung: Die Kinder werden zunächst über die Gestaltung ihres eigenen VIA-Buches oder Erinnerungsordners informiert. Im Rahmen der Projektarbeit werden sie angeleitet, ihr individuelles Titelblatt zu gestalten. Hierfür gibt es keine differenzierten Angaben. Wird eine Ringbindung verwendet, kann das Titelblatt auch laminiert und mit weiteren Buchseiten zusammengefasst werden.

Hinweise: Grundsätzlich eignen sich als Buchinhalte alle erarbeiteten Themen, die schriftlich oder bildlich festgehalten wurden. Dies können Arbeitsblätter, Collagen, Abschriften von Plakaten, Fotografien, Kopien etc. sein. Auch die Punktepläne, Kopien der Feedbackbögen oder Adressen der anderen Kinder können aufgenommen werden. Die Materialiensammlung verdeutlicht den Kindern und Eltern Inhalt und Umfang der Arbeit. Zudem können Tipps und Hinweise, die zum Aufbau sozialer Fertigkeiten erarbeitet wurden, nachgelesen und erinnert werden.

BS08 Stärken und Schwächen bei ADHS

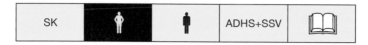

Ziel: Schulung von Selbstbeobachtung und Fremdbeobachtung, Psychoedukation

Materialien: BS08

Durchführung: Die Einheit dient der Wissensvermittlung zu Aufmerksamkeitsdefizit-/Hyperaktivitätsstörungen. Anhand einer Geschichte (siehe Vorlage auf CD) werden mit den Kindern Symptome von ADHS (Aufmerksamkeitsdefizit, Hyperaktivität, Impulsivität) und damit häufig einhergehende Stärken und Schwächen besprochen.

Besprechungsvorschläge: Auf der Grundlage der Geschichte werden folgende Aspekte besprochen: Was kommt den Kindern bekannt vor? Welche Schwierigkeiten erkennen die Kinder bei sich? Welche Rückmeldungen haben die Kinder bisher aus dem Umfeld erhalten? Welches Vorwissen haben die Kinder? Welche eigenen Erklärungsmodelle haben die Kinder? Gibt es störende Eigenschaften, die die Kinder selbst an sich benennen können?

BS09 Behandlungsmöglichkeiten bei ADHS

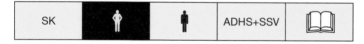

Ziel: Psychoedukation, Förderung positiver Selbstinstruktionen und Selbstbewertung

Materialien: BS09

Durchführung: Die Geschichte wird mit den Kindern gelesen (siehe Vorlage auf der CD) und anschließend besprochen.

Besprechungsvorschläge: Die Besprechung der Geschichte sollte den Transfer in den Alltag einschließen. Welche Erfahrungen haben die Kinder bereits mit Psychologen oder Ärzten gemacht? Welche Vorstellung haben sie über die testpsychologischen Untersuchungen? Welche Behandlungsansätze sind ihnen bereits bekannt bzw. empfohlen worden? Welche Ratschläge haben die Kinder bisher erhalten? Hat sich bereits etwas verändert?

Hinweise: Bei der Besprechung sollten Aspekte der Selbstwirksamkeit unbedingt Berücksichtigung finden (Veränderungsbereitschaft und Eigenmotivation als Voraussetzung für einen positiven Behandlungserfolg). Dabei können die Kinder die Rückmeldung erhalten, dass ihre Bereitschaft, am VIA teilzunehmen, bereits einen ersten Schritt darstellt.

Außerdem sollten die Kinder darauf hingewiesen werden, dass zumeist unterschiedliche Behandlungsbausteine zu einer Verbesserung beitragen (im Sinne eines multimodalen Ansatzes: Kindertraining, Beratung der Eltern und Schule, medikamentöse Behandlung etc.).

BS10 Plakat zu ADHS

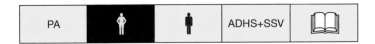

Ziel: Psychoedukation

Materialien: BS10, Plakatpapier, Stifte, gegebenenfalls Papier zum Aufkleben von Zeichnungen und Kleber

Durchführung: Die Kinder stellen auf einem Plakat die bereits mündlich besprochenen Inhalte zum Wissen über Ursachen, Merkmale und Behandlungsmöglichkeiten zusammen und gestalten dieses mittels Schlagwortzetteln, Bildern, Beispielen etc.

Besprechungsvorschläge: Bei der Gestaltung geht das vermittelte Wissen aus dem Kompetenztraining ein. Wichtig ist, dass alle Kardinalsymptome von ADHS (Aufmerksamkeitsprobleme, Impulsivität, Hyperaktivität) sowie wissenschaftlich fundierte Ursachen und Behandlungsmöglichkeiten auf dem Plakat festgehalten werden. Gleichwohl sollte den Kindern vermittelt werden, dass nicht bei jedem Kind alle Merkmale zutreffen müssen.

Bei Gruppen mit begleitenden Problemen einer Störung des Sozialverhaltens ist eine Unterscheidung von hyperkinetischen und oppositionellen Merkmalen sinnvoll.

Hinweis: Zuvor sollten die Module zur Psychoedukation bei ADHS bereits durchgeführt worden sein (BS08 und BS09).

BS11 Quiz zu ADHS

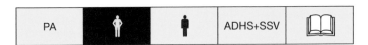

Ziel: Psychoedukation

Materialien: BS11 (Arbeitsblatt und Lösungsbogen zur Auswertung), Stifte

Durchführung: Jedes Kind füllt alleine das Quiz zu ADHS aus. Anschließend werden alle Antworten verglichen und auf ihre Richtigkeit überprüft.

Besprechungsvorschläge: Jedes Kind sollte für sein jeweiliges Wissen Lob und Anerkennung erfahren. Missverständnisse und falsche Antworten sollten besprochen und ausgeräumt werden.

Hinweis: Manche Kinder haben Freude daran, auch das Wissen ihrer Eltern zu prüfen. Ihnen kann ein leeres Arbeitsblatt mitgegeben werden.

BS12 Symptome von Störungen des Sozialverhaltens

SK	🚹	🚹	SSV	ADHS+SSV

Ziel: Psychoedukation

Materialien: BS12, Flip-Chart

Literaturempfehlungen:
Meyer-Glitza E (2000) Wenn Frau Wut zu Besuch kommt. Therapeutische Geschichten für impulsive Kinder. Iskopress, Salzhausen

Lindgren A (1987) Pippi Langstrumpf. Oetinger-Verlag, Hamburg

Für jüngere Kinder: Spathelf B, Szesny S (2002) Die kleinen Streithammel. Oder wie man Streit vermeiden kann. Albarello, Wuppertal

Durchführung: Zunächst folgt eine Einführung. Darin wird den Kindern vermittelt, dass es in der Einheit um sogenannte Störungen des Sozialverhaltens geht. Was verbirgt sich hinter SSV? Die Abkürzung SSV steht für **S**törungen des **S**ozial**v**erhaltens. Der Begriff Sozialverhalten beschreibt den Umgang eines Menschen mit seiner Umgebung. Dazu gehören ganz unterschiedliche Eigenschaften. Wie spricht ein Mensch mit seinen Mitmenschen? Wie beachtet jemand andere Personen oder Regeln? Welche Signale sendet ein Mensch seiner Umgebung? Eine Störung im Sozialverhalten bedeutet, dass die Art des Umgangs, der Beachtung oder der Signale unpassend ist, sodass es oft zu Missverständnissen und Streit kommt.

Anhand von eigenen Streit- und Konfliktbeispielen werden Verhaltensweisen herausgearbeitet, die zu einer Störung des Sozialverhaltens gehören (siehe Besprechungsvorschläge). Diese Erfahrungen können entweder Situationen sein, in denen sich ein anderes Kind unpassend verhalten hat oder aber die Kinder selbst einen Fehler gemacht haben. Fällt es den Kindern schwer, Probleme im Sozialverhalten anhand eigener (Selbst-)Beobachtungen zu beschreiben, kann dies zunächst auch anhand einer Geschichte oder eines Buchabschnitts beschrieben werden (siehe Literaturempfehlung).

Besprechungsvorschläge: Durch die Besprechung sollten möglichst differenziert die Symptome von Störungen des Sozialverhaltens herausgearbeitet werden. Aufgrund der gesonderten Module zum Umgang mit Wut und zu entsprechenden Selbstkontrollstrategien steht in der aktuellen Einheit die Vermittlung eines Störungsbildes im Vordergrund.

Beispielsymptome von Störungen des Sozialverhaltens (einschließlich oppositioneller Störungen): Wutausbrüche, Streit, Missachtung von Regeln und Vorschriften, Ärgern, Schuld auf andere schieben, Provozieren, Gehässigkeit, Rachsucht, Lügen, Prügeln, Gebrauch von Waffen, Weglaufen, Quälen von Tieren, Zerstörung von Dingen, Zündeln, Stehlen, Schule Schwänzen oder Einbrüche.

Insbesondere bei den älteren Kindern bietet sich eine differenzierte Besprechung instrumenteller versus impulsiver Aggression an (Beispielsymptome instrumenteller Aggression: Lügen, Intrigieren, Stehlen etc.; Beispielsymptome impulsiver Aggression: Fluchen, Schreien, Schlagen etc.).

Hinweis: Im Anschluss an die aktuelle Einheit bietet sich die Fortführung mit Baustein 13 (Plakat zu Merkmalen von Störungen des Sozialverhaltens) an. Hierfür können bereits bei der Besprechung Notizen gemacht werden.

BS13 Plakat zu Merkmalen von Störungen des Sozialverhaltens

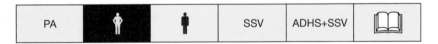

| PA | 👤 | 👤 | SSV | ADHS+SSV | 📖 |

Ziel: Psychoedukation

Materialien: BS13, Plakatpapier, Stifte, gegebenenfalls Papier zum Aufkleben von Zeichnungen und Kleber

Durchführung: Die Kinder stellen auf einem Plakat die bereits mündlich besprochenen Merkmale von Störungen des Sozialverhaltens zusammen und gestalten dieses mittels Schlagwortzetteln, Bildern, Beispielen etc. Jedes Kind unterstreicht im Anschluss mit einer von ihm gewählten Farbe drei Merkmale, die es besonders gut von sich selbst kennt.

Besprechungsvorschläge: Bei der Gestaltung geht das vermittelte Wissen aus dem Kompetenztraining ein. Um das Wissen in einen Zusammenhang mit eigenen Erfahrungen zu stellen, berichtet jedes Kind im Anschluss beispielhaft von einer Situation, in der es eines seiner unterstrichenen Merkmale besonders gut bemerkt hat. Das Eingestehen eigener Fehler sollte dabei unbedingt positiv beachtet werden.

BS14 Zugeben eigener Fehler

SK	👤	🧍	SSV	ADHS+SSV

Ziel: Psychoedukation, Förderung von Selbstbeobachtung und angemessenen Handlungskompetenzen

Materialien: BS14

Durchführung: Die Geschichte (siehe Vorlage auf CD) wird mit den Kindern gelesen. Anschließend wird sie anhand der unten angeführten Aspekte besprochen.

Besprechungsvorschläge: Die Besprechung der Geschichte sollte den Transfer in den Alltag einschließen. Das heißt, die Kinder werden zunächst zu ihren eigenen Erfahrungen und Eindrücken befragt: Welches Kind hat auch schon mal Schwächen nicht zugeben wollen? Warum besteht die Mama von Kai darauf, dass Schwierigkeiten zugegeben werden/Warum ist es wichtig, dass man Fehler zugibt? Was gefällt den Kindern an Kais Aufsatz? Warum ist die Mutter stolz?

Ziel der Besprechung ist die Vermittlung, dass das Zugeben eigener Schwächen oder Fehler eine Stärke darstellt. Denn Kinder, die wie Kai in der Geschichte lernen, Probleme zuzugeben, machen einen sozial kompetenten Eindruck und vermitteln ihrer Umwelt eine Selbstreflexions- und Kompromissbereitschaft.

BS15 Übung a) zum Thema Zugeben eigener Fehler

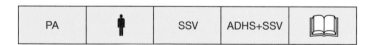

PA	🧍	SSV	ADHS+SSV	📖

Ziel: Psychoedukation, Förderung von Selbstbeobachtung und angemessenen Handlungskompetenzen

Materialien: BS15, Stifte

Durchführung: Zunächst erfolgt eine kurze Erinnerung der wesentlichen Besprechungsinhalte aus dem Kompetenztraining (Baustein 14).

Die Kinder werden gebeten, ähnlich wie Kai in der Geschichte, einen kurzen „Ich über mich"-Aufsatz (siehe Vorlage auf CD) zu schreiben. Jedes Kind liest seinen Aufsatz vor. Im Anschluss erfolgt eine Besprechung des Inhalts.

Besprechungsvorschläge: In der Besprechung sollten jegliche Äußerungen, die Hinweis auf eine angemessene Selbstwahrnehmung und Einsicht in eigenes Fehlverhalten geben, positiv verstärkt werden.

Hinweis: Die Übung eignet sich nur, wenn zuvor Baustein 14 durchgeführt wurde.

BS16 Übung b) zum Thema Zugeben eigener Fehler

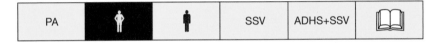

Ziel: Psychoedukation, Förderung von Selbstbeobachtung und angemessenen Handlungskompetenzen

Materialien: BS16

Durchführung: Zunächst erfolgt eine kurze Erinnerung der wesentlichen Besprechungsinhalte im Kompetenztraining (Baustein 14). Die Kinder werden dafür sensibilisiert, dass es oft nicht so leicht ist, einen Fehler zuzugeben. Anhand von Beispielsituationen werden zunächst Gründe für das Verschweigen von Fehlern erarbeitet (Scham, schlechtes Gewissen, Angst vor Sanktionen, Angst jemanden zu verletzen etc.). Im Weiteren wird mit den Kindern besprochen, welche Folgen das Zugeben bzw. Verschweigen eines Fehlers haben kann. Hierbei sollte herausgestellt werden, dass durch das Zugeben eines Fehlers Vertrauen aufgebaut bzw. bestärkt wird. Im Rollenspiel werden das Zugeben von Fehlern, eine angemessene Entschuldigung sowie Möglichkeiten der Wiedergutmachung eingeübt.

Besprechungsvorschläge: In der Besprechung sollten jegliche Äußerungen, die Hinweis auf eine angemessene Selbstwahrnehmung und Einsicht in eigenes Fehlverhalten geben, positiv verstärkt werden.

Hinweis: Sollten während des VIA bereits passende Situationen aufgetreten sein, können diese im Rahmen der Übung nochmals bearbeitet werden.

Die Übung eignet sich nur, wenn zuvor die Einheit 14 durchgeführt wurde.

BS17 Aufmerksamkeitsschulung

SK	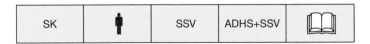		SSV	ADHS+SSV

Ziel: Schulung von Selbst- und Fremdbeobachtung, angemessenen Handlungskompetenzen, Förderung positiver Selbstinstruktionen und Selbstbewertung

Materialien: BS17, Plakat, Stifte

Durchführung: Es erfolgt eine kurze Einleitung, in der die Kinder zu ihrem Wissen über Wahrnehmungsorgane und deren Funktionen befragt werden. Um das Vorwissen der Kinder festzustellen, werden diese danach gefragt, ob ihnen bereits ein oder mehrere Sinne bekannt sind. Gemeinsam werden diese und die dazugehörigen Organe besprochen. Hierzu sollten die wesentlichen Inhalte auf einem Plakat festgehalten werden. Dies kann zur Verdeutlichung an dem Bild eines Menschen entsprechend lokalisiert werden (Sehen – Auge; Hören – Ohr; Fühlen (im Sinne Empfindungen der Haut) – Haut; Riechen – Nase; Schmecken – Zunge; Bewegen – Muskeln etc.; Gleichgewicht – Innenohr).

Besprechungsvorschläge: Im Rahmen der Besprechung werden die Kinder dafür sensibilisiert, dass die Wahrnehmung über unterschiedliche Sinnesorgane zentral für das Verstehen von Alltagssituationen und im Umgang mit anderen Menschen ist. Fällt ein Sinnesorgan aus (z.B. durch Gehörlosigkeit) oder wird dieses nicht zum Wahrnehmen genutzt (z.B. durch Nichtzuhören), kann es passieren, dass wesentliche Zusammenhänge nicht verstanden werden oder es zu Missverständnissen kommt. Im Falle einer Schädigung ist es notwendig, dass Ausfälle über die Schulung der anderen Organe ausgeglichen werden. Ist die Wahrnehmung trotz guter Funktionen der Sinnesorgane beeinträchtigt (weil ein Kind nicht zuhört, nicht hinschaut, sich keine Zeit nimmt, Unterschiede zu erkennen etc.) kann sie trainiert werden, um bestimmte Schwierigkeiten (etwas vergessen, mit jemandem streiten etc.) zu vermeiden.

Hinweis: Der Inhalt dieser Einheit sollte durch ergänzende Übungen in der Projektarbeit vertieft werden.

BS18 Interviewduetts

SK	♦	SSV	ADHS+SSV	📖

Ziel: Schulung von Emotionserkennung, adäquater Intentionsattribuierung, Einfühlungsvermögen, Selbst- und Fremdbeobachtung

Materialien: BS18, Papier, Stifte

Durchführung: Die Kinder bilden Zweiergruppen. Einer interviewt jeweils den anderen zu seinen Problemen in der Schule, in der Familie, mit Freunden, mit sich selbst etc. Der Interviewer macht sich Notizen. In der großen Runde stellt er dann seinen Partner vor.

Besprechungsvorschläge: Wie schwer oder leicht ist es, Schwächen zu erkennen und diese zuzugeben? Gibt es Probleme, die in der Besprechungsrunde von mehreren genannt wurden?

Hinweise: Wichtig ist, dass die Kinder eine positive Rückmeldung für selbstkritische Auseinandersetzungen mit eigenen Schwächen erhalten. Nach dem Motto „Selbsterkenntnis ist der erste Weg zur Besserung" sollten die Kinder bestärkt werden. Ebenso wichtig ist es, anderen, die zuhören und sich nicht über die Probleme eines Kindes lustig machen, eine positive Rückmeldung zu geben. Die Zettel können im Anschluss in den Erinnerungsordner geheftet werden.

BS19 Beobachtungstraining I

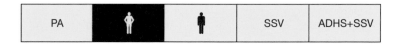

| PA | | | SSV | ADHS+SSV |

Ziel: Schulung von Beobachtung.

Materialien: BS19, Äpfel (gleicher Sorte), Kartoffeln, Karotten oder Ähnliches

Durchführung: Je nach Verwendung eines der oben stehenden Materialien nimmt sich jedes Kind beispielsweise einen Apfel und untersucht ihn genau. Anschließend erzählt es kurz darüber: Wie sieht der Apfel aus? Wie riecht er? Was fällt besonders auf? Was unterscheidet den Apfel von den anderen? Alle Äpfel werden zurück in einen Korb gelegt und vermischt. Im Anschluss werden sie der Reihe nach herumgereicht. Wer meint, seinen Apfel wieder gefunden zu haben, legt ihn vor sich hin. Aufgrund der vorherigen Beschreibung können sich die Kinder im Zweifelsfall beim Wiederfinden des jeweiligen Apfels unterstützen.

Besprechungsvorschläge: Die Kinder werden danach befragt, woran sie ihren Apfel erkannt haben. Im Anschluss kann ein Transfer auf den Alltag angeregt werden: „In welchen Alltagssituationen kann es wichtig sein, das man erst mal genau beobachtet?" (z.B. Damit man den Besitz eines anderen nicht mit dem eigenen verwechselt.), „Was kann durch eine genaue Beobachtung verhindert werden?" (z.B. Dass eine Verwechslung zu einer Falsch-Beschuldigung oder Ärger führt.).

Hinweise: Der Baustein eignet sich als Ergänzung zu einem vorausgegangenen Kompetenztraining mit psychoedukativem Inhalt zum Thema ADHS. Hierbei ist es sinnvoll, den Transfer des erworbenen Wissens auf Alltagsübungen und Spiele zu verdeutlichen und anzuregen.

BS20 Beobachtungstraining II

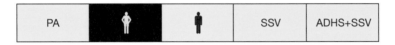

PA			SSV	ADHS+SSV

Ziel: Schulung von Beobachtung und des Zuhörens

Materialien: BS20, Wimmelbilder (siehe Literaturempfehlungen), alternativ können auch detailreiche Bilder aus Zeitschriften oder Katalogen verwendet werden

Literaturempfehlungen:

Handford M (2006) Wo ist Walter? Die große Bildersuche! Patmos, Düsseldorf

Handford M (1999) Wo ist Walter jetzt? Großes Wimmel-Bilder-Spiel-Buch. Sauerländer, Düsseldorf

Handford M (2000) Wo ist Walter? Großes Wimmel-Bilder-Spiel-Buch. Sauerländer, Düsseldorf

Mitgutsch A (2004) Das große Piraten Wimmelbuch. Ravensburger Buchverlag, Ravensburg

Durchführung: Es werden Zweiergruppen gebildet. Jede Kleingruppe erhält detailreiche Bilder. Ein Kind sucht sich eine Person oder einen Gegenstand aus und beschreibt diese/n seinem Gruppenpartner. Dieser muss die Person/den Gegenstand auf dem Bild finden. Gemeinsam dürfen Möglichkeiten einer Suchstrategie erarbeitet werden (von links nach rechts, von oben nach unten etc.). Alternativ kann die Übung auch als Wettbewerb gestaltet werden, bei dem innerhalb eines festgelegten Zeitrahmens jede Gruppe für einen beschriebenen und richtig gezeigten Gegenstand einen Punkt erhält. Die Gruppe mit den meisten Punkten hat gewonnen.

Besprechungsvorschläge: Die Kinder werden auf die Notwendigkeit, dem anderen genau zuzuhören, hingewiesen (um Missverständnisse zu vermeiden). Hierzu können folgende Regeln vermittelt werden: Den anderen ausreden/zu Ende beschreiben lassen, den anderen nicht unterbrechen, vor der Antwort nachdenken und den Lösungsvorschlag mit den Informationen des anderen abgleichen.

Hinweise: Sollte ein Kleingruppenwettbewerb durchgeführt werden, müssen die Kleingruppen jeweils durch einen Mitarbeiter begleitet und „überwacht werden". Die Kleingruppen werden ausgelost, um Grüppchenbildung bzw. Gruppenausschluss zu vermeiden.

Der Baustein eignet sich als Ergänzung zu einem vorausgegangenen Kompetenztraining mit psychoedukativem Inhalt zum Thema ADHS. Dabei ist es sinnvoll, den Transfer des erworbenen Wissens auf Alltagsübungen und Spiele zu verdeutlichen und anzuregen.

BS21 Zuhörtraining

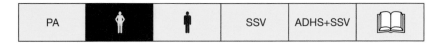

Ziel: Schulung von Emotionserkennung, Einfühlungsvermögen, Selbst- und Fremdbeobachtung

Materialien: BS21, Katalog/Zeitschrift, alternativ können auch „echte" Gegenstände beschrieben werden, Tafel oder Flip-Chart für das Brainstorming, gegebenenfalls Videokamera und Fernsehgerät (Videofeedback als Besprechungsgrundlage)

Durchführung: Zunächst erfolgt eine Themeneinleitung: Die Kinder bekommen dabei vermittelt, dass Zuhören eine Fähigkeit ist, die hilft, Missverständnisse zu verhindern, denn häufig können Probleme durch ein gemeinsames Gespräch und gegenseitiges Zuhören gelöst werden. Wenn ein Kind beispielsweise verärgert ist, sollte nach dem Grund für die Wut gefragt werden. Dabei ist es wichtig, dass dem Kind aktiv zugehört wird, um zu verstehen, ob die Wut mit einem selbst zu tun hat oder man vielleicht helfen kann, den Ärger aus der Welt zu schaffen.

Zunächst werden Eigenschaften und Verhaltensweisen erarbeitet, an denen man erkennt, dass ein anderer gut oder nicht gut zuhört. Die Kinder tragen ihr Wissen zusammen und halten es stichpunktartig an einer Tafel fest. Zur Moderation können folgende Fragen gestellt werden: Woran könnt ihr erkennen, dass der andere wirklich zuhört? Woran könnt ihr erkennen, dass der andere nicht zuhört? Wie fühlt ihr euch, wenn ihr merkt, dass der andere gar nicht zuhört? Gibt es eine Person, der ihr besonders gern etwas erzählt, weil er oder sie Interesse zeigt? ... Und: Was kann diese Person besonders gut? Wenn die Kinder nicht auf eigene Ideen kommen, können von den Therapeuten ergänzend Tipps zum Zuhören gegeben werden (siehe Besprechungsvorschläge). Im Anschluss können Übungen zum genauen Zuhören erfolgen:

Übung 1: Jeweils ein Kind soll den anderen einen Gegenstand beschreiben, ohne dass diese den Gegenstand sehen und ihnen gesagt wird, wofür er verwendet werden kann. Die anderen Kinder versuchen genau zuzuhören und den Gegenstand zu erraten. Die Raterunde kann zur Überprüfung der Zuhörstrategien auf Video aufgenommen werden.

Übung 2: Die Kinder bilden zwei Gruppen und spielen im Rollenspiel gute und schlechte „Zuhörsituationen".

Besprechungsvorschläge: Genaues Zuhören kann durch eine passende Körpersprache und Mimik ergänzt werden (Sich dem Gesprächspartner zuwenden, aufrecht sitzen, nicht die Arme vor der Brust verschränken, Blickkontakt halten, freundlicher, interessierter Blick, aufmunterndes Nicken etc.). Außerdem sollte man den Gesprächspartner bei seinem Bericht nicht unterbrechen, sondern abwarten, bis er eine Pause macht, damit er nicht vergisst, was er sagen wollte.

Hinweis: Die an der Tafel gesammelten Stichworte und Tipps zum genauen Zuhören werden von den Kindern in das VIA-Buch übertragen.

BS22 Gehörwettbewerb

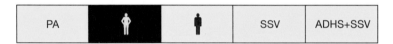

Ziel: Schulung von Selbstbeobachtung

Materialien: BS22, Dosen (z.B. Filmdosen), Gläser oder Plastikbehälter mit unterschiedlichen Gegenständen gefüllt (ca. 22 Stück, jeweils zwei Dosen mit demselben Inhalt gefüllt), Stoppuhr, Zettel und Stift zum Notieren der Zeiten

Durchführung: Die Dosen werden mit unterschiedlichen Gegenständen (Münzen, Sand, Wasser, Büroklammern etc.) gefüllt. Wichtig ist, dass man die Gegenstände nicht sehen kann. Jeweils zwei Dosen enthalten dieselbe Füllung. Die Dosen werden durcheinander auf einem Tisch verteilt. Nun sollen die Kinder nacheinander versuchen, so schnell wie möglich, die Pärchen durch Schütteln herauszuhören und zusammenzusortieren. Die Zeit wird für jedes Kind gestoppt. Das schnellste Kind hat gewonnen.

BS23 Fühlwettbewerb

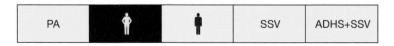

Ziel: Schulung von Selbstbeobachtung

Materialien: BS23, Pappkarton (z.B. von Kopierpapier, Schuhkarton), gegebenenfalls Stoff zum Verschließen der Eingifflöcher, unterschiedliche Gegenstände (Büroklammer, Plüschtier, Löffel, Batterie, Stift etc.), Stoppuhr, Stifte und Papier.

Durchführung: In den Karton werden links und rechts zwei Eingifflöcher geschnitten. Damit die Löcher nicht einsehbar sind, kann von innen ein Stück Stoff vorgeklebt oder festgetackert werden. Der Karton wird mit unterschiedlichen Gegenständen gefüllt. Jedes Kind soll innerhalb von zwei Minuten möglichst viele der Gegenstände erfühlen und sich merken. Nach den zwei Minuten schreibt das Kind die erfühlten und erinnerten Gegenstände auf einen Zettel. Nachdem jeder an der Reihe war, werden die Antwortzettel auf ihre Richtigkeit und ihre Anzahl der richtigen Antworten überprüft. Sieger ist das Kind, das die meisten Gegenstände richtig beschrieben und erinnert hat.

Hinweise: Bei jüngeren Kindern empfiehlt es sich, den Karton mit leichteren Gegenständen zu füllen und eine Beschränkung der Anzahl auf ca. acht Gegenstände. Kindern, denen das Schreiben schwerfällt, kann die Aufgabe erleichtert werden, indem sie einem Mitarbeiter ihre Antworten diktieren.

BS24 Eigene Stärken

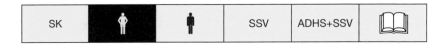

Ziel: Schulung von Selbstbeobachtung, Förderung positiver Selbstinstruktionen, Selbstbewertung und angemessener Handlungskompetenzen

Materialien: BS24, Stifte

Durchführung: Es erfolgt eine kurze Einleitung (siehe Arbeitsblatt). Die Kinder schreiben in das vorgegebene Formular (siehe Vorlage auf CD) eigene Stärken (Aufgabenstellung: Was könnt ihr besonders gut? Gibt es etwas, was ihr besser könnt als andere? Gibt es eine Stärke von euch, die andere schon mal gelobt oder bewundert haben?). Im Anschluss werden diese in der großen Runde besprochen.

Besprechungsvorschläge: Wie leicht/schwer war es, Stärken aufzuschreiben? Auf welche Stärken sind die Kinder besonders stolz? Wie finden die anderen die Stärken? Warum kann es wichtig sein, dass man sich seiner Stärken bewusst ist?

Hinweise: Kindern mit niedrigem Selbstbewusstsein oder geringen Kompetenzen fällt es oft schwer, eigene Stärken zu benennen. Hier hilft der Hinweis, dass alles, was keine Probleme bereitet oder wofür ein Kind keine Unterstützung benötigt, bereits Stärken sein können. Auch können die anderen Kinder befragt werden, ob ihnen ergänzend Stärken aufgefallen sind.

Jüngeren Kindern fällt das Schreiben bisweilen noch schwer. Sie können alternativ auch Bilder, die die Stärken charakterisieren, malen.

BS25 Begabungschampion

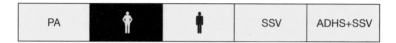

Ziel: Schulung von Selbstbeobachtung, Förderung positiver Selbstinstruktionen und Selbstbewertung sowie angemessener Handlungskompetenzen

Materialien: BS25, Tapetenrolle oder anderes Arbeitspapier, Stifte, Farben, weitere Materialien zur Ausgestaltung

Durchführung: Das Thema eigene Stärken und wie man diese nutzen kann, sollte bereits im Kompetenztraining erarbeitet worden sein. Die folgende Einheit dient der Vertiefung. Jedes Kind erhält dabei die Aufgabe, ein Selbstbild zu erstellen. Besonders anschaulich wird dies, wenn sich jedes Kind lebensgroß präsentieren kann. Hierzu wird eine Tapetenrolle bzw. Rollenpapier benötigt. Das Kind legt sich auf die Tapete, ein weiteres Kind zeichnet die Umrisse vor. Für die Ausgestaltung der Plakate erhalten die Kinder die Aufgabe, sich so zu präsentieren, wie es ihren Stärken entspricht und wie sie sich am liebsten sehen. Die Stärken können nun im Rahmen einer Sprechblase oder Beschriftung der Kleidung dargestellt werden.

Hinweise: Die Plakate sollten in den Trainingsräumen aufgehängt, ausgestellt und den Eltern am Ende präsentiert werden. Besondere Beachtung sollten individuelle Begabungen und interaktionsfördernde Fähigkeiten finden (hilfsbereit, guter „Witze-Erzähler", kann toll abwarten etc.).

BS26 Selbstsicherheit

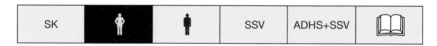

Ziel: Psychoedukation, Schulung von Emotionserkennung, Selbst- und Fremdbeobachtung, Einfühlungsvermögen und alternativen Handlungskompetenzen

Materialien: BS26, Blätter, Stifte

Durchführung: Einführend wird mit den Kindern erarbeitet, dass es wichtig ist, seine eigene Meinung, seine Gefühle, Wünsche und Bedürfnisse selbstsicher mitzuteilen. Hierzu gibt es Regeln, die man lernen und trainieren kann. Oft entstehen Missverständnisse und Ärger, weil die Regeln nicht ausreichend beachtet werden und man sich eher unsicher oder aggressiv verhält. Die Folge ist, dass die Umwelt die Meinung, Gefühle, Wünsche oder Bedürfnisse gar nicht oder falsch versteht. Die folgende Einheit soll den Kindern vermitteln, worin sich selbstsicheres von unsicherem oder aggressivem Verhalten unterscheidet. Hierzu können Arbeitsblätter verwendet werden. Zur Überprüfung der eigenen Selbstsicherheit liegt ebenfalls ein Arbeitsblatt vor (siehe CD). In Anlehnung an Hinsch und Wittmann (2003) werden mit den Kindern folgende Aspekte erarbeitet.

Selbstsicheres Verhalten

Blickkontakt: Beim Vortragen des Anliegens wird dem anderen in die Augen geschaut (→ Der andere weiß, dass er gemeint ist).

Stimme: Das Anliegen wird in normaler Lautstärke, ruhig und deutlich formuliert (→ Der andere fühlt sich angesprochen).

Formulierung: Das Anliegen wird eindeutig und unmissverständlich formuliert (→ Der andere weiß genau, was das Anliegen ist).

Inhalt: Das Anliegen wird begründet. Hierbei werden auch Gefühle beschrieben. Das Anliegen wird in Ich-Form formuliert („Ich möchte ..., weil...") (→ Der andere weiß genau, warum das Anliegen besteht oder was mit dem Anliegen bezweckt werden soll).

Unsicheres Verhalten

Blickkontakt: Beim Vortragen des Anliegens wird Blickkontakt vermieden oder nur flüchtig gehalten (→ Der andere weiß nicht genau, ob er gemeint ist und nimmt das Anliegen nicht so ernst).

Stimme: Das Anliegen wird leise, undeutlich, mit wackliger Stimme formuliert (→ Der andere weiß nicht genau, ob er gemeint ist oder fühlt sich nicht angesprochen).

Formulierung: Das Anliegen wird unklar und verschwommen formuliert (→ Der andere weiß nicht genau, was das Anliegen ist).

Inhalt: Das Anliegen wird durch überflüssige Erklärungen undeutlich. Hierbei werden keine Gefühle benannt und wird in der „Man-Form" formuliert („Man könnte ...") (→ Der andere weiß nicht genau, worum es geht oder muss den Zweck des Anliegens erraten. Außerdem bleibt unklar, um wessen Anliegen es sich handelt).

Aggressives Verhalten

Blickkontakt: Beim Vortragen des Anliegens wird der andere angestarrt oder nicht angeschaut (→ Der andere fühlt sich bedroht oder nicht angesprochen).

Stimme: Das Anliegen wird schreiend formuliert. Die Stimme überschlägt sich. Oder das Anliegen wird zischend bis drohend leise formuliert (→ Der andere fühlt sich angegriffen oder bedroht).

Formulierung: Das Anliegen wird drohend, beleidigend oder verletzend formuliert (→ Der andere versteht das Anliegen nicht oder nur als Angriff).

> **Inhalt:** Das Anliegen wird nicht begründet oder erklärt. Auf die Anliegen anderer wird keine Rücksicht genommen (→ Der andere weiß gar nicht, worum es geht. Außerdem fühlt er sich nicht beachtet).

Besprechungsvorschläge: Im Rahmen der Besprechung sollten mit den Kindern die Regeln für selbstsicheres Verhalten auf einem Arbeitsblatt (siehe CD) formuliert werden, z.B.:

- Selbstsichere Kinder schauen ihrem Gegenüber in die Augen.
- Selbstsichere Kinder reden laut und deutlich.
- Selbstsichere Kinder bleiben ruhig.
- Selbstsichere Kinder formulieren ihr Anliegen in der Ich-Form.
- Selbstsichere Kinder sagen, was sie wollen und begründen, warum sie es wollen.
- Selbstsichere Kinder wiederholen ihr Anliegen ruhig, wenn sie nicht sofort beachtet werden.

Hinweise: Die Arbeitsblätter können in das VIA-Buch geklebt werden. Alternativ kann auch ein gemeinsames Arbeitsblatt bearbeitet und kopiert werden.

BS27 Ich und mein Anliegen

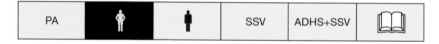

Ziel: Schulung angemessener Handlungskompetenzen

Materialien: BS27, Stifte

Durchführung: Für die Einheit steht ein Arbeitsblatt zur Verfügung. Die Kinder erarbeiten, welche der vorgegebenen Sätze angemessen bzw. selbstsicher und welche unsicher oder aggressiv formuliert sind (z.B. „Gib mir sofort mein Heft zurück, sonst kannst du was erleben!"). Bei den Formulierungen, die ihrer Meinung nach nicht selbstsicher formuliert sind, sollen sie weiterhin genau beschreiben, was fehlt.

Besprechungsvorschläge: Die Antworten werden mit den Kindern durchgegangen und besprochen.

Hinweis: Zuvor sollte bereits die Kompetenzeinheit zum Thema Selbstsicherheit durchgeführt worden sein.

BS28 Ärgerfragebogen

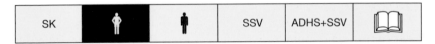

Ziel: Schulung von Emotionserkennung, Selbst- und Fremdbeobachtung, Einfühlungsvermögen sowie adäquater Intentionsattribuierung

Materialien: BS28, Stifte

Durchführung: Jedes Kind füllt zunächst für sich einen Wutfragebogen aus (siehe Vorlage auf CD). Anschließend werden die individuellen Antworten in der Runde besprochen (siehe Besprechungsvorschläge).

Besprechungsvorschläge: Wie schwer bzw. wie leicht ist die Beantwortung der Fragen gefallen? An welchem Punkt würden die Kinder etwas ändern? Bei welchem Punkt glauben die Kinder am ehesten, Schwierigkeiten mit der Veränderung zu haben?

Hinweise: Die Besprechung kann Hinweise für die Schwerpunktsetzung anderer Bausteine geben. Mit welcher Beantwortung gibt es Schwierigkeiten? Wo liegen in der Gruppe Knackpunkte, die bei der Erkennung und Bewertung von Konfliktsituationen von besonderer Bedeutung sind? Für die Realitätsüberprüfung ist es sinnvoll, auch Situationen aus dem VIA-Alltag einzubringen. Selbstkritische und adäquate Beantwortungen sollten im Sinne der angemessenen Selbstattribution positiv verstärkt werden!

BS29 Wutmerkmale

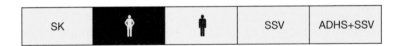

Ziel: Psychoedukation, Schulung von Emotionserkennung bei sich und anderen

Materialien: BS29, Kamera (zur Veranschaulichung unterschiedlicher Ausdrucksformen von Wut)

Durchführung: In einer kurzen Einleitung wird den Kindern vermittelt, dass es unterschiedliche Merkmale gibt, anhand derer man erkennen kann, ob man selbst oder auch andere wütend sind. Dies kann unter Verwendung eigener Beispiele der Kinder erfolgen. Manche Merkmale lassen sich dabei erkennen (roter Kopf, Verziehen der Augenbrauen etc.), andere sind äußerlich unsichtbar, jedoch spürbar (körperliche

Anspannung, Magengrummeln, Schwitzen etc.). Es werden negative Folgen von körperlicher Wut besprochen (Wie reagieren die anderen? Was ist, wenn die Wut nicht kontrolliert wird? Welche Folgen hat Wut? – z.B. Verletzung, Zerstörung). Auch die langfristigen Konsequenzen von Wut werden thematisiert (z.B. Rückzug anderer oder Ausgrenzung durch andere). Anschließend stellen die Kinder im Rollenspiel Ausdrucksformen von Wut nach. Diese Übungen können fotografiert und besprochen werden.

Besprechungsvorschläge: Gab es während des VIA bereits erkennbare Wutsituationen, sollten diese thematisiert und alternative Ausdrucksformen erarbeitet werden. Einigen Kindern fällt es schwer, im Rollenspiel angemessen ihrer Wut Ausdruck zu verleihen (beispielsweise, weil sie dabei grinsen, lachen, körperlich keine Erregung signalisieren etc.). Sie sollten ermutigt werden, Wutmerkmale in angemessener Weise nachzuspielen, um die Stärke des Verhaltens nachzuempfinden und einschätzen zu lernen.

BS30 Aussteigertipps

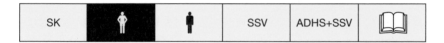

Ziel: Schulung von Emotionserkennung und Einfühlungsvermögen, Förderung positiver Selbstinstruktionen und Selbstbewertung sowie angemessener Handlungskompetenzen

Materialien: BS30, Stifte, Tafel/Kreide oder Flip-Chart/Stifte

Durchführung: Einleitend erfolgt eine Erklärung über die Wichtigkeit von Ausstiegsmöglichkeiten aus Wutkreisläufen. Anhand eines Wutberges, der an die Tafel gemalt wird, kann den Kindern veranschaulicht werden, dass es viel leichter ist, wenn man die Wut gar nicht erst bis zur Spitze treibt. Je eher man aussteigt, desto kürzer ist der Weg zurück ins Tal. Das ist nicht nur für das Kind weniger anstrengend, sondern auch für die Umwelt ein gutes Signal. Hierdurch werden Kooperationsbereitschaft und Teamwille erkennbar. Um aus der Wut auszusteigen, gibt es unterschiedliche Möglichkeiten, die je nach Kind individuell trainiert und eingesetzt werden können. Sinnvoll ist, dass jedes Kind mehrere Ausstiegsmöglichkeiten beherrscht, denn nicht jede Strategie ist für jede Situation geeignet. Daneben ist es besonders wichtig, eigene Wutsignale möglichst früh zu erkennen.

Die Aussteigertipps werden gemeinsam mit den Kindern erarbeitet. Hierzu werden sie gefragt, was ihnen am besten hilft, Wutgefühle zu kontrollieren. Die Strategien der Kinder werden auf einem Plakat gesammelt und können gegebenenfalls durch folgende Ideen ergänzt werden:

- Weggehen/sich aus der Situation zurückziehen
- Sportlich abreagieren
- Tief durchatmen
- An etwas Beruhigendes/Schönes denken
- Musik hören
- Entspannungsübungen einsetzen
- In ein Kissen boxen
- Über sich selber lachen
- Selbstinstruktionen
- In einem abgeschlossenen Raum seine Wut rausschreien (ohne jemanden zu beleidigen!)

Insbesondere die Möglichkeiten zur Selbstinstruktion sollten differenziert ausgearbeitet werden. Sinnvoll ist die Erarbeitung kurzer und griffiger Sätze oder Wörter, z.B.: „Ich bleib ruhig", „ich steig aus", „aus die Maus", „Keep cool", „Wut führt nicht zum Ziel", „Wut ist mir zu blöd, Anfälle sind öd", „3,2,1–1,2,3 nichts bringt mich zur Raserei" etc.
    Für das Erinnerungsbuch sollten die Stichpunkte auf dem Arbeitsblatt „Aussteigertipps" mitgeschrieben werden.

Besprechungsvorschläge: Wenn ein Kind berichtet, dass es beispielsweise besonders mit einer speziellen Person oder an einem besonderen Ort Wutanfälle bekommt, kann hierfür eine spezielle Ausstiegsmöglichkeit erarbeitet werden. Diese sollte das Kind mit der Person in seinem Umfeld besprechen, so dass diese erkennen kann, dass das Kind die Strategie wählt, um sich wieder zu beruhigen.

Hinweise: Die Erarbeitung von Aussteigertipps eignet sich besonders dann, wenn vorher bereits über die Wahrnehmung von Wutsignalen gesprochen wurde.

BS31 Hänseln

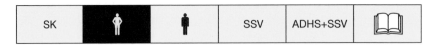

Ziel: Schulung von Emotionserkennung, Selbst- und Fremdbeobachtung sowie Einfühlungsvermögen

Materialien: BS31, Plakat und Stifte

Durchführung: Es erfolgt eine kurze Einleitung, in der die Kinder nach ihren Erfahrungen mit Hänseleien gefragt werden. Welches Kind wurde bereits von anderen Kindern gehänselt? Welches Kind hat bereits eine andere Person durch Hänseleien provoziert oder geärgert? Um herauszufinden, zu welchen Gefühlen Hänseleien beim Gehänselten und Hänselnden führen und welchen Eindruck man als Außenstehender, der solche Situationen mitbekommt, erhält, werden mit den Kindern Rollenspiele durchgeführt (siehe Vorlage Instruktionskarten auf CD). Nach jeder Durchführung werden die Kinder gefragt, wie sie sich in ihrer jeweiligen Rolle gefühlt haben: Was hat sie besonders geärgert? Wie hätten sie am liebsten reagiert? Im Anschluss soll ein Transfer zum allgemeinen Thema Hänseleien stattfinden. Hierzu werden folgende Aspekte erarbeitet und auf einem Plakat festgehalten.

- **Was bedeutet Hänseln?** (Eine andere Person aufgrund besonderer Merkmale/Eigenschaften aufziehen, sich über eine andere Person lustig machen, eine andere Person vor anderen bloßstellen etc.)
- **Was ist das Gemeine an Hänseleien?** (Dass Schwächen betont werden, dass sie bei einem anderen schlechte Gefühle verursachen, dass jemand traurig gemacht wird, dass Hänseleien oft gegen eine Person gehen etc.)
- **Was sind die Folgen von Hänseleien?** (Dass jemand glaubt, er sei schlechter als andere, niedriges Selbstwertgefühl etc.)

Besprechungsvorschläge: Da Hänseleien auch im Kontext einer freundschaftlichen Vertrautheit (im Sinne von Neckereien) stattfinden können, sollten mit den Kindern die Unterschiede zwischen „Spaß" und „Ernst" besprochen werden. Dabei sind auch Situationen zu berücksichtigen, in denen spaßige Sticheleien in Ernst umschlagen können (Wenn sie zu lange andauern, wenn sie den anderen herabsetzen, wenn die Hänseleien inhaltlich oder durch die Beteiligung anderer erweitert werden etc.). Das heißt, ein Besprechungsthema sollte sein: „(Ab) Wann fangen Neckereien an, unangenehm zu werden?"

Hänseleien lösen häufig Gefühle von Demütigung, Unzulänglichkeit, Herabwürdigung, Ohnmacht oder Hilflosigkeit aus. Wenn diese Gefühle wiederholt auftreten, besteht die Gefahr, dass die Kinder diesen Gefühlen Glauben schenken, sich nicht mehr so viel zutrauen und in ihrem Selbstbewusstsein beeinträchtigt werden. Wenig selbstbewusste Kinder oder solche, die besonders stark auf Hänseleien anspringen, werden wiederum häufiger gehänselt, sodass ein negativer Kreislauf entsteht. Dieser sollte den Kindern veranschaulicht werden. Im Anschluss sollten Auswege erarbeitet werden.

Hinweise: Hänselsituationen, die unter Umständen während der VIA-Durchführung auftreten, können ebenfalls unter den oben beschriebenen Aspekten thematisiert werden. Dies erscheint als unmittelbares Feedback sinnvoll. Das erarbeitete Plakat kann für die Erinnerungsmappe abgeschrieben oder fotografiert werden.

BS32 Schimpfwörter

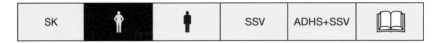

Ziel: Schulung von Emotionserkennung, Selbst- und Fremdbeobachtung, Einfühlungsvermögen, angemessenen Handlungskompetenzen

Materialien: BS32, leere Kärtchen, Stifte

Durchführung: Die Kinder werden gefragt, welche Schimpfwörter sie am meisten verwenden oder von anderen zu hören bekommen. Diese werden auf Kärtchen geschrieben und auf den Boden gelegt. Mit den älteren Kindern kann das Thema auch anhand des Arbeitsblattes bearbeitet werden.

Gemeinsam werden Unterschiede herausgearbeitet. Hierbei wird verdeutlicht, dass es Schimpfwörter gibt, die einen anderen beleidigen, verletzen oder diskriminieren können. Manchmal können sie aber auch lustig sein (Toilettentiefseetaucher). Gemeinsam sollen die Kinder überlegen, welcher Gruppe (z.B. „Okay" und „No-Go") die von ihnen gesammelten Schimpfwörter zuzuordnen sind. Anhand der Schimpfwortgruppen wird besprochen, welche Worte den Kindern besonders viel ausmachen würden. Hierbei sollte verdeutlicht werden, dass Beleidigungen (wie Idiot) oder persönlich verletzende Bezeichnungen (fette Sau) einen anderen sehr treffen können.

Besprechungsvorschläge: Als Alternative können mit den Kindern Fantasieschimpfwörter erdacht werden (z.B. Schnozzellemm), durch die ein anderer nicht beleidigt wird, man jedoch trotzdem seinem Ärger Luft machen kann.

Hinweis: Die Schimpfwortalternativen können von den Kindern im Anschluss auf dem Arbeitsblatt zusammengetragen und in die Erinnerungsmappe aufgenommen werden.

BS33 Wutvulkan

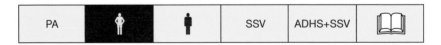

Ziel: Psychoedukation, Schulung von Emotionserkennung, Selbst- und Fremdbeobachtung

Materialien: BS33, Plakatkarton, Stifte, Farbe

Durchführung: Die Merkmale von Wut sollten bereits im vorangegangenen Kompetenztraining eingehend besprochen worden sein. Eine kurze Einleitung vermittelt den Kindern, dass sich ein Wutausbruch gut mit einem Vulkan vergleichen lässt. Zur Veranschaulichung kann hier auch ein Bild eines Vulkans gezeigt werden (siehe Vorlage auf CD). Vieles passiert im Inneren und „unterirdisch", bis es schließlich zu einem außen erkennbaren und spürbaren Ausbruch mit negativen Folgen kommt. Die Kinder werden angeleitet, gemeinsam einen Vulkan auf ein Plakat zu malen. Im Anschluss werden die bereits thematisierten Wutmerkmale auf das Plakat geschrieben. Äußerlich nicht gut erkennbare Wutmerkmale werden symbolisch ins Innere des Vulkans geschrieben, äußerlich gut erkennbare Merkmale außerhalb platziert. Hier kann auch noch eine Unterscheidung zwischen impulsiv „überschießenden" Merkmalen (Schreien, Beschimpfungen, Trampeln etc.) entsprechend sprühender Lava, und anderen äußeren Merkmalen (roter Kopf, Zittern der Lippen etc.) entsprechend fließender Lava, gemacht werden. Die wichtigsten Merkmale können auf dem Arbeitsblatt eingetragen und in den Erinnerungsordner abgeheftet werden.

Besprechungsvorschläge: Es sollte thematisiert werden, dass es bei dem Vulkanausbruch wichtig ist, frühe Anzeichen rechtzeitig zu erkennen, um schlimme Folgen zu verhindern und angemessene Sicherheitsmaßnahmen zu ergreifen. Ebenso verhält es sich mit einem drohenden Wutanfall. Nicht jeder Wutanfall kann in seinem Keim erstickt, jedoch „entschärft werden". Hierzu ist es besonders wichtig, dass die inneren Wutsignale erkannt und ernst genommen werden.

Hinweis: In einer weiteren Sitzung sollten Möglichkeiten der „Wutentschärfung" besprochen werden.

BS34 Körperliche Aggression

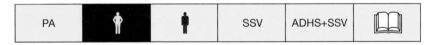

Ziel: Psychoedukation, Schulung von Emotionserkennung, Selbst- und Fremdbeobachtung

Materialien: BS34, Plakat, farbige Stifte

Durchführung: Die Merkmale von Wut sollten bereits im vorangegangenen Kompetenztraining thematisiert worden sein. Auf dem Plakat wird ein Kind aufgemalt (z.B. Umriss eines Kindes). Die Wutsignale, die herausgearbeitet wurden, können nun an die entsprechende Körperstelle, an der die Wut zum Ausdruck kommt oder spürbar ist, geschrieben werden. Sollten bereits Möglichkeiten eines angemessenen Umgangs mit den Wutsignalen besprochen worden sein, so können die Wutmerkmale auch in Rot (1), die alternativen Handlungsstrategien direkt dazu in Grün (2) beschrieben werden (z.B. Grummeln im Bauch (1) → tief durchatmen (2); Bedürfnis zu treten (1) → auf den Boden stampfen (2).

Besprechungsvorschläge: Es sollte besprochen werden, dass es nützlich ist, körperliche Signale von Wut zu erkennen, z.B.: „Wenn ihr eure Wutsignale rechtzeitig erkennt, könnt ihr schnell etwas tun, um die Wut zu stoppen. Das können unterschiedliche Dinge sein. Zum Beispiel: Der Situation aus dem Weg gehen. Oder welche Möglichkeiten fallen euch ein, um euch zu beruhigen?"

Hinweise: Das Plakat kann für das Erinnerungsbuch entweder abgemalt oder abfotografiert werden. Insbesondere bei den Alternativen zum Spannungsabbau kann es hilfreich sein, die Möglichkeiten vorzumachen. Auch ist es sinnvoll, wenn jedes Kind einen individuellen Tipp zum Spannungsabbau „mitnehmen" kann.

BS35 Wutausbruch

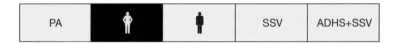

| PA | | | SSV | ADHS+SSV |

Ziel: Schulung von Emotionserkennung, Selbst- und Fremdbeobachtung

Materialien: BS35, gegebenenfalls Videokamera und Fernsehgerät (Videofeedback als Besprechungsgrundlage)

Durchführung: Die Teilnehmer erhalten die Anweisung, sich in einem Kreis aufzustellen und alles dem Anleitenden nachzumachen. Der Anleitende beginnt ganz langsam, mit den Füßen auf den Boden zu stampfen und dies allmählich zu steigern. Begleitend klopft er sich in zunehmender Geschwindigkeit auf die Schenkel und beginnt leise, dann zunehmend lauter zu schreien, wie dies üblicherweise bei einem Wutausbruch der Fall ist. Im Anschluss darf jedes Kind seinen eigenen Wutausbruch bekommen, während die anderen genau beobachten, welche Merkmale von Wut sie erkennen können. Um zu veranschaulichen, wie schwer der Umgang mit einem wütenden Kind ist, kann im Rollenspiel geübt werden, ein wütendes Kind zu beruhigen.

Besprechungsvorschläge: Wie sieht ein Kind während eines Wutanfalls aus? Was denken die anderen über ein Kind, das einen Wutanfall bekommt? Wie fühlt man sich selbst bei einem Wutanfall? Wie fühlt man sich, wenn es nicht möglich ist, ein wütendes Kind zu beruhigen? Fallen den Kindern alternative Möglichkeiten ein, die Wut abzubauen? Wie können Außenstehende am besten auf einen Wutanfall reagieren? Was kann durch einen Wutanfall erreicht werden?

Hinweise: Kameraaufnahmen ermöglichen ein Videofeedback, das im Rahmen der Besprechungsrunde als (Selbst-)Beobachtungsunterstützung eingesetzt werden kann.

BS36 Rückenschiebeduell

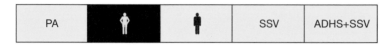

Ziel: Schulung von Selbst- und Fremdbeobachtung sowie angemessenen Handlungskompetenzen

Materialien: BS36, Kreide

Durchführung: Zunächst erfolgt eine kurze Erklärung, in der die Kinder darüber informiert werden, dass sie mit der folgenden Übung ihre Selbstbeherrschung und ihre Geschicklichkeit unter Beweis stellen sollen, ohne dass sie dabei ihre Hände oder Füße zur Hilfe nehmen. Mit Kreide wird ein Kreis auf den Boden gemalt (je nach Platzmöglichkeit fünf bis zehn Meter im Durchschnitt). Jeweils zwei Kinder stellen sich mit dem Rücken aneinander und versuchen sich, ohne den Einsatz ihrer Hände aus dem Kreis zu schieben.

Besprechungsvorschläge: In der Besprechung können die Kinder für ihre Bemühungen und Erfolge eine positive Rückmeldung erhalten. Darüber hinaus kann besprochen werden, dass körperliche Überlegenheit nicht immer von Vorteil ist.

BS37 Piratenfight

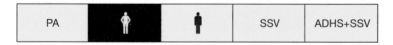

Ziel: Schulung von Selbst- und Fremdbeobachtung sowie angemessenen Handlungskompetenzen

Materialien: BS37

Durchführung: Es werden Zweiergruppen gebildet. Die Kinder erhalten eine kurze Einleitung: „Bei körperlichen Auseinandersetzungen kommt es oft vor, dass die Kinder nicht die gleichen körperlichen Stärken mitbringen. In der folgenden Übung könnt ihr alle erkennen, wie es ist, wenn man körperlich nicht so schnell und so beweglich sein kann. Jeder von euch ist jetzt ein einbeiniger Pirat, der sich gerade sehr über den anderen ärgert. Erschwerend ist es euch nicht möglich, eure Hände und Arme zu Hilfe zu nehmen. Immer zwei von euch stellen sich einbeinig mit verschränkten Armen gegenüber. Ziel ist es, den anderen Piraten durch Stoßen gegen die Arme aus dem Gleichgewicht zu bringen. Der Pirat, der es schafft, am längsten auf einem Bein zu stehen, hat gewonnen."

BS38 Erst gedacht – dann gemacht

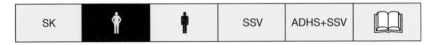

Ziel: Psychoedukation, Förderung positiver Selbstinstruktionen und Selbstbewertung, Schulung von Selbstbeobachtung sowie angemessener Handlungskompetenzen

Materialien: BS38, Tafel/Kreide oder Flip-Chart/Stifte

Durchführung: Es erfolgt eine kurze Einleitung, in der erklärt wird, dass es in der folgenden Einheit um die Entwicklung von wichtigen Lösungsschritten für die Bewältigung einer Aufgabe geht. Sinnvoll ist die Beschreibung einer Beispielsituation, z.B.: „Stellt euch vor, ihr wollt auf ein Zeltlager fahren. Nach einer langen Wanderung seid ihr endlich auf der Waldlichtung angekommen. Als ihr mit dem Zeltaufbau beginnen wollt, müsst ihr feststellen, dass ihr Heringe zur Befestigung des Zeltes und euren Schlafsack vergessen habt. Weil ihr weit draußen in der Natur seid, ist es nicht möglich, sofort an Ersatz zu kommen. Diese Situation beschreibt, dass es sehr wichtig sein kann, strategisch vorzugehen. Das heißt, sich vor der Handlung einen Plan und rechtzeitig Gedanken zu machen, ob man an alles gedacht hat."
Im Anschluss werden Schritte für angemessene Problemlösestrategien erarbeitet. Hierzu werden an einer Tafel Ideen gesammelt („Was gehört alles zu einem sinnvollen Plan?"). In Anlehnung an Lauth und Schlottke (2002) sollten dabei folgende Aspekte berücksichtigt werden:

- Was ist die Aufgabe?
- Musste ich schon mal eine ähnliche Aufgabe lösen?
- Wie mache ich mir einen Plan (z.B. Stichpunkte/Erinnerungshilfen aufschreiben, Informationen sammeln)?
- Welches ist der erste, zweite, dritte, ... Schritt?
- Nach welcher Reihenfolge muss ich vorgehen?
- Jetzt überprüfe ich noch einmal, ob ich an alles gedacht habe!
- Meinen Erfolg kann ich feiern!

Die Schritte der Problemlösung werden im Anschluss als Aufgaben- und Problemlösekette aufgeschrieben. Anhand des Übungsblatts werden die Lösungsschritte für eine Beispielsituation „Räume dein Zimmer auf" erarbeitet (siehe Vorlage auf CD).

Hinweise: Die älteren Kinder können das Arbeitsblatt selber ausfüllen. Bei den jüngeren Kindern ist es sinnvoll, wenn eine Vorlage mitgeschrieben und für alle kopiert wird. Zur Generalisierung der Lerninhalte empfiehlt es sich, in der anschließenden Projektarbeit die Lösungsschritte für unterschiedliche Alltagssituationen und Aufgaben zu erarbeiteten (siehe Baustein 39).

BS39 Übungen zu: Erst gedacht – dann gemacht

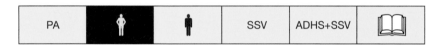

| PA | | | SSV | ADHS+SSV | |

Ziel: Psychoedukation, Förderung positiver Selbstinstruktionen und Selbstbewertung, Schulung von Selbstbeobachtung und angemessenen Handlungskompetenzen

Materialien: BS39, gegebenenfalls Tafel/Kreide oder Flip-Chart/Stifte.

Durchführung: Die gleichnamige Kompetenzeinheit sollte bereits durchgeführt worden sein. Zur Vertiefung erhalten die Kinder Übungsaufgaben, die sie allein bearbeiten sollen. Im Anschluss trägt jedes Kind seine Lösungskette vor. Bei den jüngeren Kindern können alternativ drei Kleingruppen gebildet werden, die jeweils mit einem Mitarbeiter (als Lese- und Schreibunterstützung) die Aufgaben erarbeiten. Folgende Übungsaufgaben können gestellt werden:

- „Stell dir vor, du willst andere Kinder zu deinem Geburtstag einladen. Welche Informationen müssen auf jeden Fall aus der Einladungskarte hervorgehen, damit die anderen Kinder ausreichend informiert sind?" (z.B. Datum, Uhrzeit, Ort, gegebenenfalls Ortsbeschreibung, Telefonnummer, gegebenenfalls Dinge, die mitzubringen sind, Name des einladenden Kindes)
- „Du willst mit einem Freund gemeinsam Pizza backen. Was müsst ihr im Vorfeld klären? Mit welchem Schritt müsst ihr beginnen? Was sind die Arbeitsschritte?" (z.B. Erlaubnis von den Eltern, Rezept, Zutaten, Arbeitsschritte)
- „Du willst mit einem anderen Kind ‚Mensch ärgere dich nicht' spielen. Das andere Kind hat das Spiel aber noch nie gespielt. Was musst du beachten, damit ihr beide unter den gleichen Bedingungen spielen könnt?" (z.B. Verteilung der Farben, Ziel des Spiels, Spielregeln für das Herauskommen aus dem Häuschen, Regeln für den Spielablauf (Herausschmeißen, Pausen), Regeln für das Hin-

einlaufen in das Häuschen – dürfen Figuren übersprungen- oder muss aufgerückt werden?)

Alternativ kann ein Kind auch ein eigenes Beispiel formulieren (Hausaufgaben, Modellbau, Sporttraining, Urlaubsplanung etc.) oder können Beispielsituationen aus dem VIA erarbeitet werden (z.b. bei der Realisierung des Theaterprojektes oder eines Ausflugs).

Besprechungsvorschläge: Jedes Kind oder jede Kleingruppe trägt die erarbeitete Lösungskette vor. Sollten wesentliche Schritte übersehen worden sein, sind diese im Rahmen der Besprechung zu ergänzen.

Hinweise: Arbeitsblätter, die für individuelle Problemsituationen erarbeitet wurden, können auch zu Hause zum Beispiel über dem Schreibtisch aufgehängt werden.

BS40 Hilfsgedanken

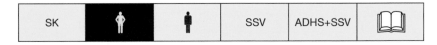

| SK | 🧍 | 🧍 | SSV | ADHS+SSV | 📖 |

Ziel: Schulung von Emotionserkennung und Selbstbeobachtung, Aufbau unterstützender Selbstinstruktionen und Selbstbewertung sowie angemessener Handlungskompetenzen

Materialien: BS40, Tafel/Kreide oder Flip-Chart/Stifte

Durchführung: Die Kinder werden zu Situationen befragt, in denen sie provoziert wurden. Sollten die Aussteigertipps bereits erarbeitet worden sein, kann noch einmal kurz erinnert werden, wie man aus einer solchen Situation aussteigen kann. Im Anschluss wird den Kindern vermittelt, dass sie selbst einen großen Einfluss auf ihr Verhalten haben können, indem sie sich in Gedanken beruhigen, motivieren und auch kontrollieren. Für unterschiedliche Situationen (Hänseleien, Provokationen, komplizierte Aufgaben, körperliche Erregung etc.) werden Beispiele für Hilfsgedanken gesammelt. Jedes Kind hält auf dem Arbeitsblatt die Hilfsgedanken fest, die ihm am besten gefallen.

Besprechungsvorschläge: Den Kindern sollte im Rahmen der Besprechung vermittelt werden, dass die Überzeugungen und Selbstinstruktionen („innere Selbstgespräche") einen großen Einfluss auf das eigene Verhalten haben. Durch unterstützende Gedanken ist es möglich, sich selbst an neue Vorsätze, z.B. nicht mehr ausflippen zu wollen, zu erinnern. Außerdem kann man sich innerlich auch für gelungene Handlungsstrategien loben und bestätigen. Die innere Stimme hilft einem dabei, als „guter Geist", Aufgaben und Schwierigkeiten zu bewältigen und die Ruhe zu bewahren. Hilfsgedanken könnten beispielsweise sein:

- Hab ich echt recht?
- Der Klügere gibt nach!
- Erst gedacht, dann gemacht!
- Take a break!
- Neuer Versuch, neue Chance!
- Nichts überhasten zu deinen Lasten!
- Nicht versohlen, Hilfe holen!
- Stoppen statt kloppen!

Hinweise: Die Besprechung von Selbstinstruktionen als eine mögliche Methode zur Selbstkontrolle eignet sich im Anschluss an die Erarbeitung der Aussteigertipps, da hier bereits thematisiert wurde, weshalb es wichtig sein kann, sich zu beruhigen oder aus Wut- und Konfliktsituationen auszusteigen.

BS41 Kai Unruh

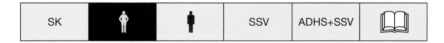

| SK | | | SSV | ADHS+SSV | |

Ziel: Förderung positiver Selbstinstruktionen und Selbstbewertung, Schulung von Selbstbeobachtung sowie angemessenen Handlungskompetenzen

Materialien: BS41, weiße Karten, Stifte

Durchführung: Anhand der Bildergeschichte „Kai Unruh und die Chaoswolke" wird den Kindern zunächst veranschaulicht, welche Verhaltensweisen eine angemessene Problemlösung verhindern (an etwas anderes denken, sich mit anderen Dingen beschäftigen, träumen etc.). Im Anschluss werden die Kinder gefragt, ob sie bereits Verhaltensweisen kennen, die bei einer schnellen Problemlösung helfen können. Diese werden dann unter Verwendung der Bildergeschichte „Kai Unruh und der Stoppinspektor" besprochen (Stopp: Erst nachdenken, gut zuhören, überlegen, Informationen zu Rate ziehen, handeln). Den Kindern wird erklärt, dass es manchmal leichter ist, an wichtige Dinge zu denken, wenn man ein Erinnerungsbild als Signal zum Nachdenken und zur Selbststrukturierung sieht oder jemanden in seiner Umgebung hat, der ein Signalzeichen gibt. Deshalb dürfen sich die Kinder einen eigenen Stoppinspektor als Erinnerungskarte basteln.

Besprechungsvorschläge: Die Kinder sollen lernen, ihre Handlungen überlegt durchzuführen. Ziel ist es, die Schritte zu bedenken, bei Anweisungen genau zuzuhören und bedacht vorzugehen. Der anhand der Bildergeschichten demonstrierte Lösungsweg kann auch für andere Beispielsituationen besprochen werden. Anstatt der zu lösenden Mathematikaufgabe kann zum Beispiel eine fiktive Situation „Zimmer aufräumen" oder „Einkaufen im Supermarkt" besprochen werden.

Hinweis: Der Stoppinspektor kann zur Generalisierung auch im Laufe weiterer Bausteine als Signalmännchen eingesetzt werden! Um sie länger einsetzen zu können, empfiehlt es sich, die Karte zu laminieren.

BS42 Wettbewerb: Gefühle raten

SK	👤	SSV	ADHS+SSV

Ziel: Schulung von Emotionserkennung, Selbst- und Fremdbeobachtung, Einfühlungsvermögen und adäquater Intentionsattribuierung

Materialien: BS42, Stoppuhr

Durchführung: Einleitend werden die Kinder gefragt, was Gefühle sind und wie man sie erklären kann. Die Beiträge werden im Anschluss ergänzt (z.B. Gefühle kann man spüren; Gefühle sind Signale – sie zeigen, wie es einem selbst oder anderen geht; Gefühle entstehen durch bestimmte Situationen oder durch andere Personen; Verhaltensweisen werden durch Gefühle mitbestimmt; Gefühle können manchmal gesteuert werden etc.). Den Kindern wird vermittelt, dass Verhaltensweisen und Handlungen fast immer auch von unterschiedlichen Gefühlen begleitet werden. Auch, wenn sie nicht immer zu sehen sind und oft nicht benannt werden. Dadurch, dass Gefühle oft schwer zu erkennen sind oder verheimlicht werden, sind sie für andere manchmal schwer nachzuvollziehen. Das kann zu Missverständnissen führen. Um diese zu vermeiden, sollen sich die Kinder mit unterschiedlichen Gefühlen und den Möglichkeiten, diese auszudrücken, beschäftigen.

Es werden zwei Gruppen gebildet, die sich in der Aufgabenstellung jeweils abwechseln. Aus jeder Gruppe zieht immer ein Kind ein Gefühlskärtchen. Das darauf beschriebene Gefühl wird pantomimisch (ohne verbale Äußerungen) nachgespielt und von den Gruppenmitgliedern erraten. Die jeweils ratende Gruppe erhält für jedes richtig erratene Gefühlskärtchen einen Punkt. Für besonders schnelles Erraten (< 15 Sekunden) gibt es einen Zusatzpunkt. Jede Gruppe hat für das Erraten eines Kärtchens maximal eine Minute Zeit.

BS43 Bello fühlt sich kunterbunt

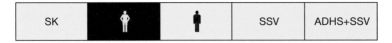

Ziel: Schulung von Emotionserkennung, Selbst- und Fremdbeobachtung, Einfühlungsvermögen und adäquater Intentionsattribuierung

Materialien: BS43

Durchführung: Den Kindern werden nacheinander die Bilder von Bello vorgelegt. In der Besprechung wird zu jedem Bild die passende Gefühlsbeschreibung herausgearbeitet. Außerdem sollen die Kinder gemeinsam überlegen, in welcher Situation sich Bello wohl gerade befinden könnte (Was könnte die Ursache für diesen Blick sein? Was könnte Bello denken? Was würden die Kinder machen, wenn sie von jemandem so angeschaut würden?).

Besprechungsvorschläge: Die Besprechung soll den Kindern vergegenwärtigen, dass nonverbale Zeichen sehr aussagekräftig sind und hilfreiche Signale sein können, um eine andere Person zu verstehen. Im Weiteren kann darüber reflektiert werden, ob die Kinder ähnliche Gesichtsausdrücke bei sich oder anderen kennen oder ob sie für einen entsprechenden Ausdruck noch andere nonverbale Ausdrucksmöglichkeiten haben. Bei der Interpretation der Bilder werden nicht immer sofort einstimmige Antworten erfolgen. Dies bietet Gelegenheit, mit den Kindern herauszuarbeiten, dass Gedanken oder Gefühle nicht immer eindeutig zum Ausdruck gebracht werden, sich oft auch überschneiden oder gemeinsam auftreten (z.B. Wut und Trauer). Hier ist es wichtig, zu thematisieren, dass viele Kinder manchmal traurig und enttäuscht sind, nach außen aber Wut und Aggression zum Ausdruck bringen. Die Trauer wird von den anderen Personen in der Regel dann nicht wahrgenommen. Anstatt das Kind zu trösten, werden die Kinder aufgrund der Wut dann sogar bestraft oder beschimpft. Anhand von Beispielsituationen, die die Kinder zumeist auch aus ihrer eigenen Erfahrung benennen können, sollten Möglichkeiten besprochen werden, die „eigentlichen" Gefühle besser zum Ausdruck zu bringen und zu benennen.

Ergänzend ist darauf hinzuweisen, dass Gefühle entscheidend zur Entstehung aggressiven Verhaltens beitragen. Viele dieser Gefühle bleiben jedoch für den Interaktionspartner im Verborgenen. Einer besonderen Bedeutung ist hier dem Gefühl Angst beizumessen. Diesem Aspekt sollte deshalb im Rahmen des sozialen Kompetenztrainings an geeigneter Stelle ausreichend Raum eingeräumt werden bzw. eine eigene Einheit realisiert werden, um folgende Fragen eingehend zu diskutieren: Was macht mir Angst (zu Hause, in der Schule, im Umgang mit Gleichaltrigen)? Wie merke ich an meinem Körper, dass ich Angst habe? Was ist der Unterschied zu dem Gefühl Wut? Was habe ich bisher gemacht, um mit meiner Angst umzugehen? Gibt es wirkungsvollere Strategien?

BS44 Unrechtempfindungen mitteilen (ältere Kinder)

SK	♟	SSV	ADHS+SSV

Ziel: Schulung von Emotionserkennung, Förderung positiver Selbstinstruktionen und Selbstbewertung sowie angemessenen Handlungskompetenzen

Materialien: BS44, gegebenenfalls Kamera und Abspielvorrichtung für das Videofeedback

Durchführung: In der Einheit werden Rollenspiele durchgeführt, bei denen es um Situationen geht, in denen ein Kind durch das Fehlverhalten eines anderen Kindes wütend oder traurig wird und sich ungerecht behandelt fühlt. Jedes Kind erhält eine Karte auf der zunächst eine Situation aufgeführt ist. Anschließend erfolgen drei Instruktionen zur Bearbeitung:

- „Finde heraus, welches deine Gefühle sind."
- „Überlege, mit welchen Worten du deine Gefühle mitteilst."
- „Überlege, was du dir von dem „Beleidiger" zur Versöhnung wünschst."

Für die Bearbeitung der Aufgabenstellungen haben die Kinder zehn Minuten Zeit. Sie dürfen sich bei Bedarf Lösungsnotizen machen. Im Anschluss liest jedes Kind seine Situation vor. Im Rollenspiel (die Rollenspielpartner können beliebig zugeordnet werden) führt jeder Teilnehmer seine erarbeiteten Lösungen vor.

Besprechungsvorschläge: Die Lösungswege der Kinder sollten eine unmittelbare Rückmeldung erhalten. Hierbei ist es sinnvoll, zu thematisieren, warum es in den Beispielsituationen wichtig ist, seine Emotionen mitzuteilen (Spannungsabbau, den anderen zum Nachdenken anregen, dem anderen die Chance geben, sich zu entschuldigen etc.).

Hinweise: Wenn einem Kind keine passenden Lösungsmöglichkeiten einfallen, sollten diese gemeinsam erarbeitet werden, damit nicht der Eindruck entsteht, dass es für entsprechende Situationen keine Lösungen gibt.

Bei kleineren oder impulsiven Kindern, die Schwierigkeiten haben, von ihrem nicht lösungsorientierten Verhalten Abstand zu nehmen, empfiehlt es sich, dass ein Mitarbeiter selbst, im Sinne von Modelllernen, an der Gestaltung der Rollenspiele beteiligt ist.

BS45 Unrechtempfinden mitteilen (jüngere Kinder)

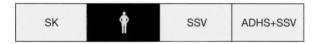

| SK | | SSV | ADHS+SSV |

Ziel: Schulung von Emotionserkennung, Förderung positiver Selbstinstruktionen und Selbstbewertung sowie angemessener Handlungskompetenzen

Materialien: BS45, gegebenenfalls Kamera und Abspielvorrichtung für das Videofeedback

Durchführung: In der folgenden Einheit werden Rollenspiele zum Thema „Unrechtempfindungen mitteilen" durchgeführt (siehe CD). Die Beispielsituationen werden mit unterschiedlichen Kleingruppen vorbesprochen und den anderen Kindern präsentiert. Diese sollen herausfinden:

- um was es in der Beispielsituation geht,
- welches das benachteiligte Kind ist und
- ob das Kind verständlich mitgeteilt hat, warum es sich ungerecht behandelt gefühlt hat.

Besprechungsvorschläge: Die Rollenspiele werden anhand der Videoaufnahmen besprochen. Alle Kinder erhalten unmittelbare Rückmeldung zu gelungenen Darstellungen. Bei Bedarf werden Tipps zum „Noch-besser-Machen" erarbeitet.

Hinweise: Wenn einem Kind keine passenden Lösungsmöglichkeiten einfallen, sollten diese gemeinsam erarbeitet werden, damit nicht der Eindruck entsteht, dass es für entsprechende Situationen keine Lösungen gibt.

Bei kleineren oder impulsiven Kindern, die Schwierigkeiten haben, von ihrem nicht lösungsorientierten Verhalten Abstand zu nehmen, empfiehlt es sich, dass ein Mitarbeiter selbst, im Sinne von Modelllernen, an der Gestaltung der Rollenspiele beteiligt ist.

BS46 Sich entschuldigen

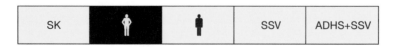

| SK | | | SSV | ADHS+SSV |

Ziel: Schulung von Emotionserkennung, Selbst- und Fremdbeobachtung, Einfühlungsvermögen und adäquater Intentionsattribuierung,

Förderung positiver Selbstinstruktionen und Selbstbewertung sowie angemessener Handlungskompetenzen

Materialien: BS46, gegebenenfalls Videokamera und Abspielvorrichtung für das Videofeedback

Durchführung: In der folgenden Einheit werden Rollenspiele durchgeführt (siehe Vorlagen auf CD), bei denen die Kinder lernen sollen, sich für eigenes Fehlverhalten angemessen zu entschuldigen. Jedes Kind erhält eine Karte, auf der eine Situation beschrieben ist. Hierzu erfolgen zwei Instruktionen zur Bearbeitung:

- „Überlege, was du dem anderen sagen könntest, damit er dir nicht mehr böse ist."
- „Überlege, ob du deinen Fehler wieder gutmachen kannst."

Für die Bearbeitung der Aufgabenstellungen haben die Kinder 5–10 Minuten Zeit. Bei Bedarf können Notizen gemacht werden. Im Anschluss stellt jedes Kind seine Situation in der Runde vor. Im Rollenspiel (die Rollenspielpartner können beliebig zugeordnet werden) führt jeder Teilnehmer seine erarbeiteten Lösungen vor.

Besprechungsvorschläge: Die Lösungswege der Kinder sollten eine unmittelbare Rückmeldung erhalten. Es ist es sinnvoll, auch zu thematisieren, warum es in den besprochenen Situationen wichtig ist, sich zu entschuldigen (damit ein anderer das Bedauern erkennen kann, damit der andere nicht länger sauer ist, um weitere Auseinandersetzungen zu vermeiden etc.).

Hinweise: Wenn einem Kind keine passenden Lösungsmöglichkeiten einfallen, sollten diese gemeinsam erarbeitet werden, damit nicht der Eindruck entsteht, dass es für entsprechende Situationen keine Lösungen gibt.

BS47 Streitregeln

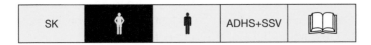

| SK | | | ADHS+SSV | |

Ziel: Schulung von Emotionserkennung, Selbst- und Fremdbeobachtung, Einfühlungsvermögen, Förderung positiver Selbstinstruktionen und Selbstbewertung sowie angemessener Handlungsstrategien

Materialien: BS47, Plakat, Stifte

Durchführung: Für die Durchführung dieser Einheit steht eine Geschichte zur Verfügung. Die Geschichte wird vorgelesen oder von den Kindern abschnittweise selbst gelesen. Im Anschluss werden die dort aufgeführten Streitregeln herausgearbeitet und diskutiert. Auch können die Streitregeln durch weitere Vorschläge ergänzt werden.

Besprechungsvorschläge: In der Besprechung sollte der Sinn von „Streitregeln" herausgearbeitet werden. Hierbei ist es wichtig, den Kindern zu vermitteln, dass es normal ist, dass sich zwei oder mehrere Menschen nicht immer einig sind. Sie können sich deshalb trotzdem mögen und respektieren. Für einen fairen Umgang miteinander sollten entsprechende Regeln eingehalten werden: Niemand darf körperlich angegriffen, beleidigt oder grundsätzlich in Frage gestellt werden etc. Vor allem aber gehört zu einem Streit oder einer Meinungsverschiedenheit auch eine anschließende Versöhnung und gegebenenfalls Entschuldigung oder Klärung, wie es trotz unterschiedlicher Meinung weitergehen kann.

Hinweise: Die Streitregeln können auf einem Plakat festgehalten werden. Die Geschichte kann den Kindern für das VIA-Buch kopiert werden.

BS48 Wir finden einen Kompromiss

PA			SSV	ADHS+SSV

Ziel: Schulung angemessener Handlungsstrategien, Schulung von Emotionserkennung

Materialien: BS48

Durchführung: Aktuelle oder erinnerte Konflikte werden im Rollenspiel nachgespielt. Wenn sich hierzu nicht unmittelbar eine Situation anbietet, können folgende Gründe erdacht werden: Zwei Kinder ärgern sich, ein Kind nimmt dem anderen etwas weg, ein Kind wird von einem anderen beschimpft, ein Kind soll beim Spiel der anderen nicht mitspielen etc. Die Beweggründe der Beteiligten werden analysiert (Wie fühlt sich der Einzelne? Was möchte er eigentlich sagen?). Im Anschluss werden Lösungsmöglichkeiten gesucht, die aus der Sicht der beteiligten „Streithähne" einen Kompromiss darstellen. Die Kinder werden befragt, ob ihnen ein Kompromiss einfällt.

Besprechungsvorschläge: Alle konstruktiven Vorschläge der Kinder sollten unmittelbar positive Rückmeldung erfahren (z.B. empathisches Hineinversetzen in das andere Kind, (teilweiser) Verzicht auf eigene Interessen, gleichberechtigter Tauschhandel).

Hinweise: Die Kinder sollten dafür sensibilisiert werden, dass sich durch Kompromisse kein anderer ungerecht behandelt fühlt, weil alle

Beteiligten einen Vorteil haben können, ohne den anderen in seinen Bedürfnissen zu unterdrücken. Auf Dauer kann dadurch bei einem anderen der positive Eindruck von Fairness entstehen.

BS49 Freunde

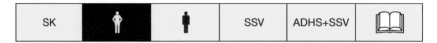

Ziel: Schulung von Emotionserkennung, Selbst- und Fremdbeobachtung, Einfühlungsvermögen und angemessenen Handlungskompetenzen

Materialien: BS49, Stifte

Durchführung: Die Kinder werden einleitend im Rahmen eines Gesprächskreises für das Thema Freundschaft sensibilisiert. „Jeder Mensch hat jeden Tag mit einer Reihe von Menschen aus unterschiedlichen Lebensbereichen zu tun (in der Familie, in der Schule, im Sportverein, in der Nachbarschaft etc.). Die jeweiligen Beziehungen, die zu den einzelnen Personen gepflegt werden, können dabei sehr unterschiedlich sein. Nicht mit jedem ist man gleich vertraut. Auch kann man sich nicht auf jeden gleich gut verlassen. In der folgenden Einheit geht es um die Unterschiede, die zwischen Bekannten und Freunden, zwischen lockeren und engen Beziehungen bestehen. Dies kann wichtig sein, um sich bewusst zu werden, auf wen man sich in Notsituationen verlassen kann, wen man um Rat fragen kann, von wem man etwas lernen kann etc. Um in das Thema einzusteigen, werden die Kinder gebeten, einen Fragebogen zu beantworten (Vorlage siehe CD).

Besprechungsvorschläge: Die Besprechung erfolgt anhand der bearbeiteten Fragebögen. Hierbei kann es wichtig sein, herauszuarbeiten, dass nicht jeder als Freund zu bezeichnen ist, dass Freundschaften in ihrer Entstehung Zeit brauchen, dass Freunde unterschiedlich sein können und nicht immer einer Meinung sein müssen, dass es Eigenschaften gibt, die unabdingbar/unverzichtbar für eine Freundschaft sind etc.

Hinweise: Aufgrund der Tatsache, dass das Thema Freundschaft und die Sensibilisierung für den Unterschied zu einem „Kumpel" von hoher Bedeutung für die Interaktion mit Gleichaltrigen sind, sollte auf die vertiefende Projektarbeit nicht verzichtet werden.

BS50 Plakat zum Thema Freundschaft

PA			SSV	ADHS+SSV	

Ziel: Schulung von Emotionserkennung, Selbst- und Fremdbeobachtung, Einfühlungsvermögen und angemessenen Handlungskompetenzen

Materialien: BS50, Plakat, Stifte

Durchführung: Mit den Kindern wird ein Plakat zum Thema Freundschaft gestaltet. Es soll noch einmal vertieft werden, was eine echte Freundschaft ausmacht und auf was auf keinen Fall verzichtet werden sollte. Das Plakat kann je nach Alter und Interessen unterschiedlich gestaltet werden. Beispielsweise können zwei Freunde gemalt werden. Auf die Pullover der Kinder können Eigenschaften geschrieben werden, auf die in einer Freundschaft nicht verzichtet werden kann (behält Geheimnisse für sich, hört zu, hält bei Streit zu einem, hilft einem bei Fragen, lacht einen nicht aus etc.). Zwischen die beiden Kinder können verbindende Eigenschaften oder Aktivitäten festgehalten werden (gemeinsame Interessen, Spaß, Vertrauen, Akzeptieren von Unterschieden etc.).

Besprechungsvorschläge: Um den Kindern zu verdeutlichen, dass die Einheit viel mit ihnen zu tun hat, ist es sinnvoll, sie zum Nachdenken hinsichtlich eigener Qualitäten, die sie ihrem Freund bieten können, zu animieren.

Hinweis: Das Plakat kann im Anschluss fotografiert und für das VIA-Buch vervielfältigt werden.

BS51 Siamesische Zwillingsübung

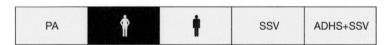

PA			SSV	ADHS+SSV

Ziel: Schulung von Selbst- und Fremdbeobachtung sowie Einfühlungsvermögen

Materialien: BS51, Kordeln, Kegel, Stühle, Flaschen oder andere Gegenstände für das Aufstellen eines Hindernisparcours, gegebenenfalls Stoppuhr

Durchführung: Die Kinder bilden Zweiergruppen. Mit Kordeln werden die „Pärchen" an den Beinen, den Armen oder dem Rumpf aneinander festgebunden. Gemeinsam müssen sie einen Hindernisparcours durchqueren, wobei die Übungen auch etwas schwieriger gestaltet werden können, indem Hindernisse überstiegen oder „unterkrochen" werden müssen. Nach Belieben kann die Durchführungszeit der jeweiligen Kleingruppen gestoppt und ein Wettbewerb veranstaltet werden.

Besprechungsvorschläge: Den Kindern wird verdeutlicht, dass es oft leichter ist, im Team miteinander und nicht gegeneinander zu arbeiten: „Stellt euch vor, der eine würde immer in eine andere Richtung gehen, stehen bleiben- oder bestimmen wollen. Würden die beiden so schneller ans Ziel kommen? Kann es sein, dass sie gar nicht ans Ziel kommen? Würde das Ganze mehr oder weniger Zeit in Anspruch nehmen? Wie wahrscheinlich wäre es, dass die Gruppe gewinnt?"

Hinweis: Die Übung eignet sich als Ergänzung zum Thema Freundschaft.

BS52 Vorsichtig miteinander umgehen

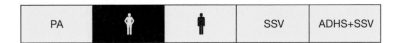

Ziel: Schulung von Fremdbeobachtung, Einfühlungsvermögen, angemessenen Handlungsalternativen und positiver Selbstbewertung

Materialien: BS52

Durchführung: Jedes Kind denkt sich einen Gegenstand, ein Tier oder eine Person aus, mit dem/der man besonders vorsichtig oder behutsam umgehen muss. Dies kann eine Statue, eine Vase aus Glas oder Porzellan, ein alter oder gebrechlicher Mensch, ein verletztes Tier, eine Torte, ein empfindliches Legogebäude etc. sein.

Jeweils ein Kind muss als ausgesuchte Person oder gewählter Gegenstand von den anderen transportiert werden. Dies soll ohne anstoßen, fallenlassen oder andere „Gefahren" vonstatten gehen.

Besprechungsvorschläge: In der Besprechung geben die Kinder ein Feedback, wie sie die Übung erlebt haben. Auch sollte ein Transfer zu den Vorteilen, eines vor- und umsichtigen Umgangs hergeleitet werden (Was kann dadurch verhindert werden? Welche Vorteile ergeben sich für den anderen? Welchen Eindruck hinterlässt Umsichtigkeit bei anderen?).

BS53 Würfelspiel Kritik äußern

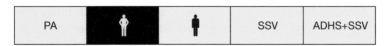

PA			SSV	ADHS+SSV

Ziel: Schulung von Fremdbeobachtung, Einfühlungsvermögen, angemessenen Handlungskompetenzen

Materialien: BS53, Schaumstoffwürfel (erhältlich in einem Spielzeug- oder Sporthandel, Kantenlänge ca. 15 cm), Papier, doppelseitiges Klebeband, Stifte, Kärtchen

Durchführung: Aus Papier werden sechs Kreise ausgeschnitten, die mit jeweils drei fröhlichen bzw. traurigen Gesichtern bemalt werden. Jedes Gesicht wird auf eine Seite eines Schaumstoffwürfels geklebt. Außerdem werden Kärtchen mit den Namen aller Teilnehmer beschrieben. Vor dem Würfeln zieht jedes Kind reihum ein Namenskärtchen. Zu der gezogenen Person soll es je nach Würfelgesicht etwas Positives oder Kritisches sagen. Bei einer kritischen Rückmeldung muss der Kritiker jedoch immer einen Verbesserungsvorschlag machen, sodass die Kritik konstruktiv bleibt. Zudem soll die Kritik spezifisch und nicht pauschal sein (falsch: „Ich finde es blöd, dass der Kai immer schreit.", richtig: „Mich hat gestört, dass der Kai beim Mittagessen so laut war. Ich fände es gut, wenn er beim Mittagessen mit den anderen in einer normalen Lautstärke redet.").

Besprechungsvorschläge: Mit den Kindern sollten im Vorfeld die Regeln für die kritischen Rückmeldungen festgelegt werden: Keine pauschalen Wertungen, keine Beleidigungen, kritische Anmerkungen sollen sich auf spezielle Situationen beziehen, Kritik soll im Zusammenhang mit einem umsetzbaren Verbesserungsvorschlag geäußert werden. Auch die positiven Rückmeldungen sollten möglichst konkret formuliert werden. Jedes Kind wird in seiner Rückmeldung auf die Einhaltung der Regeln hin beobachtet und bei Nicht-Einhaltung gegebenenfalls korrigiert. Es sollte darauf geachtet werden, dass jedes Kind mindestens eine positive Rückmeldung erhält.

Hinweise: Die Übung eignet sich insbesondere dann, wenn sich die Teilnehmer untereinander bereits näher kennen.

BS54 Blindenführer

PA			SSV	ADHS+SSV

Ziel: Schulung von Selbst- und Fremdbeobachtung sowie Einfühlungsvermögen

Materialien: BS54, Tücher zum Verbinden der Augen

Durchführung: Es werden Zweiergruppen gebildet. Jeweils ein Kind bekommt die Augen verbunden und wird von seinem Partner vorsichtig durch den Raum oder über das Gelände geführt. Dabei darf das sehende Kind nicht reden oder mündliche Kommentare/Vorwarnungen geben. Die Kinder erhalten die Anweisung, darauf zu achten, was ihnen an der Übung gefällt oder nicht so gut gefällt. Nach circa fünf Minuten findet ein Partnertausch statt.

Besprechungsvorschläge: Was ist den Kindern aufgefallen? Gab es Unsicherheiten oder Ängste? Wodurch hat der andere Sicherheit gegeben? Was haben die Kinder gemacht, um sich selbst sicherer in ihren Bewegungen zu fühlen (mit den Füßen oder Händen vorgetastet, sich bei dem anderen eingehakt etc.)?

Hinweise: Kinder, die besonders umsichtig und behutsam mit ihrem „blinden" Partner umgegangen sind, sollten positive Rückmeldung und Lob erfahren.

BS55 Kinderknoten

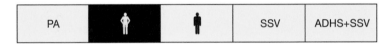

Ziel: Schulung von Selbst- und Fremdbeobachtung, von Einfühlungsvermögen, Teamarbeit, umsichtiger Umgang mit anderen, gruppenorientierte Lösungsstrategien

Materialien: BS55

Durchführung: Alle Teilnehmer stellen sich in einen relativ engen Kreis und strecken beide Arme in die Kreismitte. Dann schließen sie die Augen und geben einander blind die Hände. Nachdem sie die Augen wieder geöffnet haben, müssen sie kontrollieren, dass sie nicht die Hände der direkt neben ihnen Stehenden und nicht beide Hände des gleichen Kindes ergriffen haben. Der Knoten, der so entstanden ist, kann mit ein bisschen geduldiger Zusammenarbeit wieder aufgeknüpft werden (ohne dass die Hände dabei losgelassen werden), sodass alle Kinder sich in Kreisform an den Händen halten.

Variante: Zwei Kinder gehen hinaus, die anderen „verknoten" sich, ohne die Hände loszulassen, und werden dann von den beiden Kindern wieder „entknotet" – auch ohne die Hände loszulassen.

Hinweise: Vor Durchführungsbeginn sollten alle Teilnehmer zu Vorsicht angehalten werden (z.B. leichter Händedruck, kein Verdrehen der Arme).

BS56 Knetfigur

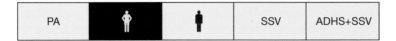

Ziel: Schulung von Selbst- und Fremdbeobachtung sowie Einfühlungsvermögen

Materialien: BS56, Tücher zum Verbinden der Augen

Durchführung: Es werden Dreiergruppen gebildet. Die Kinder erhalten folgende Anweisung: In jeder Dreiergruppe gibt es ein Modellmännchen (erstes Kind) und eine Knetkugel (zweites Kind), aus der ein Künstler (drittes Kind) eine Nachbildung vom Modellmännchen machen soll. Das Problem ist, dass es in dem Atelier kein Licht gibt. Symbolisch werden deshalb allen drei Kindern die Augen verbunden. Der Künstler muss nun das Modell durch Tasten kennen lernen und aus der Knetkugel eine Nachbildung erstellen. Wichtig ist, dass der blinde Künstler bei seiner Arbeit vorsichtig vorgeht und dass die anderen ihm vertrauen und seinem Tun folgen. Das Modell darf sich seine Position selbst aussuchen. Wichtig ist, dass die Modellposition während der Übung nicht verändert wird.

Besprechungsvorschläge: In der Besprechungsrunde werden den drei Teilnehmern die Augenbinden entfernt, allerdings dürfen sich Modell und Nachbildung noch nicht bewegen, damit verglichen werden kann. Die Besprechung umfasst Merkmale, an denen sich der blinde Künstler orientiert hat, Gedanken und Empfindungen, die den Teilnehmern während der Durchführung gekommen sind.

Hinweise: Sobald der Künstler unbedacht oder zu grob mit den anderen Teilnehmern umgeht oder aber ein Teilnehmer bei der Übung nicht ausreichend kooperiert, sollte verbal interveniert werden, damit bei keinem Kind Angst oder Misstrauen ausgelöst wird.

BS57 Eine Hand voll Komplimente

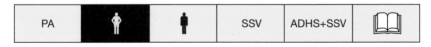

Ziel: Schulung von Fremdbeobachtung, Einfühlungsvermögen, angemessenen Handlungskompetenzen

Materialien: BS57, Blätter, Stifte

Durchführung: Jedes Kind malt die Umrisse einer Hand auf ein Blatt Papier und schreibt seinen Namen dazu. Die anderen Kinder werden nun gebeten, jedem Kind in einen der Finger ein Kompliment zu schreiben. Dieses Kompliment sollte ausschließlich positiv sein und kann sämtliche Eigenschaften und Stärken betreffen.

Besprechungsvorschläge: Wenn alle Kinder fertig sind, darf jedes Kind die zu ihm gehörige Hand vorlesen.

Hinweise: Es empfiehlt sich die Übung am Ende der VIA-Zeit durchzuführen, da sich die Kinder dann schon sehr gut kennen. Das Arbeitsblatt eignet sich für das Erinnerungsbuch.

2.5 Empfehlungen für die Zusammenstellung der Bausteine

Für die Durchführung des VIA-Intensivtrainings empfehlen wir eine individuelle, dem Altersniveau und den Problemschwerpunkten der Kinder angepasste Zusammenstellung der Bausteine.

Grundsätzlich empfehlen wir bei der Durchführung des Trainings die vereinbarte Zeiteinteilung des jeweiligen Bausteins einzuhalten, da gerade für Kinder mit hyperkinetischem und aggressiven Verhalten hilfreich ist, einen klaren und strukturierten Zeitplan zu haben.

Im Bezug auf die Inhalte des Trainings ergibt sich bisweilen der Bedarf, die vertiefende Projektarbeit zu erweitern und gegebenenfalls eine Einheit zum sozialen Kompetenztraining zu streichen.

Im Folgenden sind mögliche Kombinationen und Zusammenstellungen der Bausteine aufgeführt (siehe Abbildung 2.6 und Abbildung 2.7).

Abbildung 2.6. Intensivtraining bei jüngeren Kindern mit ADHS und aggressivem Verhalten

Wochenablaufplan (1. bis 5. Tag)				
Montag	Dienstag	Mittwoch	Donnerstag	Freitag
Frühstück	Frühstück	Frühstück	Frühstück	Frühstück
Besprechung	Besprechung	Besprechung	Besprechung	Besprechung
Einführung in das Training/ Festlegung der Regeln (BS01)	Stärken und Schwächen bei ADHS (BS08)	Erst gedacht, dann gemacht (BS38) Zuhörtraining (BS17)	Symptome von Störungen des Sozialverhaltens (BS12)	Aussteigertipps (BS30)
Zwischenmahlzeit	Zwischenmahlzeit	Zwischenmahlzeit	Zwischenmahlzeit	Zwischenmahlzeit

Abbildung 2.6. Fortsetzung

Regelplakate Titel VIA-Buch (BS07) Namensschilder (BS04)	Plakatgestaltung zu ADHS (BS10) Einzelgespräche	Theater	Plakat zu Merkmalen von Störungen des Sozialverhaltens (BS13) Einzelgespräche	Theater Gestaltung der Einladungen für die Abschluss-feier
Freizeit	Freizeit	Freizeit	Freizeit	Freizeit
Mittagessen	Mittagessen	Mittagessen	Mittagessen	Mittagessen
Entspannung	Entspannung	Entspannung	Entspannung	Ausflug
Haus-Rallye (BS03)	Kai Unruh (BS41)	Bello fühlt sich kunterbunt (BS43)	Wutvulkan (BS33)	
Zwischen-mahlzeit	Zwischen-mahlzeit	Zwischen-mahlzeit	Zwischen-mahlzeit	
Steckbrief (BS02) Reihenspiel	Beobachtungstr. (BS19) Fühl- (BS23) o. Gehörwb. (BS22) Einzelgespräche	Wettbewerb Gefühle Raten (BS42)	Theater Einzelgespräche	
Freizeit	Freizeit	Freizeit	Freizeit	
Feedback	Feedback	Feedback	Feedback	Feedback

Wochenablaufplan (6. bis 10. Tag)				
Montag	Dienstag	Mittwoch	Donnerstag	Freitag
Frühstück	Frühstück	Frühstück	Frühstück	Frühstück
Besprechung	Besprechung	Besprechung	Besprechung	Besprechung
Selbstsicherheit (BS26)	Rollenspiele „sich entschuldigen" (BS46)	Freunde (BS49)	Eine Handvoll Komplimente (BS57)	Punkteaus-wertung/ Belohnung/ Abschluss-feedback
Zwischen-mahlzeit	Zwischen-mahlzeit	Zwischen-mahlzeit	Zwischen-mahlzeit	Zwischen-mahlzeit
Begabungs-champion (BS25)	Videofeedback Rollenspiele Einzelgespräche	Theater	Theater Einzelgespräche	Theater
Freizeit	Freizeit	Freizeit	Freizeit	Abschlussver-anstaltung
Mittagessen	Mittagessen	Mittagessen	Mittagessen	
Entspannung	Entspannung	Entspannung	Entspannung	
Zugeben eigener Fehler (BS14)	Hilfsgedanken (BS40)	Streitregeln (BS47)	[...] Wiederho-lung, Ergänzung etc. zu voraus-gegangenen Inhalten	
Zwischen-mahlzeit	Zwischen-mahlzeit	Zwischen-mahlzeit	Zwischen-mahlzeit	Abschlussver-anstaltung
Rollenspiele „Unrechtempfin-dung mitteilen" (BS45)	Theater Einzelgespräche	Plakat zum Thema Freundschaft (BS50)	Theaterfeedback Einzelgespräche	
Freizeit	Freizeit	Freizeit	Freizeit	
Feedback	Feedback	Feedback	Feedback	

Abbildung 2.7. Intensivtraining bei älteren Kindern mit vorwiegend aggressivem Verhalten

Wochenablaufplan (1. bis 5. Tag)				
Montag	Dienstag	Mittwoch	Donnerstag	Freitag
Frühstück	Frühstück	Frühstück	Frühstück	Frühstück
Besprechung	Besprechung	Besprechung	Besprechung	Besprechung
Einführung in das Training Festlegung der Regeln (BS01)	Symptome von Störungen des Sozialverhaltens (BS12)	Ärgerfragebogen (BS28)	Wutvulkan (BS33)	Bello fühlt sich kunterbunt (BS43)
Zwischenmahlzeit	Zwischenmahlzeit	Zwischenmahlzeit	Zwischenmahlzeit	Zwischenmahlzeit
Regelplakate Titel VIA-Buch (BS07) Namensschilder (BS04)	Plakat zu Merkmalen von Störungen des Sozialverhaltens (BS13) Einzelgespräche	Differenzierte Besprechung des Ärgerfragebogens	Theater Einzelgespräche	Theater Gestaltung der Einladungen für die Abschlussfeier
Freizeit	Freizeit	Freizeit	Freizeit	Freizeit
Mittagessen	Mittagessen	Mittagessen	Mittagessen	Mittagessen
Entspannung	Entspannung	Entspannung	Entspannung	Ausflug
Haus-Rallye (BS03)	Aussteigertipps (BS30)	Rollenspiele zum Thema Hänseln (BS31)	Erst gedacht, dann gemacht (BS38) Zuhörtraining (BS17)	
Zwischenmahlzeit	Zwischenmahlzeit	Zwischenmahlzeit	Zwischenmahlzeit	
Steckbrief (BS02) Reihenspiel	Rückenschiebeduell (BS36) Piratenfight (BS37) Einzelgespräche	Videofeedback der Rollenspiele	Theater Einzelgespräche	
Freizeit	Freizeit	Freizeit	Freizeit	
Feedback	Feedback	Feedback	Feedback	Feedback

Wochenablaufplan (6. bis 10. Tag)				
Montag	Dienstag	Mittwoch	Donnerstag	Freitag
Frühstück	Frühstück	Frühstück	Frühstück	Frühstück
Besprechung	Besprechung	Besprechung	Besprechung	Besprechung
Selbstsicherheit (BS26)	Interviewduetts (BS18)	Rollenspiele „sich entschuldigen" (BS46)	Eine Handvoll Komplimente (BS57)	Punkteauswertung/ Belohnung/ Abschlussfeedback
Zwischenmahlzeit	Zwischenmahlzeit	Zwischenmahlzeit	Zwischenmahlzeit	Zwischenmahlzeit
Begabungschampion (BS25)	Videofeedback Rollenspiele vom Vortag Einzelgespräche	Theater	Theater Einzelgespräche	Theater
Freizeit	Freizeit	Freizeit	Freizeit	Abschlussveranstaltung
Mittagessen	Mittagessen	Mittagessen	Mittagessen	
Entspannung	Entspannung	Entspannung	Entspannung	
Zugeben eigener Fehler (BS14)	Freunde (BS49)	Streitregeln (BS47)	[...] Wiederholung/Ergänzung zu vorausgegangenen Inhalten	

Abbildung 2.7. Fortsetzung

Zwischen-mahlzeit	Zwischen-mahlzeit	Zwischen-mahlzeit	Zwischen-mahlzeit	Abschlussver-anstaltung
Rollenspiele „Unrechtempfin-dung mitteilen" (BS45)	Wir finden einen Kompromiss (BS48)	Videofeedback Rollenspiele vom Vormittag	Theaterfeedback	
	Einzelgespräche		Einzelgespräche	
Freizeit	Freizeit	Freizeit	Freizeit	
Feedback	Feedback	Feedback	Feedback	

2.6 Anregungen für Bewegungsspiele zwischendurch oder in der Freizeit

Die Bewegungsspiele können in der Freizeit, aber auch zu Beginn und am Ende anderer Einheiten beliebig eingesetzt werden. Sie können eine motivierende und auflockernde Ergänzung darstellen und ermöglichen darüber hinaus die Vermittlung von Regeln und die Förderung von Aufmerksamkeit, Konzentration, Geschicklichkeit, Umsicht oder Rücksichtnahme im Gruppenkontext. Im Prinzip können alle bekannten Spiele zum Einsatz kommen.

Schmetterlingsfang

Drei oder vier Kinder machen einen Kreis, indem sie sich an den Händen fassen. Sie bilden so den „Kescher". Die anderen Kinder sind Schmetterlinge, die wild im Raum „umherfliegen". Die „Kescherkinder" müssen nun versuchen, die Schmetterlinge einzufangen, ohne dass sie sich dabei loslassen. Die bereits gefangenen Schmetterlinge warten entweder am Rand auf die nächste Runde oder schließen sich den Kescherkindern an, um den Rest zu fangen.

Die Reise nach Jerusalem

Für die Reise nach Jerusalem werden Stühle benötigt. Zu Beginn werden die Stühle (einer weniger als die Anzahl der Mitspieler) in eine Reihe aufgestellt, wobei jeweils zwei Stühle Rücken an Rücken gestellt werden. Die Kinder laufen im Gänsemarsch um die Stuhlreihe, während im Hintergrund Musik gespielt wird. Sobald die Musik stoppt, muss sich jedes Kind so schnell wir möglich auf einen Stuhl setzen. Das Kind, das keinen Stuhl mehr ergattern konnte, muss ausscheiden. Für die nächste Runde wird ein Stuhl entfernt. Der Ablauf beginnt von Neuem. Wer den letzten Stuhl ergattert, hat gewonnen.

Materialien: Stühle (einer weniger als die Anzahl der Mitspieler), CD-Player, Musik

Hasenhüpfen

Für das Hasenhüpfen wird eine ungerade Zahl an Mitspielern benötigt. Die Mitspieler werden in zwei Gruppen aufgeteilt. Die Mitspieler der kleineren Gruppe stellen mit gegrätschten Beinen die Hasenbauten dar. Die anderen Mitspieler sind Hasen, die wild im Feld herumhüpfen. Sobald das Gewitter lostobt, dargestellt durch ein wildes Klatschen oder Trommeln des Spielleiters, muss jeder Hase so schnell wie möglich in einen Hasenbau flüchten (Krabbeln unter die gegrätschten Beine). Der Hase, der es nicht rechtzeitig in einen Bau schafft, hat verloren.

Obstsalat

Die Mitspieler sitzen in einem Stuhlkreis. Jeweils zwei Kinder (bei einer ungeraden Spieleranzahl in einer Gruppe drei Kinder) stellen eine unterschiedliche Obstsorte dar (Äpfel, Kiwis, Bananen etc.). Der Spielleiter steht in der Mitte des Stuhlkreises und beginnt das Spiel, indem er ausruft, welche Kinder einer bestimmten Obstsorte die Plätze tauschen sollen (z.B. „Alle Äpfel tauschen ihre Plätze."). Sobald die Kinder ihren Platz verlassen, muss der Spielleiter versuchen, einen der freien Plätze zu ergattern. Der Mitspieler, der keinen Stuhl mehr ergattert hat, ruft in der nächsten Runde den nächsten Tauschbefehl aus. Schafft es ein Kind über zwei Runden nicht, sich einen „Tauschplatz" zu ergattern, steht es ihm frei, den Befehl zu erweitern, indem es ausruft: „Der Obstkorb fällt um". Dies bedeutet, dass alle Mitspieler ihren Platz tauschen müssen.

Platzeroberung

Alle Mitspieler sitzen im Stuhlkreis. Der Spielleiter steht in der Mitte. Er möchte sich gerne auf einen Platz setzen und schafft dies nur, indem er die anderen Mitspieler durch einen Tauschaufruf von ihren Plätzen lockt. Beispielaufrufe können sein:

- Alle Kinder, die gerne Fußball spielen, tauschen die Plätze.
- Alle Kinder, die in der vierten Klasse sind, tauschen die Plätze.
- Alle Kinder, die gerne Pizza essen, tauschen die Plätze.
- Alle Kinder, die eine Schwester haben, tauschen die Plätze.
- Alle Kinder, die braune Augen haben, tauschen die Plätze etc.

Sobald der Spielleiter einen Platz ergattert hat, wird die Runde von dem übriggebliebenen Mitspieler fortgesetzt.

Materialien: Stühle (einer weniger als die Anzahl der Mitspieler)

Der Flo macht immer so

Alle Mitspieler sitzen in einem Stuhlkreis. Der Spielleiter beginnt mit der Frage: *„Kennt ihr den wilden Flo?"* Die anderen Mitspieler antworten im Chor: *„Nein."* Darauf wiederum der Spielleiter: *„Der wilde Flo macht immer so."* Der Spielleiter stellt sich hin. Alle anderen tun es ihm gleich. Die Runde beginnt von Neuem und wird zunehmend durch eine Geste erweitert: Winken mit der rechten Hand, Winken mit der linken Hand, Arme beim Winken hoch nehmen, Stampfen mit dem rechten Bein, Stampfen mit dem linken Bein, Umhergehen im Raum, Wackeln oder Nicken mit dem Kopf, Schnalzen mit der Zunge oder Öffnen und Schließen des Mundes etc.

Materialien: Stühle

Stopptanz

Alle Mitspieler bewegen sich zur Musik tanzend im Raum. Sobald die Musik endet, muss jeder in seiner aktuellen Haltung ausharren. Derjenige, der sich als Letzter noch bewegt, muss sich für die laufende Runde nach draußen setzen. Der letzte Mitspieler hat gewonnen.

Materialien: CD-Player, Musik

Emotionstanz

Alle Mitspieler bewegen sich zur Musik tanzend im Raum. Vor jedem Stopp wird angekündigt welche Emotion beim nächsten Stopp erkennbar sein soll: Traurig, fröhlich, ängstlich, angeekelt, wütend, beschämt, entspannt, müde etc. Sobald die Musik endet, soll jedes Kind in die angekündigte Emotion verfallen.

Materialien: CD-Player, Musik

Luftballontanz

Es werden Pärchen gebildet. Die jeweiligen Spielpartner stellen sich einander gegenüber und verschränken die Arme hinter dem Rücken oder nehmen die Hände in die Hosentasche. Jedes Pärchen erhält nun einen Luftballon (wahlweise können auch Schachteln, Filmdöschen etc. genommen werden), den es sich zwischen die Nasen klemmt. Sobald die Musik beginnt, muss sich das Pärchen tanzend bewegen. Sobald ein Paar den Luftballon verliert, scheidet es für die laufende Runde aus. Gewonnen hat das Paar, welches zum Schluss den Luftballon noch zwischen den Nasen halten kann.

Materialien: Luftballons, CD-Player, Musik

Löffellauf

Alle Mitspieler stellen sich in eine Reihe. Es wird eine Start- und eine Stopplinie definiert (beispielsweise markiert durch ein Seil). Jeder Mitspieler erhält für jede Hand einen Löffel, die er parallel nach vorne hält. Quer auf die Löffel wird ein dritter Löffel gelegt. Die Kinder müssen nach dem Startsignal nun so schnell wie möglich versuchen, den

Löffel über die Ziellinie zu balancieren. Das schnellste Kind hat gewonnen.

Materialien: Zwei Seile zum Definieren der Start- und Ziellinie, drei Löffel

Kartoffelstaffel
Es werden zwei Gruppen gebildet. Ein Start- und ein Endpunkt werden definiert. Die Kinder müssen nun im Rahmen eines Staffellaufes eine Kartoffel auf einem Löffel balancieren. Für die Fortgeschrittenen können die Regeln auch verschärft werden, indem der Löffel auf den Knien rutschend balanciert wird oder aber in der Krabbelhaltung. Gewonnen hat die schnellere Gruppe.

Materialien: Zwei Seile zum Definieren der Start- und Ziellinie, Löffel, Kartoffel

Reihenspiel
Das Reihenspiel eignet sich vor allem zum Kennenlernen. Hierbei denkt sich der Spielleiter oder auch ein Mitspieler einen Befehl aus, nach dem sich alle anderen in einer Reihe aufstellen müssen: Reihenfolge nach Alter, Reihenfolge nach Schuhgröße, Reihenfolge nach Körpergröße, Reihenfolge nach Helligkeit der Haarfarbe, Reihenfolge nach Anzahl der Geschwister, Reihenfolge nach Entfernung des Wohnortes etc.

Dunkelchaos
Für das Dunkelchaos wird eine gerade Anzahl an Mitspielern benötigt. Auf jeweils zwei geheimen Kärtchen, steht ein Geräusch, das die Kinder im Dunkeln machen müssen, um ihren Partner zu finden. Beispielgeräusche sind: Grunzen, quietschen, schmatzen, bellen, krähen, Sirenenjaulen etc. Sobald die Mitspieler meinen, sich gefunden zu haben, erlischt das Geräusch. Die Auflösung erfolgt im Hellen.

Materialien: Kärtchen/Zettel, Stift, Möglichkeit zum Abdunkeln des Raumes

Brottütenknallen
Für das Brottütenknallen wird eine gerade Anzahl an Mitspielern benötigt. Die Mitspieler werden in zwei Gruppen aufgeteilt. Es wird eine Start- und eine Ziellinie festgelegt. Auf der Ziellinie wird für jedes Kind eine Butterbrottüte bereitgelegt. Ähnlich eines Staffellaufes rennen die Ersten einer Gruppe zum Ziel. Dort blasen sie so schnell wie möglich eine Butterbrottüte auf und bringen diese anschließend zum Knallen. Sobald die Tüte zerknallt, darf das Kind dem zweiten seiner Mannschaft einen Signalruf („Los", „Jetzt", „Flitz", „Brötchenalarm" etc.) als

Startzeichen senden. Die Gruppen sollten sich im Vorfeld auf zwei unterschiedliche Startzeichen einigen. Die schnellste Gruppe hat gewonnen.

Materialien: Brottüten (Anzahl der Mitspieler), zwei Seile zum Definieren der Start- und Ziellinie

Bücherlauf

Es werden Slalomhindernisse im Raum verteilt, so dass ein Parcours entsteht. Der Parcours muss mit den Kindern zuvor besprochen sein, so dass jedem Kind klar ist, wo es lang geht. Erschwerend bekommt jeder Mitspieler vor seinem Start ein Buch zwischen die Beine geklemmt. Dieses darf er nicht verlieren. Der Bücherlauf beginnt nach Ertönen des Startzeichens. Für jedes Kind wird die Zeit gestoppt. Der Schnellste ist der Sieger.

Materialien: Buch, Gegenstände, um einen Parcours zu erstellen (Stühle, Bälle etc.), Stoppuhr zum Messen der Zeit, Zettel und Stift zum Festhalten der Zeiten

Halmsammeln

Auf einen Teller werden bunte Smarties® gelegt. Auf einem Nebentisch steht ein Sammelschälchen für jedes Kind. Die Kinder erhalten den Auftrag innerhalb von zwei Minuten so viele gelbe, rote, braune ... Smarties® wie möglich mit einem Strohalm anzusaugen und in das Sammelschälchen zu transportieren. Die Hände dürfen beim Transport nicht als Unterstützung eingesetzt werden. Heruntergefallene Smarties® zählen nicht bei der Endauswertung. Sieger ist das Kind mit den meisten Smarties®. Zur Belohnung darf jedes Kind seine Beute essen.

Materialien: Teller, Smarties®, breite Strohhalme (Anzahl der Mitspieler), zwei Tische, Sammelschälchen

Becherwurf

Bunte Plastikbecher (10 → vierstöckig oder 15 → fünfstöckig) werden auf einem Tisch zu einer Pyramide aufgetürmt. Von einem definierten Abstand (je nach Alter fünf bis zehn Meter) hat jedes Kind drei Würfe, um so viele Becher wie möglich zu Fall zu bringen. Sieger ist das Kind, welches die meisten Becher zu Fall gebracht hat.

Materialien: 10 oder 15 Plastikbecher, Tisch, drei (Tennis-)bälle, Zettel und Stift zum Notieren der Trefferquote

Bewegungsraten

Das Bewegungsraten benötigt einen Mitspieler, der als Ratender beginnt. Er verlässt zu Beginn den Raum. Die anderen Mitspieler bestimmen einen heimlichen Direktor. Dieser muss während der Raterunde versuchen, so unauffällig wie möglich Bewegungen vorzumachen, die von den anderen nachgemacht werden müssen: Schreiben (pantomimisch), Ball trippeln (pantomimisch), Augenzwinkern, Mund öffnen und schließen, trommeln (pantomimisch) etc. Der Ratende muss versuchen, durch genaue Beobachtungen den Direktor zu identifizieren. Dies wird umso schwerer, wenn sich die Mitspieler im Raum bewegen oder die Bewegungen sehr unauffällig ablaufen. Sobald der Direktor identifiziert ist, muss dieser als Ratender die nächste Runde fortsetzen.

Igelspiel
Alle Mitspieler setzen sich auf einen Stuhl. Die Stühle werden im Raum durcheinander aufgestellt. Ein Spielleiter beginnt das Spiel, indem er sich an eine Stelle stellt, die möglichst weit von seinem Stuhl entfernt ist. Durch kleine Igelschrittchen versucht er nun, sich zurück auf seinen Stuhl zu bewegen. Die anderen Mitspieler versuchen jedoch dies zu verhindern, indem ein Mitspieler den freien Platz besetzt. Der Igel muss nun seine Route ändern und versucht, den nächsten freien Platz zu ergattern. Sobald der Igel einen Platz gefunden hat, beginnt die Runde mit dem Mitspieler, dessen Platz erobert wurde. Aber Achtung: Es dürfen nicht mehrere Spieler versuchen, gleichzeitig den freien Platz zu besetzen. Es darf also immer nur ein Mitspieler aufstehen.

Materialien: Stühle (Anzahl der Mitspieler)

Bändchendiebe
Jeder Mitspieler erhält drei Bändchen (Stoffstreifen, Mullbinde etc.) die es sich in den Hosenbund, in den Halsausschnitt, in die Hosentaschen steckt. Beim Kommando „Die Bändchendiebe sind wieder unterwegs" versuchen sich die Mitspieler die Bändchen gegenseitig zu klauen. Dabei müssen sie versuchen, ihre eigenen Bändchen möglichst lange zu behalten und möglichst viel Bändchen der anderen zu erobern. Gewonnen hat der Dieb mit der größten Beute.

Materialien: Stoff- oder Mullbindenbändchen (drei pro Mitspieler)

2.7 Notwendige Maßnahmen vor der Durchführung

Die Durchführung des VIA erfordert eine sorgfältige Vorbereitung und Beachtung notwendiger Maßnahmen, die für einen reibungslosen Ablauf empfehlenswert sind.

Neben der Diagnostik, die zur Sicherung der Indikation und Analyse individueller Behandlungsziele erforderlich ist, bedarf es einer Aufklärung über den Ablauf des VIA. Diese sollte im Rahmen eines Vorgespräches sowohl mit dem Kind als auch mit den Bezugspersonen gemeinsam geführt werden. Etwaigen Fragen und Unsicherheiten kann in diesem Gespräch Rechnung getragen werden. Dies ist unbedingt erforderlich zumal es selten Kinder gibt, die ohne Vorbehalte oder Ängste einer Teilnahme sofort zustimmen. Dennoch haben wir die Erfahrung gemacht, dass es bei allen Vorbehalten im Vorfeld kaum ein Kind gab, das das Training letztlich nicht genossen hat. Sowohl den Eltern, als auch den Kindern wird die notwendige Teilnahme am Elterntraining nahegelegt und somit verdeutlicht, dass es der Mitarbeit aller Beteiligten bedarf. Für die endgültige Teilnahme wird eine schriftliche Zusage und Einständniserklärung des Kindes sowie der Sorgeberechtigten empfohlen. Die wesentlichen Inhalte des VIA können den Familien schriftlich als Flyer noch einmal mitgegeben werden. Dies ist insbesondere dann günstig, wenn nicht alle Sorgeberechtigten oder Bezugspersonen beim Aufklärungsgespräch anwesend sein können. Im Rahmen des Vortermins sollten folgende Aspekte geklärt werden:

- Wer bringt und holt das Kind ab?
- Sollte das Kind die Wege bereits alleine bewerkstelligen, bedarf es einer schriftlichen Einverständniserklärung der Sorgeberechtigten.
- Nimmt das Kind Medikamente? Wenn ja, sollten hierzu die notwendigen Informationen (Art der Medikation, Einnahmezeiten, Dosierung) eingeholt werden. Aufgrund der häufigen Nebenwirkung eines Appetitverlustes kann es sinnvoll sein, dass die Einnahme erst nach dem VIA-Frühstück stattfindet. Dies muss individuell mit den Eltern abgesprochen und geregelt werden.
- Bedarf das Kind in Ausnahmefällen einer Notfall-/Bedarfsmedikation? Wenn ja, sollte diese sicher von den Mitarbeitern aufbewahrt werden.
- Hat das Kind Allergien oder andere Erkrankungen (Heuschnupfen, Asthma, Diabetes etc.) oder Rituale (Vegetarische Ernährung, religiös bedingte Gebote bei der Ernährung etc.), auf die im Rahmen des VIA Rücksicht genommen werden muss?
- Sind die Eltern mit der Teilnahme an einem Ausflug einverstanden?
- Müssen für die Teilnahme an dem Ausflug besondere Einverständniserklärungen eingeholt werden?

Ein reibungsloser Ablauf bedarf einer intensiven Auseinandersetzung und Vorbereitung des gesamten Teams. Die Kenntnis über die Inhalte des VIA, den Ablauf und die therapeutischen Methoden, die zur Anwendung kommen, müssen unbedingt voraussetzbar sein.

Im Rahmen einer Team-Vorbesprechung sollten darüber hinaus Aufgaben verteilt werden. Wer ist für die Essensbestellung zuständig? Wer ist für die Entspannungseinheiten oder die Freizeit verantwortlich? Wer sorgt dafür, dass die Materialien für die jeweils bevorstehende Einheit zur Verfügung stehen? Wer besorgt noch fehlende Materialien?

Die Zusammenstellung der Bausteine sollte nach Möglichkeit gemeinsam gemacht werden. Auf diese Weise können auch einzelne Verantwortungsbereiche untereinander aufgeteilt werden. Zu beachten gilt, dass jeder Mitarbeiter ausreichend Möglichkeit zur Entlastung und Pausen einplanen sollte. Bei der Planung und Vorbereitung des Ablaufplanes und der verwendeten Manualbausteine empfehlen wir folgendes Vorgehen:

- Auswahl der Bausteine zum sozialen Kompetenztraining
- Auswahl der Bausteine zur vertiefenden Projektarbeit. Aber Achtung: Insbesondere für das Einstudieren und die Vorbereitung des Theaterstücks muss ausreichend Zeit eingeplant werden!
- Auswahl der Entspannungsmethoden
- Auswahl und Besorgung aller notwendigen Materialen (siehe Materaliencheckliste)
- Aufgabenverteilung der Mitarbeiter

Es kann sehr hilfreich sein, wenn Informationen, die zu den jeweiligen Kindern, ihren Familien und den Lebensbedingungen vorliegen, im Team besprochen werden. Selbstverständlich gilt hierbei die Schweigepflicht ernst zu nehmen und die Information ausschließlich im Team als wertvolle Information zur verbesserten Einschätzung eines Kindes zu verstehen.

Zur Orientierung sollten in jedem Raum, der für die Durchführung des VIA genutzt wird, ein großer Ablaufplan aufgehängt werden. Zudem können die Räume nach Außen durch Türschilder, Luftballons oder Luftschlangen gekennzeichnet werden.

Für jedes Kind sollte eine Kiste oder ein Fach mit seinem Namen zur Verfügung stehen. Hier können persönliche Dinge (z.B. für die Freizeit) aufbewahrt werden.

Für das erste Frühstück sollten die festen Sitzplätze durch ein Tischkärtchen mit dem Namen des Kindes und der Mitarbeiter gekennzeichnet werden.

Für jedes Kind sollte ein Ordner oder ein Buch vorbereitet werden. Hier können alle Arbeitsmaterialien, die im Laufe des VIA entstehen, gesammelt oder eingeklebt werden.

2.8 VIA-Elterntraining

Um die Behandlungseffekte, die durch die Intensivbehandlung angestrebt werden, auch in den sozialen Alltag der Kinder zu übertragen, wird programmbegleitend ein Elterntraining durchgeführt. Dies begründet sich in der Tatsache, dass Verhaltensprobleme maßgeblich auch durch die sozialen Lernbedingungen in der Familie begünstigt bzw. beeinflusst werden. Um positive Verhaltensweisen sowie Kompetenzen zu fördern und aufzubauen, sind vielfach Umstrukturierungen bisheriger Erziehungsbedingungen notwendig. Aus diesem Grunde wird eine verbindliche Teilnahme am Elterntraining ausdrücklich empfohlen.

Darüber hinaus ist zu erwarten, dass sich die Bereitschaft der Kinder, ihr Verhalten zu ändern, positiv beeinflussen lässt, wenn sie durch die Teilnahme und Mitarbeit der Eltern erfahren, dass sie nicht allein als „schuldig" oder „behandlungsbedürftig" betrachtet werden, sondern sich die Aufforderung zur Veränderung an alle Familienmitglieder gleichermaßen richtet.

Das VIA-Elterntraining findet über neun Sitzungen in einem Zeitraum von 90 Minuten statt, wobei die Anzahl der Sitzungen je nach Bedarf auch flexibel gehandhabt werden kann. Sinnvoll ist es, die ersten Sitzungen (mindestens zwei) vor Beginn des Intensivtrainings für die Kinder durchzuführen. In diesem Rahmen können die Eltern einen detaillierten Überblick über die Grundziele des VIA erhalten und Fragen zum Ablauf geklärt werden. Zudem haben sie die Möglichkeit, sowohl die Mitarbeiter als auch die Familien der anderen Kinder kennen zu lernen.

Unterschiedliche Ziele werden im Elterntraining angestrebt. Zunächst steht die Vermittlung von Wissen über die Entstehung von Aufmerksamkeitsstörungen, impulsivem und aggressivem Verhalten sowie die Aufrechterhaltung entsprechender Verhaltens- und Beziehungsprobleme im Vordergrund. Hieraus ableitend werden mit den Eltern Erkenntnisse über mögliche und förderliche Veränderungen im Erziehungskontext erarbeitet. Die Eltern lernen, die Verhaltensprobleme ihres Kindes zu verstehen, angemessen zu interpretieren und vor allem hierauf adäquat zu reagieren. Neue Erziehungsstrategien, wie die Etablierung verbindlicher Regeln, die Formulierung kindgerechter Aufforderungen sowie die positive Beachtung und Wertschätzung von erwünschten Verhaltensweisen und Kompetenzen durch unterschiedliche Verstärkerstrategien bilden einen wichtigen Schwerpunkt im Training. Ein weiteres Ziel ist die Vermittlung angemessener Reaktionen bei unerwünschten Verhaltensweisen wie Impulsdurchbrüchen, verbaler und körperlicher Aggression, Opposition oder Regelverstößen. Da eine vollkommene Reduktion allen Problemverhaltens im Rahmen des Elterntrainings nicht erreicht werden kann, werden mit jeder Familie zwei bis drei konkrete Problemverhaltensweisen schriftlich formuliert, deren Reduktion im Zentrum der gemeinsamen Arbeit steht und durch deren Verbesserung eine deutliche Entlastung in den Familien erreichbar scheint. Durch eine wiederholte Einschätzung zur Ausprägung des Problemverhaltens sowie der Selbstbewertung eigener Erziehungssicherheit im Umgang mit dem Verhalten wird der Verlauf dokumentiert und bewertet.

Für die Durchführung des Elterntrainings stehen ausgearbeitete Materialien zu neun Themenbereichen zur Verfügung. Ein Überblick zu den Themen bietet Tabelle 2.2. Zu jedem Thema liegen Präsentationsfolien

(PowerPoint: ET_PP_01 bis ET_PP_09) sowie Informations- und Arbeitsblätter (ET_IA_01 bis ET_IA_09) auf der beigefügten CD vor. Die erste (1) und die letzte (9) Sitzung empfehlen wir entsprechend der Vorgaben beizubehalten. Für die übrige Durchführung können die Themen je nach Bedarf in der Reihenfolge der Bearbeitung variiert werden. Wenn es sich anbietet, können auch zwei Themenblöcke in einer Sitzung durchgeführt werden. Auch ist es unter Umständen sinnvoll, das Thema Umgang mit Wut bei Bedarf auf zwei Sitzungen auszuweiten.

Im Folgenden werden die Sitzungen in ihrem Inhalt, ihren Zielen und ihrem Ablauf beschrieben. Ergänzend werden Empfehlungen für die Durchführung aufgeführt. Hinweise, die für die Besprechung der Hausaufgaben von Bedeutung sein könnten, werden ebenfalls an die Beschreibung der dazugehörigen Sitzung angefügt, obwohl sie erst für den Beginn der nächsten Sitzung von Bedeutung sind. Allgemeine Empfehlungen für die Durchführung des Elterntrainings sind in Kapitel 2.8.10 aufgeführt. Diese beziehen sich auf das gesamte Training und sollten für die Durchführung jeder Sitzung berücksichtigt werden.

Tabelle 2.2. Überblick der Themen und Materialien zur Durchführung des Elterntrainings

	Themen	Präsenta-tionsfolien	Information-und Arbeits-materialien
1	**Ich möchte unsere Situation besser verstehen –** ADHS und aggressives Verhalten: Einführung	ET_PP_01	ET_IA_01
2	**Wie wird unsere Beziehung besser?** – Das finde ich schön an dir: Den Fokus auf das Positive lenken und durch Lob verstärken	ET_PP_02	ET_IA_02
3	**Meine, deine, unsere Zeit** – Etablierung wertvoller Zeiten als Grundlage für eine positive Beziehung	ET_PP_03	ET_IA_03
4	**Komm, lass uns Lösungswege finden** – Festlegung verbindlicher Regeln als Grundlage für eine verlässliche Beziehung	ET_PP_04	ET_IA_04
5	**Ich möchte, dass du tust, was ich dir sage** – Aufforderungen angemessen formulieren und ihre Umsetzung begleiten	ET_PP_05	ET_IA_05
6	**Das hast du dir verdient** – Verstärkersysteme zum Aufbau erwünschter Verhaltensweisen	ET_PP_06	ET_IA_06
7	**Dann musst du aus Erfahrung lernen** – Logische Konsequenzen bei Regelverstoß, Opposition und anderem Fehlverhalten	ET_PP_07	ET_IA_07
8	**Du machst mich wütend** – Umgang mit Wutanfällen und Aggressionen	ET_PP_08	ET_IA_08
9	**Das nehme ich mit** – Rückblick auf das VIA-Elterntraining Notfallplan für zukünftige Krisen	ET_PP_09	ET_IA_09

2.8.1 „Ich möchte unsere Situation besser verstehen"

Inhalt: Gruppenregeln, Überblick über das VIA-Elterntraining, ADHS und aggressives Verhalten: Einführung

Materialien: ET_PP_01, ET_IA_01, Ordner für alle Teilnehmer (z.B. Schnellhefter oder Sammelmappen), Stifte zum Mitschreiben, technische Materialien für die PowerPoint-Präsentation oder Overhead zur Präsentation der Folien

Ziel: Vermittlung von Wissen zu Ursachen, Symptomen, Verläufen und Behandlungsmöglichkeiten von Aufmerksamkeitsdefizit-/Hyperaktivitätsstörungen und aggressivem Verhalten

Durchführung

Vorstellung: Das Training beginnt mit einer Vorstellungsrunde der Mitarbeiter und Teilnehmer. Alle Eltern werden gebeten, sich vorzustellen und von ihrem Kind zu berichten (Name, Alter, Anzahl der Geschwisterkinder etc.). Auch sollen die Eltern benennen, was ihnen im Bezug auf ihr Kind am meisten Sorgen bereitet und welche Eigenschaften sie an ihrem Kind schätzen oder gerne mögen.

Hinweis: Anzuraten ist, während der Vorstellungsrunde Notizen zu machen, die dann als Beispiele im Laufe des Trainings wieder aufgegriffen werden können. Zudem ergeben sich durch die Beschreibung der Eltern wichtige Hinweise hinsichtlich der Wahrnehmung und Interpretation problematischer Situationen sowie dem Umgang der Eltern mit diesen.

Gruppenregeln: Als gemeinsame Arbeitsgrundlage sollten in der ersten Sitzung verbindliche Vereinbarungen festgelegt werden. Hierdurch wird den Eltern verdeutlicht, dass sie als Teil einer Gruppe maßgeblich zum Gelingen des Trainings beitragen, aber auch den anderen Gruppenmitgliedern gegenüber eine Verantwortung übernehmen. Zum einen können die Eltern formulieren, welche Vereinbarungen ihnen wichtig sind. Zum anderen haben sich folgende Vereinbarungen als hilfreich erwiesen:

- **Organisatorische Verbindlichkeit** (d.h. jeder verpflichtet sich zu einer verbindlichen Teilnahme, pünktlichen Wahrnehmung der Termine sowie rechtzeitigen telefonischen oder schriftlichen Absage bei dringender Verhinderung)
- **Schweigepflicht** (d.h. persönliche Informationen, Erfahrungen oder Erlebnisse sollten außerhalb der Gruppe nicht bzw. anonymisiert besprochen werden)
- **Respektvoller Umgang miteinander** (d.h. ausreden lassen, zuhören, keine Schuldzuweisungen, gegenseitige Unterstützung)

Darüber hinaus sollten folgende Aspekte zur Förderung der Selbstreflexion und Eigenverantwortung besprochen werden:

- **Eigenverantwortung und Mitarbeit** (d.h. jeder trägt mit seiner Mitarbeit zum Gelingen bei, jedoch sollte jeder selbst bestimmen, wie aktiv oder passiv er teilnehmen will; jeder passt auf sich selbst auf)
- **Gemeinsame Erarbeitung von Lösungen** (d.h. jeder ist gleichermaßen zur Ideensammlung und zum Erfahrungsaustausch eingeladen)
- **Üben ist wichtiger als reden** (d.h. praktische Umsetzung führt zu positiver Veränderung, jeder kann sich zum Trainieren und zur Durchführung der Hausaufgaben motiviert fühlen)
- **Individuelle Themen müssen im Einzelgespräch geklärt werden**

Hinweise: Viele Eltern reagieren zunächst befremdlich auf die explizite Formulierung von Vereinbarungen. Gleichwohl wird hierdurch eine Arbeitsgrundlage und Verbindlichkeit unterstrichen, die für die Durchführung hilfreich ist.

Die oben aufgeführten Vereinbarungen können auf Folie präsentiert sowie den Eltern als Informationsblatt für den Trainingsordner (siehe unten) mitgegeben werden. Für die Realisierung einer positiven Arbeitsatmosphäre kann ein Beitrag durch die Eltern (beispielsweise durch die Organisation von Getränken oder eines Snacks) angeregt werden. Es hat sich für die Gruppenbildung als positiv erwiesen, Eltern in die Verantwortung einzubeziehen.

Überblick über das VIA-Elterntraining: Alle bekommen einen Ordner ausgeteilt, der für die Sammlung der Arbeitsmaterialien sowie eigener Notizen während des Trainings vorgesehen ist.

Hinweis: Es empfiehlt sich, die Ordner so vorzubereiten, dass sich das Deckblatt mit allen wichtigen Informationen (z.B. Termine, Erreichbarkeit der Einrichtung), die Gruppenvereinbarungen sowie ein Überblick der Trainingsinhalte bereits im Ordner befinden.

Um in das Thema einzuführen, erfolgt ein kurzes Brainstorming, in dem die Eltern zu ihrem Wissen und Verständnis von Aufmerksamkeitsdefizit-/Hyperaktivitätsstörungen und aggressivem Verhalten befragt werden.

„Ich möchte unsere Situation besser verstehen" – Aufmerksamkeitsdefizit-/Hyperaktivitätsstörungen und aggressives Verhalten: Eine Einführung. Anhand der Folien erfolgt eine Darstellung der Kernprobleme von ADHS und aggressivem Verhalten bzw. Störungen des Sozialverhaltens sowie begleitendender Auffälligkeiten. Mögliche Ursachen bzw. aktuelle Erklärungsansätze werden vorgestellt und dis-

kutiert. Die wesentlichen Inhalte sind in den Informations- und Arbeitsmaterialien unter „Wissenswertes zur Symptomatik und den Ursachen
von ADHS und aggressivem Verhalten" für die Eltern zusammengefasst. Die Folien orientieren sich an den Leitlinien der Deutschen Gesellschaft für Kinder- und Jugendpsychiatrie (2007).

Hinweise: Zur Vorbereitung der Sitzung empfiehlt sich die Lektüre
entsprechender Ausführungen (z.B. Kapitel eins: Theoretischer Hintergrund, Baving 2006, Döpfner et al. 2000c, Döpfner et al. 2007).

Insbesondere zur Wirkweise medikamentöser Behandlung ergeben
sich für die Eltern erfahrungsgemäß viele Fragen. Sollte das Training
durch nicht-medizinische Mitarbeiter durchgeführt werden, ist auf
einen ärztlichen Fachkollegen zu verweisen bzw. ein solcher während
der ersten Sitzung mit einzubeziehen.

Es empfiehlt sich, Fragen unmittelbar zu beantworten bzw. den
Inhalt der Informationen mit den Erfahrungen der Eltern möglichst
konkret zu diskutieren. Folgende Fragen können hilfreich sein: In welcher Weise äußern sich die Schwierigkeiten bei Ihrem Kind? Erkennen
Sie vereinzelte Probleme auch bei anderen Familienmitgliedern? Welche Annahmen hatten Sie bisher zu den Ursachen des Problemverhaltens? etc.

Es bietet sich an, die erste Stunde mit der Folie **„Was können Elterntrainings leisten?"** zu beenden, um den Eltern einen Hinweis auf das,
was im Rahmen der folgenden Sitzungen zu erwarten ist, zu geben.

Hausaufgabe: Den Eltern wird der Auftrag gegeben, sich in der kom-
menden Woche zu überlegen, welche Problemverhaltensweisen sie im
Rahmen des Elterntrainings bearbeiten möchten und das Arbeitsblatt
auszufüllen und zur nächsten Sitzung mitzubringen. Bereits bei der
Vergabe der Hausaufgabe sollten die Eltern darauf hingewiesen werden, dass eine globale Verbesserung aller Problembereiche nicht realistisch ist. Vielmehr soll im Rahmen des Elterntrainings eine Reduktion
sehr belastender Situationen und eine Anleitung zur weiteren Selbst-
hilfe erreicht werden.

Hinweise: Durch die regelmäßige Vergabe von Hausaufgaben wird die
Notwendigkeit, den Inhalt des Trainings im Alltag zu integrieren oder
zu üben, unterstrichen. Es empfiehlt sich, dass die Eltern ihrem Kind
mitteilen, dass sie im Elterntraining auch Hausaufgaben erledigen
müssen. Dies unterstreicht bei den Kindern den Eindruck, dass die
Eltern bereit sind, an der Veränderung der Probleme aktiv mitzuarbei-
ten und ihren eigenen Beitrag leisten müssen.

**Hinweise für die Besprechung der Hausaufgabe zu Beginn der
nächsten Sitzung:** Mit allen Eltern werden die Ziele für die Veränderung des beschriebenen Problemverhaltens besprochen und gegebe-

nenfalls konkretisiert. Insbesondere, wenn es gelungen ist, problematisches Verhalten genau zu beobachten und zu beschreiben, sollte dies positiv rückgemeldet werden. Mit den Eltern, die keine Hausaufgaben gemacht haben, sollten Ziele während der aktuellen Sitzung festgelegt werden.

2.8.2 „Wie wird unsere Beziehung besser?"

Inhalt: Den Fokus auf das Positive lenken und durch Lob verstärken

Materialien: ET_PP_02, ET_IA_02, Stifte zum Mitschreiben, technische Materialien für die PowerPoint-Präsentation oder Overhead zur Präsentation der Folien, zwei Plakate und Stifte für die Kleingruppenarbeit

Ziel: Vermittlung eines Verständnisses dafür, dass positive Verhaltensweisen dann aufgebaut und verstärkt werden, wenn regelmäßig Lob, Beachtung und Anerkennung auf erwünschtes Verhalten folgt.

Durchführung:

Besprechung der Hausaufgabe: Siehe Besprechungshinweis für die Hausaufgabe der Durchführungsbeschreibung von der letzten Sitzung.

Ablauf der Sitzung: Die Sitzung beginnt mit einem Exkurs, in dem verdeutlicht werden soll, in welchem lerntheoretischen Zusammenhang die Entstehung positiver und negativer Beziehungsmuster verstanden werden kann.

Zunächst erfolgt ein Brainstorming zur aktuellen Situation. Hierbei werden die Eltern gebeten einzuschätzen, wie häufig sie ihr Kind bitten, etwas zu tun (aufräumen, mit den Hausaufgaben anfangen etc.) und wie oft ihr Kind sofort das tut, wozu es gebeten wurde.

Positive und negative Beziehungsmuster: Anhand der Folien erfolgt die Erarbeitung eines verhaltenstherapeutischen Erklärungsmusters zur Entstehung von positiven und negativen Interaktionen. Hierbei wird den Eltern verdeutlicht, dass sich die Verhaltensweisen bzw. Reaktionen sowie die einhergehenden Emotionen wechselseitig beeinflussen. Insbesondere negative Beziehungsmuster führen oft zu einer Aufrechterhaltung oder Verstärkung von Verhaltensproblemen. Auch wird erläutert, dass Kinder aus wiederholt ungünstig ablaufenden Interaktionen „etwas lernen". Beispielsweise, dass es „sich lohnt", nicht auf seine Mutter zu hören, wenn sie die Aufforderung stellt, das Zimmer aufzuräumen, denn in der Regel hört sie mit dem Schimpfen irgendwann auf (man muss das Spielen nicht unterbrechen) und meistens räumt die Mutter das Zimmer später selbst auf.

Loben: Zum Einstieg in das Thema Loben wird mit den Eltern ein Rollenspiel durchgeführt:

- Zwei Personen werden außerhalb der Gruppe instruiert.
- Person 1 bekommt die Aufgabe, sich etwas Besonderes für zwei Feste zu überlegen (Kindergeburtstag, Familienfest, Party etc.).
- Person 2 erhält die Instruktionen für die Interaktion:
- „Reagieren Sie auf den **ersten Vorschlag positiv**: Unterstreichen Sie Ihre Begeisterung durch freundlichen Blickkontakt, Lächeln, interessierte Nachfragen, Zugewandtheit in Gestik und Mimik und loben Sie ihren Partner für diese gelungene Planung."
- „Reagieren Sie auf den **zweiten Vorschlag negativ**: Beschäftigen Sie sich mit anderen Tätigkeiten, fallen Sie Ihrem Partner ins Wort, kritisieren Sie die Ideen in unfreundlichem Ton, wenden Sie sich ab und unterstreichen Sie in Gestik und Mimik, dass sie von dem Vorschlag nichts halten."
- Es folgen zwei Einheiten des Rollenspiels. In jeder Einheit präsentiert Person 1 einen „Eventvorschlag".
- Person 2 reagiert gemäß den oben genannten Instruktionen.
- Anhand einer gemeinsamen Auswertung erfolgt die Besprechung der Selbst- und Fremdwahrnehmung der Beispielsituationen.

Hinweise: Das Rollenspiel kann durch die Verteilung von zwei unterschiedlichen Personen, die auf jeweils einen Vorschlag von Person 1 reagieren, variiert werden.

Insbesondere die negative Rückmeldung sollte so besprochen werden, dass kein unangenehmer Eindruck bei Person 1 zurückbleibt.

Im weiteren Verlauf erfolgt ein Brainstorming. Hierbei werden die Eltern zur Häufigkeit von Lob und Kritik gegenüber ihrem Kind befragt. Es zeigt sich häufig, dass Eltern deutlich mehr Ermahnungen oder Kritik aussprechen, als Lob und Anerkennung für positive Verhaltensweisen und Dinge, die gut laufen, zurückzumelden.

Gemeinsam werden Funktionen von Lob und deren Bedeutung für eine positive Verhaltensänderung erarbeitet. Beispielhaft können folgende Aspekte angeführt werden: Lob dient als Rückmeldung, Lob motiviert, Lob führt zu Verhaltenssteigerung, durch Lob kann Stolz und Anerkennung zum Ausdruck gebracht werden, Lob schafft eine gute Atmosphäre, Lob übernimmt Modellfunktion für einen netten Umgang mit anderen etc.

Hinweis: Viele Eltern übersehen die langfristigen Effekte von Lob und Anerkennung auf die Entwicklung einer positiven Selbstbeurteilung und eines angemessenen Selbstwertgefühls. Hierauf sollte im Besonderen hingewiesen werden.

Häufig zeigen Eltern Bedenken, ihr Kind für vermeintlich alltägliche Dinge zu loben. Auch in Familien, die durch ausgeprägte Verhaltensprobleme oder weitere Belastungen stark beeinträchtigt sind, fehlt es oft an einer elterlichen Bereitschaft, das Kind für Kleinigkeiten zu loben. Hier sollte genügend Zeit eingeplant werden, um Eltern zu ermutigen, ihrem Kind mehr Aufmerksamkeit für erwünschtes Verhalten oder (vergessene) positive Eigenschaften ihres Kindes zukommen zu lassen. Eltern können sich die positiven Effekte von Lob bisweilen besser vorstellen, wenn sie an Beispielen aus dem Erwachsenenleben konkretisiert werden. („Was verändert sich, wenn Sie durch Ihren Partner oder Chef regelmäßig gelobt werden?")

Anhand der Präsentationsfolien zu dieser Sitzung werden Empfehlungen zur Durchführung von Lob erarbeitet.

Hinweise: Zur Besprechung der Empfehlungen sollte den Eltern das Informationsmaterial ausgeteilt werden, da so individuelle Notizen zu den jeweiligen Punkten möglich sind.

Der Inhalt der Empfehlungen scheint zunächst sehr leicht durchführbar. Gleichwohl sollten die Eltern darauf vorbereitet werden, dass die Umsetzung aufgrund gewohnter, häufig negativer Interaktionsmuster in aller Regel zu Schwierigkeiten führen kann, mit denen sie nicht rechnen. Daher erscheint es wichtig, die Eltern darin zu bestärken, die Empfehlungen als Aufforderung zum kontinuierlichen Üben zu verstehen und nicht zu hohe Erwartungen an sich zu stellen. Um den Inhalt zu verfestigen, kann abschließend folgende Übung gemacht werden.

Übung: Anhand von Situationen, die üblicherweise als problematisch bewertet werden, erfolgt die Besprechung, dass auch in schwierigen Situationen Teilaspekte positiv verstärkt werden können.

Beispielsituationen:

- Kai trödelt morgens üblicherweise herum. Auf welche Verhaltensweisen könnten Sie achten, um ihn zu loben? (schnelles Aufstehen, eigenständiges Anziehen, an Schulsachen denken etc.)
- Kai macht Hausaufgaben. Welche Teilschritte könnten durch Lob verstärkt werden? (sich an den Tisch setzen, die Sachen ohne Aufforderung auspacken etc.)
- Weitere Situationen: Aufräumen, Spiel mit anderen, ins Bett gehen, Einkaufen im Supermarkt etc.

Hinweis: Bei der Durchführung empfiehlt sich die Arbeit in zwei Kleingruppen, in denen sich die Eltern mögliche Verhaltensaspekte, die gelobt werden könnten, ausdenken. Sinnvoll ist die Ausformulierung gemäß der zuvor besprochenen Empfehlungen für die Umsetzung angemessenen Lobs. Die Kleingruppen präsentieren im Anschluss ihre Ideen.

Hausaufgabe: Als Hausaufgabe erhalten die Eltern den Auftrag ihr Kind zu loben und die Situationen zu protokollieren.

Hinweis: Anzuraten ist, mehrere Protokollbögen zu verteilen, so dass sich die Eltern dazu aufgerufen fühlen, möglichst täglich eine Beispielsituation zu beschreiben.

Da es beim Loben häufig auf die Details ankommt, sind bei der Bearbeitung der Hausaufgaben detaillierte und konkret ausformulierte Notizen wichtig. Hierzu wird den Eltern ein Beispielprotokoll zur Veranschaulichung mitgegeben.

Hinweis für die Besprechung zu Beginn der nächsten Sitzung: Alle Eltern sollten die Möglichkeit erhalten, mindestens eine Beispielsituation zu berichten.

Im Rahmen der Rückmeldung sollte die geschilderte Situation auf die Einhaltung der Empfehlungen aus der letzten Sitzung überprüft werden. Angemessenes Lob sollte ausreichend honoriert und bestätigt werden. Kritik an nicht angemessenem Lob sollte immer verständliche Verbesserungsvorschläge und Ermutigungen zum Üben einschließen.

2.8.3 „Meine, deine, unsere Zeit"

Inhalt: Etablierung wertvoller Zeiten als Grundlage positiver Beziehung

Materialien: ET_PP_3, ET_IA_3, Stifte zum Mitschreiben, technische Materialien für die PowerPoint-Präsentation oder Overhead zur Präsentation der Folien, für die Rollenspielübung: Gesellschaftsspiel, Plakat und Stift

Ziel: Etablierung von „schönen Zeiten", in denen Eltern und Kind miteinander und aneinander Spaß haben (I) sowie Vermittlung wesentlicher Aspekte zum Stressmanagement von Eltern (II) zur Vermeidung eines Burn-out.

Angenommen wird, dass die gemeinsame Zeit für den Aufbau gegenseitiger Wertschätzung und Beachtung sowie einer positiven Beziehung von entscheidender Bedeutung ist.

Durchführung:

Besprechung der Hausaufgabe: Siehe Besprechungshinweis für die Hausaufgabe der Durchführungsbeschreibung von der letzten Sitzung.

Ablauf der Sitzung I: Zunächst erfolgt eine Einschätzung zur aktuellen Situation. In vielen Familien zeigt sich, dass die gemeinsamen Zeiten sowohl von den Eltern als auch von den Kindern häufig als problembelastet und anstrengend erlebt werden. Darüber hinaus wird im Alltag kaum gemeinsame Zeit mit Beschäftigungen verbracht, die nicht im Zusammenhang mit Anforderungen oder Alltagspflichten stehen.

Hinweise: Im Rahmen der Besprechung können die Eltern dafür sensibilisiert werden, dass ihre Kinder die familiären Beziehungen ebenfalls häufig als sehr negativ erleben. Meist dominiert bei den Kindern der Eindruck, dass die Eltern alles bestimmen und die Kinder wenig mitentscheiden lassen. Auch wenn es im Alltag erforderlich ist, dass die Kinder durch elterliche Vorgaben Struktur und Regeln, Anleitung und Begleitung erfahren, ist es wichtig, den Kindern auch Situationen einzuräumen, in denen sie sich als gleichberechtigt und in ihren Bedürfnissen und Interessen ernst genommen erleben.

Mit der Einführung von „schönen" Zeiten, das heißt klar definierten Zeiten, in denen das Kind gemeinsame Beschäftigungen auswählen und bestimmen darf, ist es möglich, den Kindern Interesse und Aufmerksamkeit zu schenken und dem üblicherweise als ungleich erlebtem Machtverhältnis entgegen zu wirken. Viele Kinder erleben dieses Zugeständnis als positiv. Die Etablierung von gemeinsamen nicht belasteten Aktivitäten wirkt sich meist sehr positiv auf die Beziehung zwischen Eltern und Kind aus.

Anhand weiterer Präsentationsfolien werden Empfehlungen für die Etablierung „schöner" Zeiten besprochen und erarbeitet.

Um den Inhalt zu verfestigen, werden folgende Rollenspielübungen vorgeschlagen:

Jeweils zwei Personen erhalten die Instruktion folgende Situationen im Rollenspiel darzustellen:

• Mama berichtet Kai von ihrem Anliegen eine „schöne" Zeit einzuführen.

• Papa leitet Kai an, die Regeln selbstständig zu formulieren und schriftlich festzuhalten.

• Papa und Kai spielen „Mensch-ärgere-dich-nicht". Kai schummelt und läuft mehr Schritte, als er würfelt.

• Mama erklärt Kai, dass sie aufgrund eines Zahnarzttermins die „schöne" Zeit nicht einhalten kann.

Nach jedem Rollenspiel wird rückgemeldet, was gut umgesetzt wurde und was noch verbessert werden könnte.

Hinweis: Um die Rollenspiele möglichst alltagsnah nachzuspielen, sollten auch Utensilien hinzugenommen werden (Plakat und Stift, Spiel).

Hausaufgabe I: Als Hausaufgabe erhalten die Eltern den Auftrag, mit ihrem Kind eine „schöne" Zeit in ihrem Alltag zu etablieren. Die Vereinbarungen sollen schriftlich festgehalten und zur nächsten Sitzung mitgebracht werden.

Hinweis für die Besprechung zu Beginn der nächsten Sitzung: Es werden die Erfahrungen, die mit der Hausaufgabe gemacht wurden, besprochen. Welche Reaktionen haben die Eltern erhalten? Wie leicht konnten die Empfehlungen umgesetzt werden? Welche Abwandlungen wurden vorgenommen? Was ist bei der weiteren Umsetzung zu bedenken?

Ablauf der Sitzung II: Im ersten Teil der Sitzung wurde herausgearbeitet, dass es wichtig ist, wertvolle Zeit gemeinsam mit seinem Kind zu verbringen, um negativ geprägte Interaktionen schrittweise zu verändern nach dem Grundsatz „keine Erziehung ohne Beziehung". Neben dem Beziehungsaspekt ist für eine wirksame Umsetzung effektiver Erziehungsstrategien aber auch die psychische Belastbarkeit bzw. psychische Gesundheit der Eltern von maßgeblicher Bedeutung. Da bekannt ist, dass Eltern mit schwierigen Kindern häufig äußerst belastet sind und nicht immer genügend elterliche Ressourcen gegeben sind, den alltäglichen Anforderungen gerecht zu werden, empfiehlt es sich, das Thema Stressmanagement ergänzend oder in einer eigenen Stunde zu behandeln. Zudem ist zu berücksichtigen, dass bei vielen Eltern hyperaktiver und/oder impulsiv-aggressiver Kinder zum Teil ähnliche Probleme gegeben sind. Beispielsweise ist es für viele Eltern, bei denen ebenfalls eine ADHS Problematik vorliegt, sehr hilfreich, verschiedene, den Familienalltag strukturierende und entlastende Maßnahmen, zu besprechen.

Beginnend mit der Unterscheidung vermeidbarer und unvermeidbarer Stresssituationen wird den Eltern verdeutlicht, dass unterschiedliche Maßnahmen hilfreich sein können. Viele Eltern gestehen sich gerade in Zeiten größter Belastung kaum Zeit für sich ein oder sind der Überzeugung, sie seien schlechte Eltern, wenn nicht immer ihr Kind an erster Stelle steht. Hier ist es besonders wichtig, Eltern dafür zu sensibilisieren, dass es eine unabdingbare Voraussetzung ist, für sich zu sorgen, um seine Rolle als Eltern angemessen wahr zu nehmen. Vielen Eltern fällt es erfahrungsgemäß leichter, Zeit für sich zu realisieren, wenn die gemeinsame Zeit mit dem Kind in Form regelmäßiger Spielzeiten bereits in den Familienalltag etabliert wurde. In diesem Fall ist es dem Kind leichter zu vermitteln, dass auch Eltern Recht auf ihre eigene Zeit haben.

Hinweis: Es empfiehlt sich, auch in dieser Stunde Eltern konkret nach ihren Erfahrungen zu befragen, wann es ihnen besser gelingt, ihre Regeln und Anforderungen an das Kind durchzusetzen. Den meisten Eltern ist bewusst, dass dies viel mit ihren eigenen Ressourcen zu tun hat.

Hausaufgabe II: Unter Umständen ist es notwendig, Eltern konkret die Hausaufgabe zu geben, in der nächsten Woche Zeit für sich oder Zeit mit ihrem Partner einzuplanen.

Hinweis für die Besprechung zu Beginn der nächsten Sitzung: Es werden die Erfahrungen, die mit der Hausaufgabe gemacht wurden, besprochen. Welche Möglichkeiten der Entlastung und des Auftankens haben den Eltern geholfen?

2.8.4 „Komm, lass uns Lösungswege finden"

Inhalt: Festlegung verbindlicher Regeln als Grundlage für eine verlässliche Beziehung

Materialien: ET_PP_4, ET_IA_4, Stifte zum Mitschreiben, technische Materialien für die PowerPoint-Präsentation oder Overhead zur Präsentation der Folien

Ziel: Festlegung verbindlicher Familienregeln als Grundlage für Verlässlichkeit, Sicherheit und Orientierung sowie zur Reduktion von Konflikten aufgrund diskrepanter Erwartungen.

Durchführung:

Besprechung der Hausaufgabe: Siehe Besprechungshinweis für die Hausaufgabe der Durchführungsbeschreibung von der letzten Sitzung.

Ablauf der Sitzung:

Allgemeiner Hinweis: Die Inhalte der folgenden Sitzung sind auch im Kontext anderer Schwerpunkte, die im Elterntraining erarbeitet werden, von Bedeutung. Es bietet sich daher an, immer wieder Bezug darauf zu nehmen.

Die Sitzung beginnt mit einer „Bestandsaufnahme" der Regeln, die innerhalb der Familien bestehen. Dabei sollen die Eltern dafür sensibilisiert werden, dass in vielen Familien Erwartungen nicht oder unzureichend erfüllt werden, weil sie nicht mündlich oder schriftlich als Regel formuliert sind. Dem Kind ist somit häufig nicht klar, was von ihm erwartet wird (Von vielen Eltern wird eine Einsicht in eine (unausgesprochene) Regel vorausgesetzt, ohne dass dabei der oft fehlende Erfahrungs- oder Wissensstand darüber, warum es wichtig ist, die spezifische Regel einzuhalten, berücksichtigt wird). Auch fehlt Kindern dann, wenn sie durch Eltern keine oder unangemessene Rückmeldungen über ihr Verhalten erhalten, oft die Einsicht in den Sinn einer Regel.

Den Eltern wird vermittelt, dass Regeln als Richtlinien für ein angemessenes soziales Verhalten verstanden werden können. Sie stellen eine Handlungsanleitung dar und bieten Sicherheit, Orientierung und Verlässlichkeit im Umgang miteinander, denn durch die Etablierung und regelmäßige Einhaltung von Regeln werden soziale Situationen vorhersehbar und einschätzbar.

Hinweise: Aufgrund der Tatsache, dass Kinder und Jugendliche mit hyperaktivem oder aggressivem Verhalten häufig Regelverstöße in unterschiedlichen Kontexten begehen, erscheint es notwendig, nachdrücklich darauf hinzuweisen, wie wichtig es ist, dass Kinder lernen, sich an Regeln zu halten. Nur Kinder, die sich an Regeln halten, „ecken" im sozialen Miteinander nicht an.

Ziel der Sitzung ist die Etablierung von Regeln, die jedem Familienmitglied vermitteln, was von ihm erwartet wird und wie er zu einer guten Atmosphäre beitragen kann. Auch sind Regeln wichtig, damit man sich aufeinander verlassen kann, jedem die für ihn wichtigen Rechte zugestanden werden und sich alle auch zu ihren Pflichten bekennen. Gleichwohl sollen durch die Einführung von Familienregeln Konflikte und Diskussionen reduziert werden.

Bei der Etablierung von Familienregeln werden folgende Aspekte berücksichtigt: Betonung, dass Regeln am besten von der ganzen Familie gemeinsam erstellt werden und dass Regeln konkret und verständlich sein müssen; Vermittlung über den Sinn, den Familienregeln erfüllen sollen und den Gewinn, den sie für alle Beteiligten darstellen; Fokussierung auf Regeln für schwierige Situationen; Umgang mit der Einhaltung und NICHT-Einhaltung von Regeln; Empfehlungen für die Veränderung von Regeln.

Hinweise: Es sollte mit den Eltern diskutiert werden, dass es Kindern und Jugendlichen leichter fällt, sich an Familienregeln zu halten, wenn Eltern hierbei eine Vorbildfunktion übernehmen und sich ihrerseits an Regeln und getroffene Vereinbarungen halten (zum Beispiel an die Vereinbarung, „schöne Zeiten" mit ihrem Kind fest in den Alltag einzuplanen). Eltern, die von ihrem Kind etwas erwarten, was sie selbst nicht bereit sind einzuhalten, sind Modell für negatives Verhalten und tragen wesentlich dazu bei, dass Regeln nicht ernst genommen werden.

Um das von den Kindern und Jugendlichen häufig als ungerecht empfundene Machtverhältnis zwischen Eltern und Kindern zu minimieren, empfehlen wir, dass im Rahmen der Familienbesprechung auch Regeln für Eltern etabliert werden. Dies können selbstverständlich auch Tätigkeiten sein, die Eltern in aller Regel bereits ohne Ausformulierung im Alltag übernehmen. Eine Formulierung verdeutlicht dem Kind, dass man sich durch die Einhaltung einer Regel besser aufeinander verlassen kann.

Um den Inhalt zu vertiefen, wird folgende Übung vorgeschlagen:

- Überlegen Sie sich in Kleingruppen (jeweils 2 Personen) 3 Regeln, die in einer Familie sinnvoll sind.
- Formulieren Sie die Regeln so, dass klar wird, für wen die Regel bestimmt ist und wie sich die betreffende Person verhalten soll, um die Regel einzuhalten.
- Schreiben Sie für jede Regel auf, welche Konsequenzen bei NICHT-Einhaltung erfolgen könnten.

- Finden Sie für jede Regel mindestens zwei Argumente, die die Bedeutung der Regel unterstreichen.

Hinweis: Die Kleingruppen stellen in der Runde ihre Arbeit vor. Dabei ist jede Regel auf ihre Umsetzbarkeit zu überprüfen. Auch sollten Formulierungen, die zu Missverständnissen führen könnten, ausreichend besprochen sein. (Geht aus der Formulierung unmissverständlich hervor, durch welches Verhalten die Regel eingehalten wird und für wen die Regel gilt? Schließt die Formulierung Diskussionen aus? Sind Konsequenzen für die Nicht-Einhaltung ausreichend berücksichtigt und sind diese in jedem Fall umsetzbar?)

Hausaufgabe: Die Eltern erhalten den Auftrag, mit allen Familienmitgliedern zwei Regeln entsprechend der erarbeiteten Empfehlungen aufzustellen und schriftlich zu formulieren.

Hinweis für die Besprechung zu Beginn der nächsten Sitzung: Die Erfahrungen der Eltern werden besprochen. Sollten Schwierigkeiten bei der Umsetzung der Regeln entstanden sein, sind Modifizierungen und Lösungswege zu erarbeiten.

2.8.5 „Ich möchte, dass du tust, was ich dir sage"

Inhalt: Aufforderungen angemessen formulieren und ihre Umsetzung begleiten

Materialien: ET_PP_5, ET_IA_5, Stifte zum Mitschreiben, technische Materialien für die PowerPoint-Präsentation oder Overhead zur Präsentation der Folien

Ziel: Angestrebt wird, dass vermeidendes oder verweigerndes Verhalten von Kindern abgebaut wird, indem Eltern lernen, Aufforderungen angemessen zu formulieren und in ihrer Umsetzung konsequent zu begleiten. Ein weiteres Ziel ist die Unterlassung von Aufforderungen, deren Umsetzung von den Eltern nicht begleitet werden kann, da eine erfolgreiche Vermeidung von Aufforderungen zu einer Aufrechterhaltung der Symptomatik beiträgt.

Durchführung:

Besprechung der Hausaufgabe: Siehe Besprechungshinweis für die Hausaufgabe der Durchführungsbeschreibung von der letzten Sitzung.

Ablauf der Sitzung: Die Sitzung beginnt mit einer Einschätzung der Eltern zur aktuellen Situation: Wie viele Aufforderungen werden aktuell durchschnittlich am Tag an das Kind gestellt? Wie häufig werden diese befolgt? Wie häufig wird die Umsetzung von den Eltern aktiv begleitet und kontrolliert?

Hinweis: Häufig stellt sich heraus, dass Kindern sehr viele Aufforderungen gestellt werden, deren Umsetzung jedoch nur zu einem geringen Teil begleitet wird, so dass sie lernen, unangenehmen Aufträgen mit Vermeidung erfolgreich aus dem Weg zu gehen. Bisweilen ist nicht nur die Vermeidung unangenehmer Tätigkeiten, wie etwa das eigene Zimmer aufzuräumen, Grund für die Nicht-Befolgung von Regeln. Eine wesentliche Rolle spielt auch, wie verständlich und klar Aufforderungen von den Eltern formuliert werden.

Im Rahmen der Sitzung werden Empfehlungen für die angemessene Formulierung von Aufforderungen besprochen. Hierbei geht es um eine Sensibilisierung dafür, dass Vermeidungsverhalten dann verändert und abgebaut wird, wenn das Kind hierfür eine negative Konsequenz erfährt (zum Beispiel: Wenn das Zimmer nicht aufgeräumt ist, darf ich nicht zu meinem Freund gehen). Dieser Lernprozess erfordert jedoch vielfach eine aktive Veränderung elterlichen Erziehungsverhaltens, so dass es auch um die Schulung angemessener Formulierungen und Kontrolle der Umsetzung von Aufforderungen geht.

Hinweise: Eltern fällt es oft schwer, Aufforderungen klar, unmissverständlich und bestimmt zu formulieren. Entsprechend sind konkrete Formulierungen zur Übung hilfreich.

In dem Bestreben eines höflichen Umgangs mit dem Kind, werden Aufforderungen oft so formuliert, dass im Verständnis des Kindes der Eindruck einer Wahlmöglichkeit oder Bitte entsteht. Wir empfehlen, die Eltern dahingehend zu beraten, ihrem Kind dann besonders höflich zu begegnen, wenn es einer Aufforderung angemessen nachgekommen ist.

Bisweilen äußern Eltern wenig Bereitschaft, ihr Kind für angemessenes Verhalten zu loben. Vielmehr wird das angemessene Verhalten als „selbstverständlich" betrachtet. Hier sollte an den Inhalt der Sitzung zum Thema Loben erinnert werden.

Um den Inhalt zu verfestigen, werden Übungen vorgeschlagen. Jeweils zwei bzw. drei Personen spielen folgende Situationen im Rollenspiel nach:

- Die Regel ist: Hausaufgaben müssen erledigt werden, bevor der Fernseher eingeschaltet werden darf. Kai setzt sich direkt nach dem Essen vor den Fernseher (die Hausaufgaben sind nicht erledigt). Die Mutter/der Vater stellt an Kai die Aufforderung, sich an die Regel zu halten.
- Kai und Anna spielen Lego und streiten sich um einen Baustein. Die Mutter stellt eine Aufforderung, um die Situation zu beenden.

Es folgt eine Besprechung der Rollenspiele. Wie effektiv war die Aufforderung aus der Sicht aller Beteiligten? Was war gut, was könnte noch verbessert werden?

Hausaufgabe: Die Eltern erhalten die Aufgabe, Aufforderungen im Alltag entsprechend der erarbeiteten Empfehlungen umzusetzen. Darüber hinaus sollen sie die Reaktion des Kindes beobachten und beispielhaft einige Aufforderungen protokollieren. Diese Notizen werden in der nächsten Sitzung besprochen.

Hinweis: Die Eltern sollten darauf hingewiesen werden, dass die Umsetzung angemessener Aufforderungen häufig schwerer ist als zunächst angenommen wird. Entsprechend sollten die Eltern ermutigt werden, die eigenen Ansprüche nicht zu hoch zu stecken, sondern die Aufgabe vielmehr unter einem kontinuierlichen Übungsaspekt zu betrachten.

Hinweis für die Besprechung zu Beginn der nächsten Sitzung: Es werden die Erfahrungen, die die Eltern mit der Umsetzung der Empfehlungen gemacht haben, besprochen. Insbesondere Eltern, die mit ihrem eigenen Verhalten nicht zufrieden waren oder denen die Hausaufgabe schwer gefallen ist, sollten weiterhin ermutigt und durch Lob für ihr Bemühen unterstützt werden. Darüber hinaus sollte herausgearbeitet werden, welche Gründe es für die Schwierigkeiten gegeben haben könnte und wie diese in Zukunft zu vermeiden sind.

2.8.6 „Das hast du dir verdient"

Inhalt: Etablierung und Umsetzung von Verstärkersystemen zum Aufbau erwünschten Verhaltens

Materialien: ET_PP_6, ET_IA_6, Stifte zum Mitschreiben, technische Materialien für die PowerPoint-Präsentation oder Overhead zur Präsentation der Folien

Ziel: Ziel ist die Vermittlung von Informationen zu Punkte- oder Verstärkersystemen für den Aufbau erwünschter Verhaltensweisen. Diese Methode wird dann empfohlen, wenn die Etablierung verbindlicher Regeln und Lob alleine nicht ausreicht, um Verhaltensprobleme zu verändern.

Durchführung:

Besprechung der Hausaufgabe: Siehe Besprechungshinweis für die Hausaufgabe der Durchführungsbeschreibung von der letzten Sitzung.

Ablauf der Sitzung: Es folgt eine kurze Einführung in die Thematik. Darin wird den Eltern vermittelt, dass es manchmal sinnvoll sein kann, spezielle Punktesysteme für den Aufbau erwünschter Verhaltensweisen einzusetzen. Diese können als Vertrag zwischen den Eltern und dem Kind verstanden werden. Zentral ist auch hier die Festlegung klarer Regeln oder Ziele, die, wenn sie eingehalten bzw. erreicht wurden, durch Punkte honoriert werden. Diese Punkte können wiederum in Belohnungen eingetauscht werden.

Hinweis: Da viele Familien häufig bereits Erfahrungen mit Punkteplänen gemacht haben, empfiehlt es sich, nach gemachten positiven und negativen Erfahrungen zu fragen.

In der Sitzung werden Empfehlungen zur Erstellung eines Verstärkersystems erarbeitet. Dabei werden insbesondere folgende Aspekte berücksichtigt: Auswahl angemessener Ziele, einfache Handhabung durch überschaubare Punkte- und Belohnungsregelung, Kategorien von Verstärkern, wichtige Aspekte der Punktevergabe, schrittweise Erarbeitung zum Aufbau komplexer Verhaltensketten, Veränderung des Punkteplans etc.

Hinweis: Häufig sind bisherige Erfahrungen mit Verstärkersystemen durch Misserfolge gekennzeichnet. Im Rahmen der Folienpräsentation und Informationsmaterialien wird auf typische „Fallen" verwiesen, die kennzeichnend für eine nicht zufriedenstellende Umsetzung von Verstärkerplänen sind.

Als Übung empfehlen wir, dass Eltern in der Gruppe oder einzeln ein oder zwei Ziele, die im Rahmen eines Verstärkersystems erarbeitet werden könnten, entsprechend der ausgeführten Empfehlungen formulieren. Gemeinsam mit den Gruppenleitern werden diese Zielformulierungen besprochen und gegebenenfalls ergänzt.

Hausaufgabe: Als Hausaufgabe erhalten die Eltern den Auftrag, mit ihrem Kind einen Punkteplan schriftlich festzulegen (Formulierung von ein bis zwei konkreten Verhaltensweisen; Festlegung des Punktesystems; Festlegung des Belohnungssystems). Die Vereinbarungen werden in der nächsten Sitzung besprochen.

Hinweis: Wenn sich die Eltern bei der eigenständigen Erstellung unsicher sein sollten, kann mit dem Kind ein „vorläufiger" Plan erarbeitet werden, der dann in der nächsten Sitzung (im „Mitarbeiter-TÜV") in Absprache mit den Mitarbeitern auf seine Umsetzbarkeit überprüft und gegebenenfalls noch nachgebessert werden kann, bevor er verbindlich zum Einsatz kommt.

Hinweis für die Besprechung zu Beginn der nächsten Sitzung: Da es bei der Erstellung der Punktepläne zu vielen Missverständnissen kommen kann, sollte sich für die Besprechung der Hausaufgabe Zeit genommen werden. Sinnvoll erscheint, den vereinbarten Plan auf mögliche „Fallen", auf die in der vergangenen Sitzung hingewiesen wurde, hin zu überprüfen.

2.8.7 „Dann musst du aus Erfahrung lernen"

Inhalt: Umsetzung logischer Konsequenzen bei Regelverstoß, Opposition und anderem Fehlverhalten

Materialien: ET_PP_7, ET_IA_7, Stifte zum Mitschreiben, technische Materialien für die PowerPoint-Präsentation oder Overhead zur Präsentation der Folien

Ziel: Die Eltern sollen lernen, Konsequenzen einzusetzen, die in einem erkennbaren Zusammenhang mit dem Problemverhalten ihres Kindes stehen (zeitnah und wenn möglich direkt auf das Problemverhalten bezogen). Hierdurch lernt das Kind, dass das Problemverhalten mit einem Nachteil verbunden ist und positive Verstärkung nicht mehr erzielt werden kann.

Durchführung:

Besprechung der Hausaufgabe: Siehe Besprechungshinweis für die Hausaufgabe der Durchführungsbeschreibung von der letzten Sitzung.

Ablauf der Sitzung: Einleitend werden die Eltern dafür sensibilisiert, dass in Konfliktsituationen häufig Konsequenzen angedroht werden, die nicht umsetzbar sind (z.B. Das Kind schreit im Auto. Die Mutter droht: „Ich fahr gleich ohne dich weiter."), unregelmäßig erfolgen (z.B. Das Kind nörgelt herum. Es sollte eigentlich in sein Zimmer gehen. Die Familie muss sich aber für einen gemeinsamen Termin fertig machen.) oder die in ihrem Ausmaß in einem Missverhältnis zum Problemverhalten stehen (z.B. Das Kind kommt eine viertel Stunde zu spät nach Hause. Es erhält hierfür eine Woche Hausarrest). Auch wird die Umsetzung von Konsequenzen zwischen Mutter und Vater oft unterschiedlich gehandhabt, wodurch Vermeidungsverhalten und zusätzliche Konflikte begünstigt werden.

Den Eltern wird vermittelt, dass Konsequenzen besonders dann eindeutig zu verstehen sind, wenn sie in einem Zusammenhang mit dem Verhalten stehen („wenn...-dann...-Beziehung"). Hierfür ist ein Beispiel aus dem Alltag eines Erwachsenen angeführt.

Ob die Häufigkeit des Problemverhalten reduziert wird, hängt von der Art, wie die Konsequenz erlebt wird, aber auch von der Regelmäßigkeit, in der eine Konsequenz erfolgt, ab. Den Eltern sollte klar werden: Ein Problemverhalten lässt sich dann am besten reduzierten bzw. abbauen, wenn regelmäßig eine, für das Kind unangenehme Konsequenz folgt.

Hinweis: Häufig zeigen Kinder Problemverhalten, wenn Sie eine Situation vermeiden, oder wenn sie damit Aufmerksamkeit erzielen wollen. Das heißt, den Eltern sollte verdeutlicht werden, dass das Schimpfen als Konsequenz entgegen der elterlichen Annahme, womöglich nicht als unangenehm erlebt wird, wenn das Kind durch sein Verhalten erreicht, den Hausaufgaben aus dem Weg zu gehen.

Im Weiteren erfolgt eine Anleitung dafür, Problemverhalten zu analysieren, wobei eine Unterscheidung gemacht wird zwischen Problemverhaltensweisen, die vom Kind bewusst gesteuert werden, und solchen, die infolge impulsiver Erregung gezeigt werden. Hierzu sind wiederum Beispiele angeführt. Analysiert werden unterschiedliche Beispielsituationen gesteuerten Problemverhaltens unter den Fragestellungen: Was will mein Kind damit erreichen? Will ich zulassen, dass mein Kind sein Ziel erreicht? Welches Verhalten wünsche ich mir von meinem Kind? Wie erreiche ich, dass mein Kind das erwünschte Verhalten zeigt? Was müssen die Konsequenzen sein, damit mein Kind das erwünschte Verhalten zeigt?

Nicht gesteuertes, durch eine hohe Impulsivität und Erregung gekennzeichnetes Problemverhalten wird analysiert anhand folgender Fragestellungen: Wie will ich dem Verhalten meines Kindes begegnen? Was soll mein Kind aus dieser Situation lernen? Wie erreiche ich, dass mein Kind aus dieser Situation etwas lernt?

Es werden unterschiedliche Möglichkeiten logischer Konsequenzen diskutiert (z.B. Wiedergutmachung: Reparieren, suchen, ersetzen, reinigen etc.; Reduktion von Vermeidungsverhalten: Direkte Anwesenheit, klare Anweisungen, Begleitung bei der Umsetzung erwünschten Verhaltens, Entzug von Ablenkungsmöglichkeiten etc.; Reduktion von Aufmerksamkeit: Ignorieren, Entsagung von Diskussionen, sich aus der Situation zurückziehen, Ausschluss aus der Situation etc.).

Hinweise: Vielen Eltern fällt es schwer, in ihren Reaktionen konsequent zu sein. Daher ist es sinnvoll, mit den Eltern zunächst spezifische Situationen herauszuarbeiten, in denen sich die Umsetzung logischer Konsequenzen gut erarbeiten lässt (z.B. für die Situationen, in denen es häufig Diskussionen und Konflikte gibt, da diese Situationen in ihrem Zusammenhang bekannt sind).

Bei der Festlegung und Umsetzung logischer Konsequenzen sollten die Inhalte anderer Sitzungen (z.B. Baustein zum Thema gemeinsame Lösungswege, Baustein zum Thema Verstärkersysteme, Baustein zum Thema Umgang mit Wut und Aggression) berücksichtigt werden. Denn die Eltern sollten die Situationen mit ihrem Kind besprechen und Regeln vereinbaren. Es ist für alle Beteiligten leichter, Konsequenzen auf die Nichteinhaltung zuvor festgelegter Regeln folgen zu lassen.

Einige Eltern benennen selbst, in ihren Reaktionen durch eine starke Impulsivität gesteuert zu sein. In einem entsprechenden Erregungszustand erleben sich die Eltern häufig als ungerecht und unangemessen, was dazu führt, dass sie in manchen Situationen keine Konsequenz folgen lassen oder ihrem Kind gegenüber ein schlechtes Gewissen entwickeln. Deshalb sollten auch Möglichkeiten der Selbststeuerung und Beruhigungsstrategien für Eltern thematisiert werden. Hierzu können beispielhaft die Strategien besprochen werden, die die Kinder auch im Intensivtraining üben und kennen lernen. Lernen die Eltern, sich in einer Konfliktsituation zu kontrollieren, so trägt dies nicht nur zu einer positiven Problemlösung bei, sondern die Eltern übernehmen in ausgezeichneter Weise eine Vorbildfunktion:

> **Erfahrung eines Vaters:** *„Als ich von der ‚Missetat' meines Sohnes erfahren habe, wäre ich am liebsten ausgeflippt. Kai hatte schon im Vorfeld meine Frau gebeten, mir nichts davon zu erzählen. Ich bin dann ganz ruhig geblieben und habe Kai gesagt, er solle in sein Zimmer gehen und sich überlegen, wie er sein Verhalten wieder gutmachen kann. Ich konnte sehen, dass er irritiert war und meine Frau berichtete mir später, dass Kai bemerkt habe: Irgendwas ist komisch. Der Papa ist gar nicht ausgerastet."*

Hausaufgabe: Die Eltern erhalten die Aufgabe, das Problemverhalten ihres Kindes entsprechend der Empfehlungen mit logischen Konsequenzen zu beantworten. Beispielhaft sollten schwierige Situationen protokolliert und analysiert werden. (Welches Verhalten hat Ihr Kind gezeigt? Wie haben Sie das Verhalten Ihres Kindes interpretiert/verstanden? Mit welchen Konsequenzen haben Sie auf das Verhalten Ihres Kindes reagiert? Die Notizblätter sollen für die nächste Sitzung mitgebacht werden.)

Hinweis: Die Protokollierung muss sich nicht nur auf gelungene Konsequenzen beziehen. Auch Situationen, die noch nicht zufriedenstellend verlaufen sind, sollten für die Besprechung in der nächsten Sitzung mitgebracht werden.

Hinweis für die Besprechung zu Beginn der nächsten Sitzung: Die Protokolle und die Erfahrungen, die die Eltern mit der Umsetzung logischer Konsequenzen gemacht haben, werden besprochen und gegebenenfalls durch weitere Empfehlung und Anregung ergänzt.

2.8.8 „Du machst mich wütend"

Inhalt: Umgang mit Wutanfällen und Aggression

Materialien: ET_PP_8, ET_IA_8, Stifte zum Mitschreiben, technische Materialien für die PowerPoint-Präsentation oder Overhead zur Präsentation der Folien

Ziel: Ziel ist die Vermittlung theoretischen Wissens zu unterschiedlichen Formen von aggressivem Verhalten und die Notwendigkeit eines entsprechend angepassten Umgangs bei Auftreten aggressiver Verhaltensweisen.

Durchführung:

Besprechung der Hausaufgabe: Siehe Besprechungshinweis für die Hausaufgabe der Durchführungsbeschreibung von der letzten Sitzung.

Ablauf der Sitzung: Am Anfang steht die gemeinsame Begriffsbestimmung: Was ist Aggression? Werden Eltern hierzu befragt, ist festzustellen, dass die meisten nur Beispiele impulsiv-aggressiven Verhaltens nennen, selten jedoch instrumentell-aggressives Verhalten eingeschlossen wird.

Im Folgenden werden an den genannten Beispielen die Merkmale dieser beiden Subtypen sowie der Nutzen, die das Kind (meist nicht bewusst) anstrebt, herausgearbeitet.

Hinweise: Es empfiehlt sich, dass die Eltern problematische Verhaltensweisen ihrer eigenen Kinder selbst einordnen.

Erst, wenn den Eltern klar ist, dass es unterschiedliche Formen von Aggression gibt, ist auch verständlich, dass flexibel auf Aggressionshandlungen eingegangen werden muss.

Bei **instrumentell-aggressiven Verhaltensweisen** (kalte Aggression) muss versucht werden, dem Kind oder Jugendlichen das Erfolgserlebnis (Macht, Vorteile etc.) zu entziehen. Jede erfolgreiche Aggressionshandlung erhöht die Wahrscheinlichkeit, dass unangemessenes Verhalten auch in Zukunft gezeigt wird. Entscheidend sind auch der Aufbau und die Verstärkung sozial angemessenen Verhaltens. Der Einsatz von Strafreizen steht nicht an erster Stelle, ist jedoch als begleitende Maßnahme manchmal indiziert. Wichtig ist, dass nicht erwünschte Verhaltensweisen zusammen mit dem Kind/Jugendlichen vorher klar definiert wurden und bei Auftreten unmittelbar reagiert wird. Darüber hinaus muss darauf hingewiesen werden, dass bei schwerwiegenden Gewalttaten zusätzliche Maßnahmen im Vorfeld geklärt werden müssen (beispielsweise strafrechtliche Verfolgung, Wiedergutmachung, Schulausschluss, Maßnahmen für die Reintegration etc.).

Bei **impulsiv-aggressivem Verhalten** (heiße Aggression) geht es in erster Linie darum, die emotionale Erregung so zu verringern, dass eine konstruktive Problemlösung möglich wird. Am Beispiel der Erregungskurve wird dargestellt, dass eine konstruktive Problemlösung bei hoher Erregung oder Stress nicht möglich ist. In vielen Fällen verstärken Gespräche oder bestimmte „Kommunikationskiller" sogar noch das Problem. Im Besonderen werden die Auswirkungen hoher Erregung im Hinblick auf eine effektive Problembewältigung analysiert.

Hinweise: Es bietet sich an, die Eltern anzuleiten, über eigene Streiterfahrungen nachzudenken.

Zum Einstieg in den Abschnitt Umgang mit impulsiv-aggressiven Kindern kann das Arbeitsblatt „Was macht mich wütend? Was hilft mir?" bearbeitet werden (gerade die Bedeutung von Kommunikations-killern wird in der Besprechung des Arbeitsblattes deutlich).

Es folgt die Darstellung der Schwierigkeiten, die impulsive Kinder häufig haben, um zu verdeutlichen, wann welche Strategie effektiv sein kann. Als Maßnahme für den Umgang mit Kindern auf höchster Erregung wird die Auszeit (time out) als verhaltenstherapeutische Intervention besprochen. Hierbei sollten die Eltern darauf hingewiesen werden, dass es wichtig ist, ein Problemverhalten, bei dem die Auszeit eingesetzt wird, konkret zu beschreiben und einen geeigneten Ort auszuwählen (dies kann auch ein Auszeitstuhl sein). Auch die Dauer der Auszeit ist festzulegen. Eine sinnvolle Regel ist hier ein bis zwei Minuten pro Lebensjahr. Wenn ein Kind die Auszeit erfolgreich beendet, hat es damit gezeigt, dass das Ziel, sich auch in höherer Erregungsstufe zu kontrollieren, erreicht wurde, was eines der wesentlichen Behandlungsziele impulsiver Kinder ist. Eltern sollten deshalb explizit auf die Bedeutung dieser Leistung hingewiesen und angeregt werden, ihr Kind nach erfolgreicher Beendigung der Auszeit regelmäßig zu loben.

Abschließend ist darauf hinzuweisen, dass natürlich häufig **Misch-formen** aggressiven Verhaltens zu beobachten sind. Hilfreich für Eltern und Erzieher ist deshalb zu überlegen, welcher Aspekt im Vordergrund steht. Auch ist zu bedenken, dass Emotionen oft Auslöser aggressiven Verhaltens sein können. Hier dient die Aggression oft dazu, die erlebte negative Emotionalität (Angst vor Provokation, Ablehnung) „im Keim zu ersticken".

Emotionen spielen also häufig eine wesentliche Rolle. Nicht selten werden diese aber auch gezielt eingesetzt. Hat ein Kind beispielsweise mit Weinen oder Klagen immer wieder Erfolg, wird es dieses Verhalten weiter einsetzen, um sein Ziel durchzusetzen.

Hausaufgabe: Die Eltern werden aufgefordert, ein häufig beobachtetes aggressives Verhalten ihres Kindes nach den erarbeiteten Kriterien zu beschreiben (siehe Arbeitsblatt) und erste Strategien zur Reduzierung des problematischen Verhaltens zu überlegen.

Hinweis: Es hat sich oft als hilfreich erwiesen, eine weitere Stunde zum Thema Wut und Aggression einzuplanen, falls sich in dieser Einheit Gesprächs- und Handlungsbedarf abzeichnet.

Hinweis für die Besprechung zu Beginn der nächsten Sitzung: Mit allen Eltern werden die Erfahrungen, die im Rahmen der Hausaufgabe gesammelt wurden, besprochen. Hierbei sind angemessene Strategien zur Reduktion von Problemverhalten besonders zu beachten. Für Situationen, die weiterhin als problematisch erlebt wurden, sollten umsetzbare Lösungswege erarbeitet werden.

2.8.9 „Das nehme ich mit"

Inhalt: Rückblick auf das VIA-Elterntraining; Notfallplan für zukünftige Krisen

Materialien: ET_PP_9, ET_IA_9, Stifte zum Mitschreiben, Flip-Chart, technische Materialien für die PowerPoint-Präsentation oder Overhead zur Präsentation der Folien

Ziel: Vergegenwärtigung der erarbeiteten Interventionsmöglichkeiten, die auch in Zukunft zur positiven Beziehungsgestaltung und für den Umgang mit Problemverhalten zur Anwendung kommen können.

Durchführung:

Besprechung der Hausaufgabe: Siehe Besprechungshinweis für die Hausaufgabe der Durchführungsbeschreibung von der letzten Sitzung.

Ablauf der Sitzung: Die Sitzung beginnt mit einem Rückblick auf die Inhalte des Elterntrainings. In einem Brainstorming werden die Eltern gebeten alle Schlagworte, die ihnen im Zusammenhang mit den vergangenen Sitzungen einfallen, zu benennen. Die Schlagworte werden am Flip-Chart gesammelt.

Den Eltern wird rückgemeldet, dass es eine Reihe an Möglichkeiten waren, die sie zur Behandlung von Problemverhalten aber auch für einen positiven Beziehungsaufbau gelernt haben. Gemeinsam wird die Frage diskutiert, welche Bausteine für jede einzelne Familie hilfreich waren. Unter Bezugnahme des eingangs erarbeiteten Arbeitsblatts „Problemverhalten" wird jede Familie um eine Einschätzung gebeten, ob und in welchem Ausmaß sich das jeweilige Problemverhalten verbessert hat und wie sie am Ende des Elterntrainings ihre Kompetenz, mit schwierigen Situationen umzugehen, einschätzen.

Im Weiteren werden die Eltern ermutigt, in Rollenspielen selbst beratend tätig zu werden. Hierzu können folgende Beispielsituationen verwendet werden:

> **Wie würden Sie beraten?** Eine Mutter schildert ihnen folgende Problematik: *„Ich wende mich an Sie, weil ich nicht mehr weiß, wie ich mit meiner Tochter umgehen soll. Entgegen unserer Vereinbarung unterstützt sie mich nicht im Alltag. Eigentlich hatten wir folgende Absprachen getroffen: 1. Anna bringt die Schmutzwäsche in die Waschküche, damit Mama sie waschen kann. 2. Anna entsorgt die Joghurt-Becher, wenn sie in ihrem Zimmer isst. Welchen Umgang mit diesem Problemverhalten würden Sie mir empfehlen?"*

Hinweis: Folgende Strategien könnten in der Beratung angesprochen werden:

- Etablierung eines Punkteplans und Vereinbarung eines Belohnungssystems.

- Umsetzung logischer Konsequenzen bei weiterer Nicht-Einhaltung der Regeln (z.B. Mama wäscht Annas Wäsche nicht mehr, wenn sie sie nicht in die Waschküche bringt; Anna darf nicht mehr im Zimmer essen).
- Positive Verstärkung bei Einhaltung der Regeln.
- Etablierung von „schönen Zeiten" zur Verbesserung der Mutter-Tochter-Beziehung.

Wie würden Sie beraten? Eine Mutter schildert Ihnen folgende Problematik: *„Bei uns zu Hause herrscht eine furchtbar schlechte Stimmung. Der Ton zwischen meinem Sohn und mir ist durch gegenseitige Beschuldigungen und Unterstellungen geprägt. Ich habe den Eindruck, dass ich keinen Zugang mehr zu meinem Sohn finde. Welchen Umgang mit diesem Problemverhalten würden Sie mir empfehlen?"*

Hinweis: Folgende Strategien könnten in der Beratung angesprochen werden:

- Etablierung gemeinsamer Regeln („Ich rede in einem ruhigen Ton mit dir", „Ich formuliere mein Anliegen in Ich-Sätzen", „Ich sage dir, was ich mir von dir wünsche, damit du weißt, wie du es mir recht machen kannst").
- Etablierung logischer Konsequenzen: Nicht-Beachtung, wenn das Kind in motzigem Ton redet; Nicht-Einlassung auf Diskussionen bei Beschuldigungen. Lob und Anerkennung durch die Mutter bei angemessen vorgetragenen Anliegen des Sohnes.
- Etablierung von „schönen" Zeiten zur Verbesserung der Mutter-Sohn-Beziehung.

Wie würden Sie beraten? Ein Vater schildert Ihnen folgende Problematik: *„Die Hausaufgaben sind eine reine Katastrophe. Louis kann nicht in Ruhe abwarten, bis ich ihm die Aufgaben erklärt habe. Regelmäßig kommt es zu Streit. Dabei verliere auch ich oft die Geduld. Wenn ich dann losbrülle, eskaliert die Situation und es funktioniert gar nichts mehr. Welchen Umgang mit diesem Problemverhalten würden Sie mir empfehlen?"*

Hinweis: Folgende Strategien könnten in der Beratung angesprochen werden.

- Etablierung eines Punkteplans (Festlegung von Zielen, Festlegung von Punkten, Festlegung von Belohnungen, auch Festlegung von Zielen für den Vater, beispielsweise: Auch wenn ich ungeduldig werde, rede ich in einem ruhigen Ton.) unter Berücksichtigung der Förderung von Selbstständigkeit (z.B. Louis liest die Aufgaben selbst vor).
- Erarbeitung von Selbstkontrollstrategien mit dem Vater.
- Lob und Anerkennung für die Einhaltung der Regeln und das Zeigen positiver Verhaltensweisen bei den Hausaufgaben.

- Etablierung von „schönen" Zeiten zur Verbesserung der Vater-Sohn-Beziehung.

Wie würden Sie beraten? Ein Vater berichtet: *„Es wäre uns eine große Hilfe, wenn Jenny regelmäßig jeden Mittag eine viertel Stunde mit dem Hund rausgeht. Wir haben nur keine Idee, wie wir Jenny hierzu motivieren können. Welche Idee haben Sie für die Umsetzung dieses Anliegens?"*

Hinweis: Folgende Strategien könnten in der Beratung angesprochen werden:

- Etablierung eines Punkteplanes (Festlegung von Zielen, Festlegung von Punkten, Festlegung von Belohnungen).
- Positive Verstärkung durch Lob und Anerkennung.

Wie würden Sie beraten? Eine Mutter schildert Ihnen folgende Problematik: *„Wenn ich nicht sofort auf die Anliegen meines Sohnes reagiere, rastet Timo aus. Beispielsweise hat er einen Wutanfall bekommen, als ich telefoniert habe und nicht sofort in sein Zimmer gekommen bin, um seine Burg zu bewundern. In seiner Wut hatte sich Timo dann gar nicht mehr unter Kontrolle und der Türrahmen ist gesplittert. Auch wurde mein Telefonat unterbrochen, weil er das Telefon runter geschmissen hat. Ich weiß nicht, wie ich mit solchen Wutanfällen umgehen soll."*

Hinweis: Folgende Strategien könnten in der Beratung angesprochen werden.

- Etablierung logischer Konsequenzen: Herausnahme aus der Situation, in der das Kind den Wutanfall hat. Wiedergutmachung der kaputt gegangenen Gegenstände (reparieren) und Entschuldigung bei den Geschädigten. Keine Diskussion bei hoher Erregung des Kindes. Loben, wenn sich das Kind von alleine wieder beruhigt hat, seinen Schaden wieder gut gemacht oder sich entschuldigt hat.
- Etablierung von gemeinsamen Regeln, so dass der Ablauf bei zukünftigen Wutanfällen für beide Seiten klar und verständlich ist.

Wie würden Sie beraten? Ein Vater berichtet von folgender Problematik: *„Ich kann mich in der Öffentlichkeit nicht auf meine Tochter verlassen, weil sie einfach nicht hört, wenn ich mit ihre rede oder sie um etwas bitte. Welchen Umgang mit diesem Problemverhalten würden Sie mir empfehlen?"*

Hinweis: Folgende Strategien können in der Beratung angesprochen werden:

- Etablierung gemeinsamer Vereinbarungen für solche Situationen (genaue Beschreibung des erwarteten Verhaltens).
- Gemeinsame Vereinbarung für die Einhaltung/Nicht-Einhaltung der Vereinbarungen (gegebenenfalls im Rahmen eines Punkteplans).

- Loben, wenn das Kind erwünschtes oder positives Verhalten zeigt.
- Üben entsprechender Situationen.
- Gemeinsame Besprechungen mit dem Kind und regelmäßige Rückmeldungen an das Kind.

Zum Abschluss werden mit den Eltern Möglichkeiten besprochen, die sie anwenden können, wenn es erneut zu Problemen kommt. Dabei wird darauf hingewiesen, dass in jeder Familie Krisen vorkommen und diese bewältigt werden können.

Für den Fall, dass es schwierig wird, werden die Eltern ermutigt, sich an die Inhalte des Elterntrainings und ihre durch die Umsetzung einzelner Strategien erreichten Erfolge zu erinnern. Hierzu können die Eltern ihren Arbeitsordner mit den gesammelten Informations- und Arbeitsmaterialien verwenden. Auch werden die Eltern ermutigt, weiterhin Hilfe in Anspruch zu nehmen, wenn sie sich alleine nicht befähigt fühlen, die Krisensituation mit ihrem Kind zu bewältigen und die Beratung unterschiedlicher Fachkräfte (Therapeuten, Psychologen, Lehrer, Erzieher etc.) in Anspruch zu nehmen.

2.8.10 Allgemeine Empfehlungen für die Durchführung des Elterntrainings

Teilnahme am Elterntraining. Eine Reduktion problematischen Verhaltens in der Familie, beziehungsweise eine Generalisierung der in der Gruppenbehandlung der Kinder erreichten Effekte, ist ohne die Einbeziehung der Eltern kaum möglich.

Dabei ist die Teilnahme beider Elternteile, insbesondere dann, wenn sie zusammenleben, wünschenswert. Der Vorteil besteht darin, dass unterschiedliche Sichtweisen von Elternpaaren bereits im Training thematisiert werden können. Bisweilen erfordern diskrepante Erziehungsmethoden auch die Etablierung von Kompromisslösungen, die im Sinne des Kindes noch vertretbar und für beide Eltern umsetzbar bleiben. Ein weiterer Vorteil der gemeinsamen Teilnahme besteht in der Möglichkeit, durch die Thematisierung von Alltagssituationen die Perspektive des Partners zu berücksichtigen, den Partner für dessen alltägliche Bemühungen zu würdigen und gegenseitige Entlastungsmöglichkeiten zu etablieren. Darüber hinaus können sich die Partner in ihren Bemühungen, die Inhalte des Trainings im Alltag anzuwenden, unterstützen, korrigieren und vor allem durch positive Rückmeldungen verstärken.

Getrennt lebenden Eltern, aber auch Familien, in denen die Berufstätigkeit oder Versorgung des Kindes/der Kinder nicht flexibel eingerichtet werden kann, ist eine gleichzeitige Teilnahme von Vater und Mutter oft nicht möglich. Wir empfehlen dennoch zu Beginn des Trainings einen gemeinsamen Gesprächstermin zu vereinbaren, damit beide Elternteile über den Ablauf und die Inhalte des Intensiv- und begleitenden Elterntrainings informiert sind. Dies bietet die Möglichkeit zu unterstreichen, dass wirksame Veränderungen besonders dann zu erwarten sind, wenn alle Familienmitglieder „an einem Strang" ziehen. Den Eltern empfehlen wir eine regelmäßige Besprechung der Trainingsinhalte unter Einbeziehung der Informations- und Arbeitsmaterialien sowie eine gemeinsame Bearbeitung der Hausaufgabe und Festlegung neuer Erziehungsmethoden.

Spielen andere Bezugspersonen (z.B. Großeltern) eine wesentliche Rolle im Alltag eines Kindes, können diese auch zum Training eingeladen werden.

Bei Kindern, die zum Zeitpunkt der Teilnahme beispielsweise in einer Einrichtung untergebracht sind, empfehlen wir nicht nur die Teilnahme eines pädagogischen Betreuers, sondern auch die Teilnahme der Eltern, vorausgesetzt, zu diesen besteht regelmäßiger Umgang.

Unter Umständen zeigen auch Lehrer, die in Kenntnis gesetzt wurden, dass ihr Schüler am VIA teilnimmt, Interesse an der Teilnahme des Elterntrainings. Die Inhalte des VIA sind durchaus hilfreich für andere Erziehungspersonen, sodass einer Teilnahme der Lehrer – bei Zustimmung der Eltern – sinnvoll erscheint. Auch bietet es sich an, Lehrern bei Bedarf entsprechendes Informationsmaterial zukommen zu lassen bzw. sie auch in einem Einzelkontakt über Grundlagen der Behandlung und eventuell schulische Interventionsmaßnahmen zu informieren.

Fokussierung auf das, was möglich ist. In Elterntrainings kommen immer wieder Themen zur Sprache, deren Bearbeitung im vorgegebenen Trainingsrahmen nicht zu leisten ist. Dies können beispielsweise vielschichtige und ausgeprägte Partnerkonflikte sein. Hier sollten ergänzende Maßnahmen (Familientherapie, Ehe- bzw. Partnerberatung, Mediation etc.) empfohlen werden.

Auch für Problemverhalten und Konflikte im schulischen Kontext können vielfach keine befriedigenden Lösungen gefunden werden, da Eltern und Mitarbeiter keine direkten Interventionsmöglichkeiten haben. Hierfür empfehlen wir, individuelle Möglichkeiten der Unterstützung in enger Kooperation mit der Schule abzusprechen, jedoch den Fokus direkter Interventionen auf den eigenen Handlungsrahmen zu legen.

Die Fokussierung auf das jeweilige Thema einer Stunde ist zwar eine thematische Beschränkung, ermöglicht jedoch, das Wesentliche zu bearbeiten und anhand konkreter Beispiele zu üben.

Verknüpfung mit den Inhalten des VIA. Viele Kinder berichten von Ereignissen und Erfahrungen aus dem Intensivtraining. Für die Eltern erschließt sich aus den Erzählungen nicht immer ein Zusammenhang zwischen dem Bericht und dem theoretischen Hintergrund bzw. der therapeutischen und pädagogischen Strategie. Gleichwohl sind alle Strategien, die im VIA zur Anwendung kommen, für Eltern erlernbar. Beispiele und Vergleiche mit Situationen aus dem Intensivtraining der Kinder können als konkretes Beispiel herangezogen werden. Dies ist insbesondere deshalb sinnvoll, weil Eltern sich die Reaktionen ihrer Kinder meist sehr gut vorstellen können. Positive Reaktionen und Entwicklungen der Kinder, die im Rahmen des VIA vielfach beobachtet werden können, sind als Rückmeldung besonders wertvoll, weil sie das Vertrauen der Eltern in ihre Kinder positiv verstärken.

Rückmeldungen an die Eltern. In vielen Familien ist die regelmäßige Einhaltung verbindlicher Termine sowie eine kontinuierliche Mitarbeit keine Selbstverständlichkeit. Deshalb sollten regelmäßiges Erscheinen, Mitarbeit, Motivation, Engagement, Bereitschaft zur Veränderung, positive Verhaltensänderungen etc. nicht als selbstverständlich angesehen, sondern ausreichend beachtet, gewürdigt und gelobt werden.

Vielfach stehen die eigenen Erwartungen von Eltern in einer großen Diskrepanz zu dem, was für sie im Alltag zu leisten ist. Die Betonung, dass kleine Veränderungen jedoch einen wichtigen Erfolg darstellen, sollte Eltern immer wieder deutlich gemacht werden, um sie in ihrem Handeln zu motivieren und Gefühlen der Hilflosigkeit entgegen zu wirken.

Da Eltern von Kindern mit aggressiven Verhaltensweisen sehr häufig und meist schon sehr lange negative Rückmeldungen über ihr Kind erhalten haben, ist es nicht verwunderlich, dass sie meist gar nicht mehr an die Möglichkeit glauben, dass sich an dem Problemverhalten etwas ändern könnte. Entscheidend ist, Eltern dafür zu sensibilisieren, dass das Verhalten ihres Kindes nicht für immer festgeschrieben ist nach dem Motto „mein Kind ist aggressiv", sondern dass Verhalten immer flexibel ist. Eltern sollten am Ende des Elterntrainings die Erfahrung gemacht haben, dass sich ihr Kind zwar unter bestimmten Umständen aggressiv verhält, sie aber durch ihr eigenes Verhalten, durch die erworbene Kompetenz, erwünschtes Verhalten fördern können und somit aktiv dazu beitragen, dass sich oppositionelles und aggressives Verhalten reduziert.

3. Anwendungsmöglichkeiten außerhalb eines intensivtherapeutischen Settings

Auch wenn die bisherige Überprüfung des VIA im Rahmen eines hochstrukturierten klinischen Settings erfolgt ist, bietet sich die Durchführung in anderen Bereichen der Betreuung, Versorgung oder Förderung von Kindern und Jugendlichen mit impulsiven oder aggressiven Verhaltensproblemen ebenfalls an. Dies begründet sich sowohl in der differenzierten Anleitung für die Umsetzung der Bausteine sowie in der guten Umsetzbarkeit verhaltenstherapeutischer Methoden zur Verhaltensveränderung und zum Aufbau angemessenen Verhaltens, wie sie in Kapitel vier des Manuals beschrieben werden.

Insbesondere im Rahmen von Ferienzeiten kann das VIA in unterschiedlichen Bereichen durchgeführt werden. Denkbar ist beispielsweise, dass im Kontext pädagogischer Ferienfreizeiten sowohl die Struktur als auch die Inhalte bzw. einzelne Bausteine Umsetzung finden (siehe hierzu die Empfehlungen im folgenden Abschnitt).

3.1 Anwendung im Bereich der Jugendhilfe – Gruppensetting

Aufgrund der Tatsache, dass Kinder und Jugendliche mit impulsiven und aggressiven Verhaltensweisen erhebliche Auffälligkeiten im Alltag zeigen, bietet sich eine Integration therapeutischer Methoden im pädagogischen Kontext (z.B. Hilfen zur Erziehung) an.

Heimerziehung/Tagesgruppen. Viele Kinder, die im Rahmen einer vollstationären (Heimerziehung, betreutes Wohnen etc.) oder anderen Jugendhilfemaßnahme (Tages- oder Wochengruppen, Hort, sozialpädagogische Gruppenarbeit etc.) untergebracht sind, zeigen ein hohes Maß an Verhaltensproblemen und psychischen Belastungen. Dementsprechend hoch sind die Anforderungen an eine angemessene Versorgung und weitere Förderung. Insbesondere eine hohe Alltagsstruktur, die Etablierung von verbindlichen Regeln und Absprachen sowie die gezielte Förderung sozialer Kompetenzen, wie sie im VIA beschrieben werden und zur Anwendung kommen, scheinen dabei besonders förderlich. Dem Aufbau angemessener Verhaltensweisen durch eine gezielte Beobachtung sowie differenzierte und vor allem positive Rückmeldung scheint hierbei große Bedeutung zuzukommen.

Da in vielen Einrichtungen bereits Strukturen und Vereinbarungen etabliert sind, sollten diese zunächst auf ihre bisherige Wirksamkeit überprüft werden. Hierbei können die Materialien aus dem VIA-Elterntraining hilfreich sein. Beispielsweise ist zu hinterfragen:

- Gibt es einen Wochenplan?
- Hilft der Wochenplan, den Alltag zu strukturieren bzw. sind Modifikationen wünschenswert, beispielsweise auch um pädagogische und therapeutische Ziele realisieren zu können? Falls im Wochenplan Aspekte des VIA zur Anwendung kommen sollen, sind folgende Überlegungen empfehlenswert:
- In welchen Zeiten könnten Einheiten, beispielsweise zum Training sozialer Kompetenzen, realistisch umgesetzt werden? (Diese sollten entsprechend im Wochenplan schriftlich und für alle Teilnehmer verbindlich integriert werden).
- Durch welche Mitarbeiter kann eine regelmäßige Umsetzung der Trainingsinhalte gewährleistet werden?
- Welche Mitarbeiter verfügen über ausreichend fachliche Kompetenzen oder fachliches Interesse, um sich in die Umsetzung der VIA-Trainingsinhalte einzuarbeiten?

Für welche Kinder/Jugendliche eignet sich die Durchführung? Im Rahmen der Evaluation wurde das VIA aufgrund einer verbesserten Vergleichbarkeit in relativ altershomogenen Gruppen (+/– 1,5 Jahre) durchgeführt. Wenngleich hierfür einige Gründe sprechen (ähnlicher (kognitiver) Entwicklungsstand/vergleichbares Verständnisniveau; ähnliche Interessen; gute Modelllernmöglichkeiten durch Vorbild Gleichaltriger etc.) erscheint auch die Anwendung in heterogenen Altersgruppen denkbar. Ein Vorteil altersheterogenen Gruppen ist darin zu sehen, dass Rücksichtnahme und Anleitung jüngerer Kinder, angemessene Selbstbehauptung gegenüber älteren Kindern, Akzeptanz von entwicklungsgemäßen Rechten und Pflichten innerhalb der Gruppe besonders gut geübt werden können. Diese Kompetenzen sind wiederum sowohl für den Umgang mit den Mitbewohnern als auch mit Geschwistern bei den häuslichen Besuchskontakten gefragt.

Die Erfahrungen mit dem Intensivtraining zeigen, dass einige Kinder dem Training zwar vor Beginn negativ gegenüberstehen und teilweise auch Befürchtungen gegenüber den Anforderungen äußern. Wesentlicher Bestandteil des Konzeptes ist jedoch die gegenseitige Anerkennung und Integration jedes einzelnen Teilnehmers, eine Erfahrung, die insbesondere aggressive Kinder lange nicht mehr oder kaum gemacht haben. Insbesondere die Intensität positiver Verstärkung scheint zu einem hohen Maß an Motivation zu führen. Aus diesem Grund empfehlen wir von einer Teilnahmebeschränkung auf nur einige Kinder einer Wohngruppe abzusehen, wenn für die anderen kein entsprechender Ausgleich (beispielsweise spätere Teilnahme) in Aussicht gestellt werden kann, um Gefühle der Benachteiligung bzw. Bevorzugung zu vermeiden.

Wie viele Sitzungen sollen durchgeführt werden? Grundsätzlich müssen die Trainingseinheiten den gegebenen Möglichkeiten der Einrichtung angepasst werden. Im Alltag scheint jedoch die Etablierung von maximal zwei festen wöchentlichen Sitzungen möglich. Der Vorteil besteht darin, dass sich das Training über einen weit längeren Zeitraum erstrecken kann.

Welche Bausteine eignen sich für die Anwendung? Prinzipiell eignen sich alle Bausteine zum Training sozialer Kompetenz sowie der vertiefenden Projektarbeit zur Anwendung im pädagogischen Bereich. Darüber hinaus können auch Entspannungseinheiten sowie Bewegungsspiele integriert werden. Ist beispielsweise die Umsetzung von zwei wöchentlichen VIA-Einheiten möglich, empfehlen wir in der ersten Einheit die Durchführung eines Kompetenzbausteins sowie in der zweiten eine vertiefende Projektarbeit. Auch bei der Realisierung einzelner Bausteine sollte auf alle Fälle das Regelsystem bzw. Verstärkersystem eingeführt werden, da hierdurch die Motivation gefördert wird und die Einhaltung der Regeln besser kontrolliert werden kann.

Zur Strukturierung der Einheiten empfehlen wir folgenden Ablauf:

- Bewegungsspiel zu Beginn (ca. 10 Minuten)
- Entspannungseinheit (ca. 15 Minuten)
- Einheit soziales Kompetenztraining bzw. Projekteinheit (ca. 45 Minuten)
- Punkteverstärkung (ca. 5 Minuten)
- Feedback (mündlich und schriftlich) (ca. 15 Minuten)

Selbstverständlich ist auch die Gestaltung, Einübung und Aufführung eines Theaterstücks denkbar. Aufgrund der begrenzten Ressourcen ist anzuraten, dieses Projekt jedoch nicht im Rahmen des oben vorgeschlagenen Ablaufs, sondern alternativ im Sinne einer zeitlich definierten „Theaterprojekts" durchzuführen. Hierfür empfehlen wir folgenden Ablauf:

- Bewegungsspiel zu Beginn
- Theaterprojekt (Planung, Schreiben, Proben, Aufführen)
- Punkteverstärkung
- Feedback (mündlich und schriftlich)

Integration individueller Ziele: Zum Aufbau individueller Kompetenzen erfolgt im Rahmen des Intensivtrainings die Etablierung spezifischer Tagesziele. Diese werden in der Frühbesprechung formuliert und in der Feedbackrunde ausgewertet und belohnt. Denkbar ist jedoch auch, dass in Einrichtungen, in denen die Umsetzung den gegebenen Bedingungen angepasst werden muss, individuelle Ziele auch für einen mehrtägigen Zeitraum festgelegt und bewertet werden. In Gruppen mit jüngeren Kindern, bei denen die unmittelbare Rückmeldung besonders wichtig für eine wirkungsvolle Verstärkung ist, empfehlen wir die Etablierung und Auswertung individueller Ziele von Sitzung zu Sitzung. In Gruppen mit älteren Kindern scheinen auch Wochenziele denkbar.

Grundsätzlich ist von wesentlicher Bedeutung, dass immer eine Auswertung und ausreichende Rückmeldung zu dem individuellen Lernziel erfolgt. Besonders wirksam scheint hierbei der Einsatz einer zusätzlichen Verstärkung (beispielsweise durch einen Sticker oder eine Süßigkeit) bei Erreichen des individuellen Ziels.

Integrierende Elternarbeit: Wie wir bereits in Kapitel eins des Manuals dargestellt haben, ist davon auszugehen, dass Familien von Kindern mit impulsiven und aggressiven Verhaltensproblemen vielfach belastet sind. Dies muss insbesondere für Familien angenommen werden, die im Kontext teilstationärer oder stationärer Maßnahmen für ihre Kinder Hilfen zur Erziehung erhalten. Insbesondere dann, wenn ein regelmäßiger Kontakt zwischen den Kindern und ihren Eltern besteht, erscheint eine Integration der Eltern im Rahmen einer strukturierten und themenorientierten Zusammenarbeit besonders empfehlenswert. Eine Übertragung positiver Verhaltensveränderungen auf den Alltag erscheint möglich, wenn es gelingt, Eltern für die Etablierung förderlicher Erziehungsmaßnahmen zu sensibilisieren und für deren Umsetzung zu gewinnen. Um auch die Eltern zu motivieren, ist eine Anpassung der Lernziele an die individuellen Möglichkeiten erforderlich (differenzierte Besprechung spezifischer Situationen und konkrete Erarbeitung angemessener Verhaltenstrategien einschließlich der Berücksichtigung elterlicher Fähigkeiten). Wichtig ist es auch, den Eltern ihre erreichten Teilschritte positiv und motivierend zurückzumelden. Gerade wenn es Eltern schwer fällt, positive Verhaltensweisen oder Verhaltensänderungen bei ihrem Kind wahrzunehmen, kann es hilfreich sein, dass der Pädagoge diese Veränderungen immer wieder thematisiert. Dies kann gegebenenfalls auch schriftlich erfolgen, wie es im Intensivtraining durch die Feedbackzettel realisiert wird. Eine positive, schriftliche Rückmeldung an die Eltern kann gleichzeitig als positive Verstärkung und Motivation der Kinder genutzt werden.

Durch die konkrete Erarbeitung von umsetzbaren und wirksamen Erziehungsstrategien lassen sich familiäre Möglichkeiten und Grenzen, die oftmals zur Einschätzung möglicher Entwicklungsperspektiven für das Kind von Bedeutung sind, differenzierter einschätzen.

Auch wenn wir im Rahmen eines Intensivtrainings eine verbindliche Teilnahme am Elterntraining anraten, scheint diese im Kontext von Jugendhilfemaßnahmen insbesondere dann, wenn sich die Trainings-

zeit des VIA über einen längeren Zeitraum erstreckt, nicht immer möglich. Daher empfehlen wir, das Elterntraining gegebenenfalls individuell
im Rahmen von Einzelkontakten mit den Familien stattfinden zu lassen. Eine Orientierung an den vorgeschlagenen Themen ist hierbei
durchaus denkbar.

3.2 Anwendung im Bereich der Jugendhilfe – Einzelsetting

Bei entsprechenden Auffälligkeiten eignet sich die Integration einzelner Inhalte des VIA auch im Bereich sozialpädagogischer Familien-
oder Einzelfallhilfen sowie anderen unterstützenden Maßnahmen.
Hierbei erscheint vor allem die Fokussierung und die Arbeit an konkreten Verhaltensänderungen in kleinen Schritten empfehlenswert. Aufgrund der Tatsache, dass das VIA als Gruppenprogramm konzipiert
wurde, erfordert die Umsetzung im Einzelsetting bisweilen eine Anpassung. Da jedoch in Familien häufig eine Verbesserung der Kommuni-
kation und Interaktionsmuster angestrebt wird, scheint es durchaus
denkbar, die Inhalte mit der gesamten Familie zu erarbeiten. Hierbei
sind zum einen alltagsstrukturierende Veränderungen wie die Etablierung gemeinsamer Regeln, einer verbindlichen Tagesstruktur oder Zeiten der gemeinsamen Beschäftigung (abgekoppelt von der Alltagsroutine) hilfreich. Zum anderen eignet sich jedoch auch die gemeinsame
Erarbeitung psychoedukativer Inhalte, um zu vermitteln, wie es zur
Entstehung des problematischen Verhaltens kam und durch welche
Faktoren es aufrecht erhalten wird. So können Eltern in der Umsetzung
spezifischer Inhalte aus dem Elterntraining konkret angeleitet werden
und Erfolge rückgemeldet werden.

Ein sehr großer Vorteil der Umsetzung im familiären Kontext besteht in der unmittelbaren Alltagsnähe. Durch den Einblick in die familiären Bedingungen können wichtige Informationen für die notwendigen Anpassungen der Lernziele gewonnen werden. Vor allem aber
bieten sich unterschiedliche Möglichkeiten durch individuelle und umsetzbare Modellvorgaben sowie konkrete Anleitung und Interaktions-
begleitung. Beispielsweise können Inhalte aus dem Elterntraining (z.B.
Loben) in ihrer Umsetzung demonstriert und imitiert, von fachlicher
Seite jedoch auch beobachtet und rückgemeldet werden.

Auch für das Einzelsetting empfehlen wir die Etablierung von definierten, verbindlichen Zeiten, in denen neuen Lerninhalten gebührend
Aufmerksamkeit und Übungszeit eingeräumt werden. Damit die Konzentration tatsächlich bei den Inhalten des VIA liegt, empfehlen wir
ausreichend Zeit für die Besprechung und Abhandlung weiterer Aufgaben, die im Rahmen der Jugendhilfemaßnahmen erledigt werden
müssen, einzuplanen.

3.3 Anwendung im anderen klinischen Kontext

Das intensivtherapeutische Programm setzt voraus, dass eine Gruppenbehandlung realisierbar ist, die aus der Alltagsroutine ausgekoppelt werden kann. Diese Voraussetzungen erfordern sowohl personelle als auch räumliche und organisatorische Strukturen, die nicht immer möglich sind. Gleichwohl lassen sich unseres Erachtens einzelne Elemente zur Förderung sozialer Kompetenzen sowie pädagogisch und therapeutisch förderliche Einheiten auch im klinischen Alltag (Kinder- und jugendpsychiatrische Abteilungen/Stationen, pädiatrische Abteilungen/Stationen, Kureinrichtungen etc.) umsetzen (Empfehlungen siehe hierzu Kapitel 3.1).

Zu bedenken gilt, dass klinische Maßnahmen häufig von kurzer Dauer sind und mit weiteren, zeitintensiven medizinisch-therapeutischen Aufträgen verbunden sind. Die Planung eines Angebotes erfordert dementsprechend eine Anpassung an das gegebene Setting. Grundsätzlich ist die Etablierung als offenes Gruppenangebot aufgrund der begrenzten und themengebunden Inhalte denkbar. Gleichwohl erscheint es notwendig, dass jeder Teilnehmer zu Beginn ausführlich über die Ziele und den Ablauf (Einführung in das Punktesystem etc.) informiert wird. Vor allem das Belohnungssystem, das im Rahmen des Intensivtrainings durch die zeitliche Begrenzung eine klare Zielvereinbarung einschließt, muss im Kontext eines offenen Angebotes modifiziert werden. Denkbar ist, dass sich die Teilnehmer nach einer definierten Anzahl von Punkten eine Belohnung aussuchen dürfen.

Eine Einschränkung erfährt die Umsetzbarkeit der Inhalte bei der Gestaltung des Theaterprojektes dann, wenn nicht gewährleistet ist, dass jedes Kind am Abschluss teilnehmen kann. In diesem Fall empfehlen wir von einer Umsetzung des Projektes abzusehen bzw. eine Teilnahme an der Aufführung auch nach Abschluss der Behandlung zu gewährleisten.

3.4 Anwendung im schulischen Kontext

Fallbeispiel 1

Der 8-jährige Kevin ist im Unterricht oft nicht bei der Sache, er ist unkonzentriert, stört und ruft dazwischen. Ständig müssen ihn seine Lehrer ermahnen, um ihn an die einfachsten Regeln zu erinnern. Auch vergisst er häufig seine Hausaufgaben oder macht nur einen Teil. Durch sein kasperndes Verhalten ist es teilweise äußerst schwierig, einen reibungslosen Unterricht zu realisieren. Er ist der Schüler, der schon die meisten Strafarbeiten bekommen hat, ohne Erfolg. Im letzten Schuljahr haben sich Kevins Schulleistungen beträchtlich verschlechtert, obwohl er eine schnelle Auffassungsgabe besitzt. Auf der anderen Seite ist Kevin ein Junge, der sich von anderen schnell provozieren lässt und dann auch oft körperlich sehr aggressiv reagiert.

Fallbeispiel 2

Der 13-jährige Dennis fällt im Unterricht durch oppositionelles Verhalten auf, er provoziert und weigert sich meist erfolgreich, den Aufforderungen seiner Lehrer nachzukommen. Durch sein aggressives Verhalten kann er sich bei seinen Mitschülern Bewunderung verschaffen, die für jede Ablenkung und Unterbrechung im Unterricht dankbar sind. Die Zeit, in der er selbst von anderen gehänselt und ausgegrenzt worden ist, scheint für ihn endlich Vergangenheit zu sein. Am Unterricht beteiligt sich Dennis kaum, häufig schwänzt er die Schule. Seiner Ansicht nach seien alle Lehrer sowieso nicht ernst zu nehmen und hätten nichts drauf. Er habe ihr Gemotze satt, ständig würden sie sich beschweren und ihn kritisieren, Anerkennung könne man von Erwachsenen sowieso nicht bekommen. Cool seien andere Sachen, beispielsweise habe er Marius, den keiner ausstehen könne, auf der Toilette mit dem Handy aufgenommen und dies seinen Freunden in der Pause gezeigt, die seine Aktion total abgefahren fanden.

Schule als Ort der Persönlichkeitsentwicklung

Die beiden Fallbeispiele unterstreichen, dass das Thema Aggression und Gewalt auch für den schulischen Bereich von zentraler Bedeutung ist. Die beschriebenen Probleme verlangen nach wirksamen pädagogischen Lösungen, aber auch nach weiter reichenden Interventionsangeboten und präventiven Maßnahmen. Auch wenn klar ist, dass Schule nicht die Vielzahl der ursächlichen Faktoren aggressiven Verhaltens beeinflussen kann, bestimmt sie einen langen und entwicklungspsychologisch bedeutsamen Abschnitt im Leben von Kindern und Jugendlichen und hat deshalb einen starken Einfluss auf das Verhalten und die Persönlichkeitsentwicklung von Kindern und Jugendlichen. Wesentliche Qualifikationen wie Kommunikations- und Problemlösefähigkeiten, Einfühlungsvermögen und Toleranz können im schulischen Bereich erlernt werden. Dies erscheint umso notwendiger, wenn familiäre Erfahrungen zum Erwerb sozialer Kompetenzen fehlen.

Die Durchführung eines Trainings empfiehlt sich auch deshalb für Schulen, da hier viele Kinder angesprochen werden können, die ansonsten nur schwer erreichbar wären, zum Beispiel Kinder aus belasteten Familien. Darüber hinaus sind Schulen im Besonderen für die Durchführung langfristig angelegter Trainings geeignet und ermöglichen ein direktes und dauerhaftes Umsetzen des Gelernten auf konkrete Situationen.

Ziele eines verhaltenstherapeutisch orientierten Trainings im schulischen Kontext

Das verhaltenstherapeutische Intensivtraining zum Abbau von Aggression (VIA) unterscheidet sich zu anderen schulischen Trainings dadurch, dass das Gruppentraining in ein verhaltenstherapeutisches Setting eingebunden ist. Diese Einbettung ist aus mehreren Gründen von Vorteil. Eine verhaltenstheoretische Herangehensweise ermöglicht zum einen ein weitreichendes Verständnis über die Entstehung und Aufrechterhaltung aggressiven Verhaltens (siehe Abschnitt 4.2.2.3), das aber auch in der Arbeit mit Eltern oder betroffenen Kindern als Erklärungsmodell eingesetzt werden kann. Im Besonderen aber werden dem VIA-Mitarbeiter eine Reihe wirksamer Strategien wie Verstärkerpläne, Regelsysteme oder Auszeitmodelle (siehe Kapitel 4) an die Hand gegeben, um sozial angemessenes Verhalten schrittweise aufzubauen und problematisches Verhalten zu reduzieren. Damit soll Lehrerinnen und Lehrern ein wirksamer Umgang mit verschiedenen Formen aggressiven Verhaltens ermöglicht werden, um auf diese Weise das Schulklima nicht nur für Schülerinnen und Schüler zu verbessern. Im Einzelnen werden durch die Durchführung des VIA folgende Ziele angestrebt:

- Stärkung des Selbstwert- und des Gemeinschaftsgefühls (eigene Stärken und Schwächen anerkennen und Gleichaltrige mit ihren Schwächen akzeptieren)
- Vermittlung der Erfahrung, dass die Einhaltung gemeinsam formulierter Regeln mit positiven Konsequenzen verbunden ist (Anerkennung durch Lehrer und Mitschüler, Integration in eine Gruppe, Verstärkung durch die im Rahmen des Verstärkerplans erreichten Punkte)
- Schulung der Wahrnehmung im emotionalen Bereich (Gefühle erkennen und verstehen)
- Aufklärung über die Entstehung von Wut und Aggression sowie Vermittlung von Strategien zur Kontrolle aggressiven Verhaltens
- Förderung von Problemlösefertigkeiten, Erhöhung der Kooperationsfähigkeit und Reduktion aggressiven Verhaltens (Zuhören, Kompromisse schließen, sich angemessen für seine Interessen einsetzen ohne körperlich aggressiv zu werden)
- Verbesserung des Schulklimas und Entlastung der Lehrer/innen

Organisatorische Aspekte für die Umsetzung im schulischen Kontext

Gruppenzusammenstellung: Es ist empfehlenswert, die Gruppenzusammenstellung den schulischen Bedingungen anzupassen. In Regelschulklassen, die vorwiegend durch eine große Klassengröße gekennzeichnet sind, erscheint eine Umsetzung für alle Schüler nur bedingt sinnvoll. Da der wesentliche Bestandteil des VIA konkrete Verhaltensübungen beinhaltet, die in großen Gruppen schwieriger zu realisieren sind, empfehlen wir im Kontext einer Regelschule die Durchführung in Kleingruppen.

Auch wenn mehrere Studien (Beelmann und Raabe 2007) belegen, dass universelle Programme weniger effektiv sind als Interventionen, die für Kinder ausgerichtet sind, bei denen bereits problematische Verhaltensweisen gegeben sind (indizierte Programme), kann das VIA auch als präventive Maßnahme durchgeführt werden. Auch in diesem Fall empfiehlt sich jedoch die Teilung der Klasse. Falls nur Kinder mit problematischem Verhalten ausgewählt werden, ist eine Stigmatisierung dieser Kinder zu vermeiden. Die Teilnahme am VIA sollte nicht als Strafe konzipiert sein, sondern als Angebot. In diesem Fall empfehlen wir eine Gruppengröße von maximal sechs Kindern.

Eine sehr gute Integration von VIA-Inhalten in den Klassenalltag bietet sich in Schulen für Kinder mit erhöhtem Förderbedarf an (Schulen zur Erziehungshilfe, Schulen zur Lernförderung, Förderzentren u.ä.), da hier der Unterricht meist in kleineren Klassen stattfindet und häufig ein erhöhtes Maß an Unterstützung durch Fachpersonal gegeben ist.

Inhaltliche Planung und zeitlicher Ablauf: Unterschiedliche Möglichkeiten zur Umsetzung des VIA sind im schulischen Bereich realisierbar. Zum einen können Bausteine als das Schuljahr begleitende Maßnahmen angeboten werden. Alternativ ist die Umsetzung von Intensiveinheiten möglich (pädagogische Tage bzw. Projekttage), beispielsweise am Ende oder zu Beginn eines Schuljahres. Insbesondere im Rahmen von Blockveranstaltungen lassen sich sowohl Einheiten zum sozialen Kompetenztraining als auch die im VIA vorgesehenen Projekteinheiten (z.B. die Planung und Aufführung eines Theaterstücks) integrieren. Auch kann ein entsprechendes Training in den Ferien im Rahmen einer Ferienmaßnahme angeboten werden und in Anlehnung an dem in Abschnitt 2.5 beschriebenen Ablauf umgesetzt werden.

Um einen nachhaltigen Erfolg des Trainings zu erzielen, empfiehlt es sich, das verhaltenstherapeutische Setting beizubehalten. Unabhängig von der Art der zeitlichen Umsetzung (schulbegleitend oder als Blockveranstaltung bzw. in Form von Projekttagen) erscheint es deshalb sinnvoll, Strategien zum Verhaltensmanagement (Regelsystem, Verstärkerplan) mit den Schülern einzuüben und bei Bedarf an die Gegebenheiten des Schulalltags anzupassen. Gerade problematische Schüler erhalten somit die Möglichkeit, den Kreislauf negativer Interaktionsmuster zu verlassen. Kinder, die häufig frustrierenden Erlebnissen ausgesetzt sind wie in den beiden Fallbeispielen beschrieben (z.B. wegen unbefriedigender schulischer Leistungen oder erlebter Ablehnung und Kritik durch Gleichaltrige oder Lehrer), zeigen meist wenig Motivation, ihr Verhalten zu ändern oder haben nicht die Kompetenzen, ihr Verhalten bzw. ihre Leistungen zu verbessern. Durch die Lenkung der Aufmerksamkeit auf positives Verhalten (Übernahme von Verantwortung und Einhaltung von Regeln in nicht schulbezogenen Aktivitäten oder Projekten) wird nicht nur der Selbstwert von Kindern und Jugendlichen gestärkt, sondern auch die Motivation zur Verhaltensänderung gesteigert. So ist es im Beispiel von Dennis (s.o.) entscheidend, im Rahmen der Interventionen Möglichkeiten zu realisieren, die ihm gestatten, für sozial angemessenes Verhalten eine vergleichbare Anerkennung zu erhalten wie durch dissoziales Verhalten. In diesem Sinne zahlt es sich aus, bei Schülern, die aggressives Verhalten zeigen, Fähigkeiten und Talente zu fördern bzw. ihnen die Verantwortung besonderer Aufgaben zu übertragen (im Rahmen der durchgeführten Interventionsmaßnahme bzw. im schulischen Kontext).

Empfehlungen für die Umsetzung im schulischen Alltag

Im Folgenden findet sich ein Vorschlag für eine mögliche unterrichtsbegleitende Umsetzung des Programms (siehe Tabelle 3.1) über 14 Einheiten, die jedoch je nach Bedarf mit weiteren Bausteinen (siehe Kapitel 2.4 und 2.5) erweitert oder durch andere Bausteine ersetzt werden können. Im Rahmen von Intensiveinheiten können mehrere Bausteine zu verschiedenen Themenblöcken zusammengefasst werden (Selbstregulation, Emotionserkennung, positives Selbstbild, Wut und Aggression, angemessene Selbstbehauptung, Freundschaft und Vertrauen), die über ein oder zwei Schuljahre verteilt und ebenfalls bei Bedarf erweitert werden können.

Darüber hinaus ist zu empfehlen, schulrelevante Themen in eigenen Sitzungen zu berücksichtigen. Von hoher Relevanz ist beispielsweise an vielen Schulen das Thema Mobbing (Seiffge-Krenke und Welter 2008). So ist bekannt, dass bei Mobbing in mehr als 80% der Fälle andere Kinder anwesend sind, diese aber nur in etwa 19% der Fälle eingreifen. Die Untersuchungen zeigen aber auch, dass die Hälfte der Übergriffe vermieden werden können, wenn sich ein außenstehendes Kind einmischt. Das heißt, Kinder sollten dafür sensibilisiert werden, dass sie bereits als Zuschauer oder stummer Unterstützer Aggression fördern.

Für die Umsetzung des VIA als unterrichtsbegleitende Maßnahme empfehlen wir folgenden Ablauf: Einführungsrunde (10 Minuten) – Entspannung (15 Minuten) – thematischer Block (45 Minuten) – Freizeit oder Theaterprojekt (20 Minuten) – Punktevergabe und Abschlussrunde (10 Minuten). Das heißt, der zeitliche Umfang umfasst damit etwa zwei Unterrichtsstunden sowie eine Schulpause. Falls nur zwei Unterrichtsstunden zur Verfügung stehen, kann unter Umständen auf die Entspannungseinheit (oder den Freizeitblock) verzichtet werden. Im Folgenden findet sich eine detaillierte Beschreibung der einzelnen Abschnitte:

1. Einführungsrunde

Ziel: Schulung der Selbstbeobachtung und Selbstverbalisation

Jeder Einzelne gibt einen kurzen Rückblick auf die Woche und berichtet den Gruppenmitgliedern, ob sich etwas Besonderes ereignet hat und beschreibt, wie es ihm aktuell geht.

Ziel: Wichtig bei dieser Vorstellungsrunde ist (ebenso wie bei der Feedbackrunde), das Kind bzw. den Jugendlichen anzuleiten, differenzierte Rückmeldungen zu geben (anstatt der Äußerung „Im Moment ist alles doof.": „Ich bin enttäuscht, weil die letzte Mathearbeit nicht gut gelaufen ist."). Da Kinder mit aggressiven Verhaltensproblemen mitunter Defizite in ihrer verbalen Ausdrucksfähigkeit haben und häufig Zusammenhänge zwischen eigenen Gefühlen und deren Auslösern meist unzureichend erkennen und mitteilen können, ist diese Übung von großer Bedeutung. Eine differenzierte Selbstbeobachtung und genaue Beschreibung ist ein wichtiger Schritt für jede Art von Verhaltensänderung.

2. Entspannung

Ziel: Angestrebt wird, dass sich Kinder und Jugendliche besser auf die nachfolgenden Einheiten einlassen können und lernen, dass Entspannung eine wesentliche Strategie zur Selbstregulation sein kann.

Wie unter Abschnitt 2.3.4 beschrieben, können kurze Entspannungsgeschichten vorgelesen werden. Es kann vereinbart werden, auch bei der Entspannung das Regelsystem (siehe Abschnitt 2.3.1.1) einzuführen. Jedoch empfehlen wir hier, die Wahlmöglichkeit bei der gelben Karte wegzulassen, da dies den Ablauf zu sehr stören würde. Der Ablauf ist also in der Entspannungseinheit folgendermaßen:

• Ermahnung
• gelbe Karte
• rote Karte (= Punktabzug)

3. Thematischer Block

Ziel: Aufbau sozialer Kompetenzen

Wesentlicher Bestandteil ist die Bearbeitung eines thematischen Bausteines (siehe Tabelle 3.1). Die detaillierte Beschreibung findet sich im Kapitel 2. Gerade für die Umsetzung im schulischen Kontext bietet es sich an, Beispiele aus dem Schulalltag einfließen zu lassen und diese in den vorgesehenen Rollenspielen zu bearbeiten.

4. Freizeit oder Theaterprojekt

Ziel: Beobachtung, Übertragung und Verfestigung des Gelernten in den Alltag. Es ist anzuraten, einen Freizeitblock einzuplanen oder auch die Planung und Durchführung eines Theaterprojekts zu realisieren. Dies ist aus mehreren Gründen sinnvoll. Gerade die Freizeit bietet eine gute Möglichkeit, Stärken und Schwächen eines Kindes differenziert zu beobachten und weitere konkrete therapeutischen

Ziele für das Kind zu entwickeln. Darüber hinaus kann beobachtet werden, wie gut der Transfer bisher gelernter Strategien umgesetzt wird. Es bietet sich an, in Problemsituationen das Kind auf bestimmte Strategien hinzuweisen und gegebenenfalls konkrete Hilfestellungen anzubieten. Auch ist es oft sinnvoll, Sonderziele für die Freizeit zu formulieren (beispielsweise, dass ein Kind mit einem Kind spielen soll, mit dem es häufig Probleme gibt). Aus dem bisher Gesagten wird deutlich, dass die im VIA eingeplante Freizeit für den Betreuer intensive Arbeit bedeutet.

5. Punktevergabe und Besprechung des Sonderpunkts

Ziel: Der eingesetzte Verstärkerplan dient dem Aufbau sozial angemessenen Verhaltens

Nach der thematischen Einheit werden die erreichten Punkte in das Punkteheft der Kinder (siehe Abschnitt 2.3.6.1) eingeklebt. Wurden die in der ersten Runde vereinbarten Regeln eingehalten, erhält ein Kind alle Punkte. Alternativ ist zu überlegen, ob jedes Kind auch für die Durchführung einer störungsfreien ruhigen Entspannung einen Punkt bekommen soll. Auch die Vergabe von Sonderpunkten kann eingeführt werden. So kann beispielsweise für jedes Kind ein Tagesziel formuliert werden, das durch entsprechendes Verhalten in der jeweiligen Sitzung zu erreichen ist. Alternativ kann ein Verhaltensziel auch für die kommende Woche bis zum nächsten Gruppentraining vereinbart werden (z.B. sich im Deutschunterricht jede Stunde einmal zu melden oder Beschimpfungen der Mitschüler zu unterlassen). Dies bietet sich insbesondere dann an, wenn der VIA-Mitarbeiter das Kind auch unterrichtet. Andernfalls ist ein verständlicher und nachvollziehbarer Verhaltensplan mit dem Kind und dem jeweiligen Lehrer zu erarbeiten, auf dem das erwünschte Verhalten jeden Tag protokolliert werden kann. Es ist zudem darauf zu achten, dass die Erreichung der Sonderpunkte für die Gruppenmitglieder etwa vergleichbar leicht (am Anfang des Trainings) oder schwer (gegen Ende des Trainings) sein sollte. Es sollte dabei immer eine realistische Wahrscheinlichkeit gegeben sein, dass ein Kind sein Ziel erreichen kann, sonst nimmt die Motivation sehr schnell ab.

Ein Beispiel für die Punktevergabe könnte folgendermaßen aussehen:

- Einhaltung der drei aufgestellten Gruppenregeln: 3 Punkte
- Entspannung ruhig und ohne rote Karte: 1 Punkt
- Tages- oder Wochenziel erreicht: Sonderpunkt

6. Feedback

Ziel: Schulung der Selbstbeobachtung und Selbstverbalisation, angemessen Kritik äußern

Auch in der Abschlussrunde ist darauf zu achten, dass die Kinder differenziert Rückmeldung geben können. Wie in Abschnitt 2.3.6 beschrieben, können Kinder aufgefordert werden, ihr Feedback erst schriftlich zu verfassen und es dann den Gruppenmitgliedern vorzutragen. Auch die Trainer geben am Ende der Stunde eine Rückmeldung und legen dabei den Schwerpunkt auf eine positive Rückmeldung. Auch positives Verhalten einzelner Kinder sollte hierbei differenziert hervorgehoben werden.

Tabelle 3.1. Möglicher Ablauf des VIA als schulbegleitende Maßnahme

	Themenblock	Soziales Kompetenztraining	Vertiefende Einheiten/ Spielempfehlungen
1	Regelvereinbarung und Zielformulierung Kennenlernen	Gemeinsame Erarbeitung der Gruppenregeln und Ausarbeitung des Regelplakats (BS01)	Steckbrief (BS02) Würfelspiel zum Selbstbild (BS05)
2	Wahrnehmung und Aufmerksamkeit	Kai Unruh (BS41) Einführung eines Stop-Signals Hilfsgedanken (BS40)	Beobachtungstraining I (BS19) Gehörwettbewerb (BS22) Fühlwettbewerb (BS23)
3	Selbstregulation	Zuhörtraining (BS17) Erst gedacht, dann gemacht (BS38)	Übungen zu: Erst gedacht, dann gemacht (BS39)
4	Emotionserkennung	Bello fühlt sich kunterbunt (BS43)	Wettbewerb Gefühle raten (BS42)
5	Positives Selbstbild	Eigene Stärken (BS24)	Begabungschampion (BS25)
6	Wut und Aggression	Wutvulkan (BS33)	Rückschiebeduell (BS36) Piratenfight (BS37)
7	Wut und Aggression	Symptome von Störung des Sozialverhaltens (BS12)	Plakat zu Merkmalen von Störungen des Sozialverhaltens (BS13)
8	Angemessene Selbstbehauptung	Ärgerfragebogen und Besprechung des Ärgerfragebogens (BS28)	RS Hänseln (BS31) oder RS einer Situation, die von den Schülern im Ärgerfragebogen beschrieben wurde
9	Angemessene Selbstbehauptung	Selbstsicherheit (BS26)	Ich und mein Anliegen (BS27)
10	Angemessene Selbstbehauptung	Streitregeln (BS47)	Würfelspiel (BS53)
11	Angemessene Selbstbehauptung	Aussteigertipps (BS30)	Unrechtsempfinden äußern (BS44) (BS45)
12	Angemessene Selbstbehauptung	Sich entschuldigen (BS46)	RS Zugeben eigener Fehler (BS14)
13	Freundsaft und Vertrauen	Freunde (BS49)	Plakat zum Thema Freundschaft (BS50) Eine Hand voll Komplimente (BS57)
14	Abschluss	Punkteauswertung, Belohnung Abschlussfeedback	

Anmerkung: RS = Rollenspiele

Auch wenn die einzelnen Bausteine für Kinder mit einer diagnostizierten Aufmerksamkeitsdefizit-/Hyperaktivitätsstörung oder einer Störung des Sozialverhaltens entwickelt wurden, sind alle Einheiten in gleicher Weise für Kinder geeignet, die durch impulsives und aggressives Verhalten oder eine Beeinträchtigung der Aufmerksamkeit auffallen, ohne dass die Kriterien für das Vorliegen einer psychiatrischen Diagnose erfüllt sind. Einzig die Bausteine zur Psychoedukation von ADHS und Störungen des Sozialverhaltens sind gegebenenfalls zu modifizieren.

Selbstverständlich empfiehlt es sich, den Ablauf und die Auswahl der Bausteine der Symptomatik und den aktuellen Problemen der Schüler anzupassen. Aufgeführt sind zum Teil mehrere Alternativen, die sich im Rahmen des thematischen Blocks anbieten.

Falls es die zeitlichen und schulischen Rahmenbedingungen erlauben, ist die Durchführung einer vertiefenden Projektarbeit sinnvoll. Gerade in der Planung und Umsetzung eines Theater-, Tanz- oder Zirkusprojekts sind soziale Fertigkeiten und Kompetenzen gefragt und können auf diese Weise unmittelbar trainiert und verfestigt werden. Insbesondere die Wahrnehmung eigener Stärken und Kompetenzen, die erlebte Anerkennung durch Lehrer, Eltern und Mitschüler ist gerade für Schüler, die von sich selbst ein negatives Selbstbild haben oder Gefühle der Macht und Selbstwirksamkeit nur dann erleben, wenn sie sich aggressiv oder abwertend anderen gegenüber verhalten, äußerst bedeutsam.

Überprüfung der Effekte des VIA

Falls der Wunsch besteht, das Verhalten der Schüler zu dokumentieren und zu überprüfen, inwieweit die durchgeführten Maßnahmen bei den Schülern zu einer Verbesserung führen, kann vor und nach dem Training eine Problemverhaltensliste (siehe ET_IA_01) sowohl von den Eltern des Schülers als auch von der Lehrkraft und gegebenenfalls auch vom Schüler ausgefüllt werden.

Elternarbeit im schulischen Kontext

Bisherige Erfahrungen mit der Durchführung sozialer Kompetenztrainings an Schulen zeigen, dass eine nachhaltige Wirksamkeit insbesondere dann gegeben ist, wenn neben dem Gruppentraining ebenfalls ein Elterntraining angeboten wird (Ollendick 1996). Deshalb empfiehlt sich für den schulischen Kontext gleichermaßen die multimodale Vorgehensweise des VIA beizubehalten. Auch hier ist eine flexible Durchführung durch eine individuelle Auswahl von Sitzungen möglich (siehe Kapitel 2.8).

Erfahrungsgemäß gibt es sowohl aus Sicht der Lehrer als auch aus Sicht der Eltern einen hohen Bedarf an themenspezifischem Austausch. Auch wenn eine individuelle und intensive Zusammenarbeit zwischen Schule und Elternhaus aus ökonomischen Gründen häufig nicht umsetzbar ist, wären kontinuierlich stattfindende, themengebundene „Elternabende" denkbar. Hierfür eignet sich die Anwendung der Materialien, die im Rahmen des Elterntrainings zur Verfügung stehen.

Nicht selten berichten Eltern von ihrer Wahrnehmung, ausschließlich über negative Entwicklungen und Probleme in der Schule informiert zu werden. Mit dem Ziel einer verbesserten Kooperation erscheint es wünschenswert, dass Eltern regelmäßig auch über positives Verhalten und kleine Fortschritte informiert werden (beispielsweise in Form eines schriftlichen Feedbacks, siehe Abschnitt 2.3.6).

Durch die Kombination von Eltern- und Gruppentraining wird eine Übertragung der im sozialen Kompetenztraining erworbenen Strategien auf das familiäre Umfeld angestrebt. Erfahrungsgemäß fällt es Eltern zudem leichter, pädagogische sowie verhaltenstherapeutische Techniken (Verstärkerpläne, Auszeiten, konsequente Regeln) umzusetzen, wenn ihre Kinder diese bereits kennen. Häufig formulieren Kinder im Rahmen des sozialen Kompetenztrainings den Wunsch, dass auch zu Hause gemeinsam formulierte Regeln eingeführt werden sollen. Durch die Übertragung in den familiären Alltag erleben Kinder (und Eltern), dass ein Ausstieg aus dem familiären Aggressionskreislauf möglich ist.

Hilfreiche Vorraussetzungen für die Durchführung des VIA an Schulen

Einbettung in ein Gesamtkonzept: Wesentliches Element des VIA ist, dass auf erwünschtes sozial angemessenes Verhalten unmittelbar reagiert wird und dieses im Rahmen des Verstärkerplans positiv honoriert wird. Bei sozial unangemessenem Verhalten wird ebenfalls sofort eingegriffen. Jedem Kind ist klar, wie erwünschtes Verhalten aussieht, aber es ist auch klar, welches Verhalten unerwünscht ist und mit negativen Konsequenzen verbunden ist. Die Regeln sind eindeutig und gemeinsam festgelegt. Diese Vorgehensweise ist auch für den schulischen Alltag (Klassenregeln) empfehlenswert. Darüber hinaus sind Klassen- oder Schulordnungen, in denen positive Verhaltensweisen aufgeführt sind (beispielsweise Intervention bei Mobbing) und wie diese von der Klassengemeinschaft oder der Schulleitung anerkannt werden, als sehr positiv zu beurteilen. Ein Gleichgewicht in der Auflistung von Fehlverhalten und positivem Verhalten sollte angestrebt werden.

Abschließend ist zu erwähnen, dass die Durchführung des VIA wie auch anderer Trainings zur Förderung sozialer Kompetenzen um so wirkungsvoller sind, je besser diese in den schulischen Gesamtkontext eingebettet sind. Dazu gehört beispielsweise die von allen Lehrern und Lehrerinnen verbindliche Einnahme einer festen, aber fürsorglichen

Position gegen Aggression und Gewalt, was eine beständige und direkte Intervention durch das Kollegium erfordert, wenn diese aggressives Verhalten bei einem Schüler beobachten. Untersuchungen zeigen, dass die Wirksamkeit von Interventionen in der Schule doppelt so hoch ist, wenn deren Umsetzung von der Schulleitung gefördert und unterstützt wurde (Beelmann und Raabe 2007).

Voraussetzungen an den Trainer: Als Trainer eignen sich neben Lehrern/innen auch (Sozial-)Pädagogen/innen und Sozialarbeiter/innen. Natürlich ist es hilfreich, wenn neben pädagogischen Kompetenzen auch therapeutisches Basiswissen vorhanden ist. Hier ist im Besonderen auf die im vierten Kapitel aufgeführten Informationen zu verhaltenstherapeutischen Strategien hinzuweisen, die bei Bedarf nachgelesen werden können.

4. Lerntheoretische Grundlagen und angewandte Methoden im VIA

4.1 Anwendung verhaltenstherapeutischer Methoden zur Verhaltensmodifikation

Das VIA ist ein psychotherapeutisches Gruppenprogramm. Die einge-setzten verhaltenstherapeutischen Methoden dienen im weitesten Sin-ne der Modifikation von Problemverhalten und dem Aufbau erwünsch-ten Verhaltens durch die kombinierte Anwendung unterschiedlicher Methoden.

Verhaltenstherapie ist problemorientiert und setzt an vorrausge-henden, auslösenden oder aufrechterhaltenden Verhaltensbedingun-gen an. Das Vorgehen ist ziel- und handlungsorientiert und soll thera-pieübergreifend im Lebensumfeld zu einer Generalisierung führen. Die Darstellung der Therapiemethoden erfolgt in diesem Kapitel. Sie soll praxisnah darlegen, worauf es, bezogen auf das spezifische Setting einer gruppentherapeutischen Behandlung von Kindern mit Störungen des Sozialverhaltens, ankommt.

Im Vergleich zu Erwachsenen verfügen Kinder im Allgemeinen über geringere Kompetenzen der Selbstreflexion und Selbstkontrolle. Der Einsatz therapeutischer Methoden bedarf deshalb einer Anpassung und Modifikation komplexer Strategien an das kindliche Entwicklungs-niveau. Der Aufbau neuer Kompetenzen erfordert oft eine Verhaltens-formung im Sinne einer schrittweisen Annäherung an das Zielverhalten (shaping). Soll ein Kind beispielsweise lernen, sein Zimmer eigenstän-dig aufzuräumen, ist es zunächst wichtig, die für die Umsetzung not-wendigen Schritte einzeln zu erarbeiten und positiv zu verstärken (siehe Abschnitt 4.2.1), um sicher zu gehen, dass das Kind mit der Aufgabe nicht überfordert ist. Oftmals sind hierfür Hilfestellungen, z.B. in Form von Anweisungen für Teilschritte, Bildern, Zeichen etc. not-wendig (prompting). Hat das Kind die Durchführung der Teilschritte sicher erworben, kann die Hilfestellung schrittweise ausgeblendet werden (fading). Die Umsetzungen der erlernten Teilschritte führen im Rahmen einer Verhaltensverkettung (chaining) zum erwünschten, kom-plexen Zielverhalten.

Bei der Durchführung des VIA ist es hilfreich, Kenntnis über und Erfahrung mit den eingesetzten therapeutischen Techniken zu haben. Durch die Beobachtung konkreten Problemverhaltens und der aus-lösenden sowie aufrechterhaltenden Bedingungen ist die Ableitung konkreter Interventionsschritte zur Verhaltensveränderung möglich. Jedoch müssen beispielsweise auch kognitive Prozesse, die ein Verhalten beeinflussen, aber der Beobachtung nicht unmittelbar zugänglich sind, berücksichtigt werden.

Eine unzureichende Einbeziehung des komplexen Bedingungsgefüges (im Sinne einer umfassenden Problem- und Verhaltensanalyse) kann eine mögliche Ursache für eine nicht effektive Verhaltensmodifikation sein.

4.2 Kurzbeschreibungen der Methoden

Die Methodenbeschreibung ist so aufgebaut, dass der lerntheoretische Hintergrund sowie eine Kurzbeschreibung der jeweiligen Methode aufgeführt werden. Darüber hinaus werden Hinweise, die für die Durchführung relevant sind, gegeben. Jede Beschreibung endet mit einer Aufführung der Bereiche, innerhalb derer die entsprechende Methode im VIA ihre Anwendung findet. Es sei an dieser Stelle darauf hingewiesen, dass es sich bei der nachfolgenden Darstellung um einen Kurzüberblick handelt. Wir haben uns hierbei auf die wesentlichen, für das VIA relevanten Aspekte beschränkt. Zur Vertiefung verweisen wir auf weiterführende Literatur, die wir ausdrücklich empfehlen.

Darüber hinaus sollten selbstverständlich basale Therapiefaktoren, welche die therapeutische Beziehung positiv fördern (Empathie etc.) in der therapeutischen Arbeit Berücksichtigung finden und Gegenstand einer kontinuierlichen therapeutischen Reflexion sein (Borg-Laufs 2003, Jugert et al. 2001).

4.2.1 Operante Methoden

Im folgenden Abschnitt werden die Methoden operanten oder auch instrumentellen Lernens beschrieben, die im VIA zur Anwendung kommen. Theoretische Grundannahme ist hierbei, dass ein erwünschtes sowie unerwünschtes Verhalten durch die Konsequenzen, die es erfährt, in seinem Auftreten beeinflusst wird. Je nachdem, wie angenehm oder unangenehm, gewinnbringend oder verlustreich die Konsequenz für die handelnde Person ist, wird das Verhalten in Zukunft häufiger oder seltener gezeigt werden. Die Konsequenzen werden Verstärker genannt. Wird eine Konsequenz als angenehm erlebt oder bringt sie einen Nutzen, so verstärkt sie in der Regel das Verhalten positiv und erhöht somit die Auftretenswahrscheinlichkeit des vorausgegangenen Verhaltens (= direkte Verstärkung). Hingegen führen unangenehm erlebte oder verlustbringende Verstärker zu einer Reduktion des Verhaltens (= direkte Bestrafung). Bleibt eine positive Verstär-kung aus, so wird von einer indirekten Bestrafung oder auch Löschung gesprochen. Die Verhaltensrate wird in der Folge sinken. Hingegen führt das Ausbleiben einer unangenehm erlebten Konsequenz zu einem Anstieg der Verhaltensrate. Es wird hierbei von einer negativen Verstärkung gesprochen (siehe hierzu Abbildung 4.1).

Aufgrund der Komplexität von Alltagssituationen ist die Analyse operanter Verstärker oft nicht unmittelbar eindeutig. Warum beispiels-weise sind Kinder gegenüber anderen Kindern aggressiv, wenn dies augenscheinlich in der Konsequenz zu sozialem Ausschluss, Bestra-fungen durch die Umwelt, Enttäuschungen bei anderen oder sogar körperlichen Verletzungen bei sich oder anderen führt?

Dies hängt mitunter damit zusammen, dass Konsequenzen kurz-fristig durchaus von Nutzen sein können, z.B. weil hierdurch Aufmerk-samkeit oder Anerkennung erzielt werden, Anforderungen vermieden oder Ängste und Schwächen überspielt werden können. Langfristig sind Problemverhaltensweisen jedoch oft mit negativen Konsequenzen verbunden, die sich beispielsweise darin äußern, dass eine Integration im sozialen Kontext ausbleibt, Unselbstständigkeit und Hilflosigkeit bestehen bleiben etc.

Zudem muss berücksichtigt werden, dass ein Verhalten in der Re-gel besonders stabil ist, wenn die Konsequenzen nicht regelmäßig nach jedem gezeigten Verhalten, sondern unregelmäßig erfolgen (= in-termittierende Verstärkung).

Verstärker	Darbietung eines Verstärkers		Entfernung eines Verstärkers	
angenehmer/ gewinn-bringender Verstärker = C+	Paul hilft seiner Mutter beim Einkaufen. An der Kasse erhält er einen Schoko-riegel. Operante Verstärkung: Kai findet die Schokolade lecker. Die Wahrscheinlich-keit ist bei gleichbleibenden Lernbedingungen* hoch, dass er wieder mit seiner Mutter einkaufen geht und ihr hilft.	positive Verstärkung	Paul bekommt einen Wutanfall, er schreit, tritt gegen die Tür, wirft sich auf den Boden. Seine Mutter verlässt schweigend den Raum. Operante Verstärkung: Die Mutter entzieht Paul ihre Aufmerksamkeit. Bei gleichbleibenden Lernbedin-gungen* steigt die Wahr-scheinlichkeit, dass sich das Problemverhalten reduziert, da er nicht mehr beachtet wird.	Löschung
	C+ Folge: R↑		C̶+ Folge: R↓	
unangeneh-mer/verlust-bringender Verstärker = C-	Paul räumt sein Zimmer nicht auf. Deshalb darf er nicht mit den anderen Kindern draußen spielen. Operante Verstärkung: Paul findet es blöd im Haus zu bleiben. Die Wahrschein-lichkeit, dass er auch in Zukunft nicht aufräumt, sinkt bei gleichbleibenden Lernbedingungen*.	Bestrafung	Paul soll sein Zimmer aufräumen. Er tobt und beleidigt seine Mutter. Die Mutter übernimmt entnervt das Aufräumen. Operante Verstärkung: Paul erreicht durch seine Aggression die Vermeidung der Anforderungssituation. Die Wahrscheinlichkeit ist bei gleichbleibenden Lernbedingungen* hoch, dass er das Aufräumen durch aggressives Verhalten weiterhin vermeidet.	negative Verstärkung
	C- Folge: R↓		C̶- Folge: R↑	

C+ = angenehmer Verstärker
C- = unangenehmer Verstärker
C̶+ = Entfernung eines angenehmen Verstärkers
C̶- = Entfernung eines unangenehmen Verstärkers
R↑ = Erhöhung der Auftretenswahrscheinlichkeit eines Verhaltens
R↓ = Sinken der Auftretenswahrscheinlichkeit eines Verhaltens

* Das heißt, bei Aufrechterhaltung des mütterlichen Verhaltens.

Abbildung 4.1. Prinzip operanter Verstärkung anhand von Fallbeispielen

4.2.1.1 Soziale Verstärkung

Lerntheoretischer Hintergrund. Die Häufigkeit, mit der ein Verhalten auftritt, wird durch die Konsequenzen beeinflusst. Alle Konsequenzen, die das Auftreten eines Verhaltens steigern, stellen Verstärker dar. Unter sozialer Verstärkung werden alle Möglichkeiten (siehe unten) sozialer Konsequenzen subsummiert.

Kurzbeschreibung der Methode

- Erwünschte Verhaltensweisen (Höflichkeit, Hilfsbereitschaft, Regeleinhaltung, angemessene Verhaltensäußerungen etc.) werden aufgebaut durch:
- Verbales Lob (klar, verständlich, freundlicher Ton etc.)
- Körperliche Zuwendung (auf die Schulter klopfen, Handabklatschen etc.)
- Aufmerksamkeit (Blickkontakt, Beobachtung etc.)
- Bestätigende Gesten (Augenzwinkern, Daumen hoch etc.)

Hinweise für die Durchführung

- Der Wert sozialer Verstärkung ist individuell unterschiedlich.
- Je nach Alter und Situation muss die Art sozialer Verstärkung angepasst werden.
- Soziale Verstärkung muss glaubwürdig, freundlich und bestätigend sein.
- Prinzipiell kann jedes positive Verhalten verstärkt werden.
- Um erwünschtes Verhalten zu verstärken, muss dem Kind der Zusammenhang zwischen einem bestimmten Verhalten (z.B. sich Bedanken) und einer sozialen Verstärkung (z.B. verbales Lob) verständlich sein. Zur Verdeutlichung empfiehlt sich eine verhaltensbezogene Rückmeldung (z.B. „Ich freu' mich, dass du dich für den Stift bedankst!").
- Auch wenn Kinder nicht erkennbar zeigen, dass ihnen die soziale Rückmeldung wichtig ist, sollte diese regelmäßig erfolgen.
- Soziale Verstärkung stellt eine Rückmeldung über die Angemessenheit eines Verhaltens dar. Sie soll bedingungslos und ohne Einschränkung erfolgen.

Anwendungsbereich im VIA

- Die soziale Verstärkung erwünschten Verhaltens wird modulübergreifend eingesetzt.
- Die Prinzipien positiver Verstärkung werden im Elterntraining ausführlich erläutert und angeleitet.

Weiterführende Literatur

Hungerige und Borg-Laufs 2006, Blöschl 2005, Steinhausen und von Aster 1999, Fliegel et al. 1998 (siehe Literaturverzeichnis)

4.2.1.2 Materielle Verstärkung

Lerntheoretischer Hintergrund. Die Häufigkeit, in der ein Verhalten auftritt, wird durch die Konsequenzen beeinflusst. Alle Konsequenzen, die das Auftreten eines Verhaltens steigern, stellen Verstärker dar. Unter materieller Verstärkung werden alle Möglichkeiten (siehe unten) materieller Konsequenzen subsummiert.

Kurzbeschreibung der Methode

- Erwünschte Verhaltensweisen werden durch materielle Belohnung verstärkt. Es können unterschiedliche materielle Verstärker genutzt werden, zum Beispiel:
- Süßigkeiten (Bonbons, Gummibärchen, Eis etc.)
- Kleine Spielsachen (Flummis, Luftballons, Aufkleber, Geld etc.)

Hinweise für die Durchführung

- Den Kindern sollte der Zusammenhang zwischen ihrem Verhalten (z.B. Erreichen eines Tagesziels) und der materiellen Verstärkung (z.B. Eis) verständlich sein. Es empfiehlt sich hierzu eine verhaltensbezogene Rückmeldung (z.B. „Ich freu' mich, dass du heute auf dem Flur immer leise warst.").
- Ein sorgfältiger Einsatz materieller Verstärkung ermöglicht eine Hervorhebung bestimmter Ziele.
- Materielle Verstärkung findet bei anspruchsvollen, materiell „verwöhnten" Kindern schnell eine Grenze, da sie ihren Reiz bereits verloren hat.
- Ein Überraschungseffekt (z.B. täglich unterschiedliche und vorher nicht bekannte Verstärker) kann die Motivation und den Anreiz verstärken.

Anwendungsbereich im VIA

- Materielle Verstärkung wird, aufgrund einer schnell einsetzenden Sättigung, im Rahmen des VIA sparsam eingesetzt:
- Die Kinder erhalten eine kleine Belohnung im Rahmen der Feedbackrunde, wenn sie ihr individuelles Tagesziel erreicht haben.
- Am Ende des VIA wird jedem Kind eine Teilnehmerurkunde überreicht.
- Jedes Kind darf seinen Materialienordner mitnehmen.
- Zur Erinnerung (als Abschiedsgeschenk) bieten sich Geschenke an, die etwas mit der VIA-Zeit zu tun haben (Entspannungskissen, Plakate, CD mit Erinnerungsfotos, Erinnerungsvideo etc.).

Weiterführende Literatur

Steinhausen und von Aster 1999, Fliegel et al. 1998 (siehe Literaturverzeichnis)

4.2.1.3 Punkteverstärkung

Lerntheoretischer Hintergrund. Die Häufigkeit, in der ein Verhalten auftritt, wird durch die Konsequenzen beeinflusst. Alle Konsequenzen, die das Auftreten steigern, stellen Verstärker dar. Die Punkte erhalten ihren Wert, indem sie in eine individuell vereinbarte Belohnung eingetauscht werden können. Dadurch, dass sie konditionierte und generalisierte Verstärker darstellen (Austauschmedium), erreichen sie nicht so schnell eine Sättigung (= Verlust von Anreiz).

Kurzbeschreibung der Methode

• Das Zielverhalten wird genau definiert (z.B. Kai packt selbstständig seinen Schulranzen für den nächsten Tag: Welche Fächer habe ich morgen? Was benötige ich an Materialien? Überprüfung: Habe ich an alles gedacht?).
• Die Punkteregel wird festgelegt (z.B. Immer wenn Kai selbstständig seinen Schulranzen packt, erhält er einen Punkt).
• Die Belohnungen und Eintauschwerte werden vereinbart (z.B.: Wenn Kai fünf Punkte gesammelt hat, fährt Papa mit ihm eine Stunde Fahrrad).
• Verhaltensziel, Punkteregel und Belohnungen werden schriftlich festgehalten.
• Erreicht das Kind seine Punkte, wird die Belohnung unmittelbar eingetauscht.

Hinweise für die Durchführung

• Die Zieldefinition muss für das Kind verständlich formuliert werden.
• Das Zielverhalten sollte vom Kind erreicht werden können (realistisches Ziel).
• Erworbene Punkte dürfen nicht weggenommen werden (auch nicht, wenn das Kind anderes Problemverhalten zeigt).
• Die Belohnungen sollen realisierbar sein.
• Zur Verbesserung der Beziehung eignen sich Belohnungen, die gemeinsame Aktivitäten beinhalten.
• Belohnungen sollten nicht aufgeschoben werden, da hierdurch die Kontingenz nicht mehr ersichtlich ist (z.B. kein langes Aufschieben des Kinobesuchs).
• Alle Vereinbarungen werden schriftlich festgehalten. Dies führt zu einer erhöhten Transparenz und Verdeutlichung der Kontingenz (Zusammenhang) zwischen Einhaltung der Regel und Belohnung.
• Die Anzahl der Ziele sollte auf zwei bis drei begrenzt sein.

Anwendungsbereich im VIA

• Elterntraining: Den Eltern wird der theoretische Hintergrund sowie eine konkrete Anleitung zum Einsatz von Punkteplänen zielorientiert vermittelt.

- Kindertraining: Die Kinder erhalten einen Sonderpunkt für das Erreichen ihres Tagesziels. Die übrige Punkteverstärkung erfolgt im Rahmen eines Verstärkerentzugsystems (siehe nächster Abschnitt).

Weiterführende Literatur
Döpfner et al. 2002, Döpfner et al. 2000a (siehe Literaturverzeichnis)

4.2.1.4 Löschung/Verstärkerentzug (indirekte Bestrafung)

Lerntheoretischer Hintergrund. Die Häufigkeit, in der ein Problemverhalten auftritt, wird durch die Konsequenzen beeinflusst. Problemverhalten kann durch positive Verstärkung verstärkt und aufrechterhalten werden. Bleibt die positive Verstärkung aus, so wird ein Problemverhalten gelöscht.

Kurzbeschreibung der Methode
- Zunächst wird das Problemverhalten genau beschrieben.
- Im zweiten Schritt erfolgt eine Verstärkeranalyse. Welches sind die aufrechterhaltenden Faktoren? Beispielsweise Zuwendung (Ermahnung, Schimpfen, Beschäftigung mit dem störenden Kind), Anerkennung (Lachen, Überredungsversuche etc.), erfolgreiche Vermeidung von Aufgaben (z.B. Aufräumen).
- Im Weiteren wird das Problemverhalten nicht mehr durch die zuvor analysierten Verstärker beantwortet.

Hinweise für die Durchführung
- Zu erwarten ist, dass problematische Verhaltensweisen nach dem Verstärkerentzug zunächst ansteigen, da das Kind versucht, entzogene Verstärkung zurück zu erobern. Die Verhaltensrate sinkt bei konsequenter Löschung (d.h. Ausbleiben der Verstärkung).
- Da der Verstärkerentzug häufig zunächst zu einer Intensivierung des Problemverhaltens führt, darf die Löschung auf keinen Fall aufgegeben werden. Denn: Intermittierende (unregelmäßige) Verstärkung führt zu einer Stabilisierung der Verhaltensrate.
- Das Ausbleiben positiver Verstärkung wird als Bestrafung erlebt (siehe auch Abschnitt 4.2.1.5). Es sollte darauf geachtet werden, dass parallel positive Verstärkung bei erwünschtem Verhalten erfolgt.
- Löschung ist vor allem dann wirksam, wenn sie konsequent (auch durch unterschiedliche Verstärkerpersonen) erfolgt. Dies ist besonders dann schwierig, wenn ein Kind beispielsweise über störendes Verhalten Anerkennung durch andere erfährt.

Anwendungsbereich im VIA
- Im VIA findet die Löschung überwiegend durch Ignorieren von Problemverhalten statt (vorausgesetzt es handelt sich um leichtes Pro-

blemverhalten, z.B. Albernheiten bei den Mahlzeiten), welches nicht mit einer Selbst- oder Fremdgefährdung einhergeht.
- Ein Verstärkerentzug wird im Rahmen der Punkteverstärkung während der Einheiten „Kompetenztraining" und „Projektarbeit" durchgeführt.
- Mit den Eltern wird die Methode im Elterntraining besprochen und angeleitet.

Weiterführende Literatur
Hautzinger 2005b, Steinhausen und von Aster 1999 (siehe Literaturverzeichnis)

4.2.1.5 Direkte Bestrafung
Lerntheoretischer Hintergrund. Lerntheoretisch werden zwei Formen der Bestrafung unterschieden: 1. Auf ein Verhalten erfolgt ein unangenehmer Reiz oder 2. Einem Verhalten wird als Konsequenz ein angenehmer Reiz entzogen (indirekte Bestrafung/ Löschung s.o.).

Kurzbeschreibung der Methode
- Zunächst wird das Problemverhalten genau beschrieben.
- Unmittelbar (kontingent) auf das Problemverhalten erfolgt ein Strafreiz, der ein Problemverhalten unterbricht (z.B. kurzes Festhalten).
- Dem Strafreiz gehen keine vorherigen Ermahnungen oder Strafandrohungen voraus.
- Zu Beginn der Verhaltensmodifikation ist eine kontinuierliche Bestrafung erforderlich, um die Verhaltensrate zu senken.

Hinweise für die Durchführung
- Der Einsatz von Bestrafungsmethoden sollte sparsam erfolgen und immer mit einem Aufbau von Alternativverhaltensweisen durch positive Verstärkung gekoppelt sein.
- Ein Strafreiz macht nur Sinn, wenn er unmittelbar auf Problemverhalten folgt.
- Die Wirksamkeit von Bestrafungsmethoden hängt von der Kontinuität ab, in der ein Strafreiz auf ein Verhalten erfolgt. Eine konsequente Durchführung stellt im Umgang mit Kindern eine hohe Herausforderung dar.
- Die Bestrafung sollte kurz und prägnant sein und in einem unmittelbaren Zusammenhang mit dem Problemverhalten erfolgen. Eine nachträgliche Bestrafung führt nicht zu einer Verhaltensreduktion.

Anwendungsbereich im VIA
- Im VIA kommt Bestrafung vorwiegend in Form einer Auszeit (siehe 4.2.1.6) zum Einsatz.

- Ein unangenehmer Reiz erfolgt auch dann, wenn sich ein Kind nicht mehr unter Kontrolle und selbst- oder fremdgefährdend ist. Hierbei wird als Reiz nur ein notwendiges Minimum an Festhalten und körperlicher Stabilisierung eingesetzt.

Weiterführende Literatur
Reinecker 2005b, Steinhausen und von Aster 1999, Edelmann 1996 (siehe Literaturverzeichnis)

4.2.1.6 Auszeit

Lerntheoretischer Hintergrund. Problemverhalten wird durch situative Bedingungen positiv verstärkt. In der Auszeit erfolgt ein Entzug von Aufmerksamkeit durch die Herausnahme des Kindes aus der verstärkenden Situation (negative Verstärkung). Das Kind erhält die Möglichkeit der Selbstregulation in neutraler Umgebung.

Kurzbeschreibung der Methode
- Die Regeln für die Auszeit werden mit dem Kind im Vorfeld besprochen.
- Bei Problemverhalten wird das Kind ermahnt und an die Auszeit im Falle einer Fortsetzung des Problemverhaltens erinnert.
- Die Auszeit tritt nach kurzem Abwarten (Prüfung, ob das Kind aufhört/die Regel befolgt) in Kraft.
- Das Kind wird ohne Kommentar und Diskussion auf den Auszeitstuhl/in den Auszeitraum verwiesen/begleitet.
- Das Kind wird während der Auszeit ignoriert.
- Die Auszeit wird nach vereinbarter Zeit beendet.
- Das Kind wird nach der Auszeit für die Einhaltung gelobt.

Wichtige Hinweise für die Durchführung
- Die Bedingungen für die Auszeit müssen für alle Kinder gleich sein.
- Jedes Kind muss in der Auszeit alleine sein, d.h. im Gruppenkontext müssen alternative Plätze zur Verfügung stehen (z.B. Stuhl am Fenster).
- Trotz des Minimums an verstärkenden Bedingungen während der Auszeit, muss eine ausreichende Aufsicht gewährleistet sein.
- Jede Auszeit muss angekündigt sein.
- Da die Auszeit der Selbstberuhigung und Verhaltensunterbrechung dienen soll, sind negative Kommentare, Diskussionen oder Bewertung zu unterlassen.
- Um dem Kind die Wiederkehr in die Situation zu erleichtern, darf nach regelgerechter Absolvierung der Auszeit keine negative Nachbesprechung erfolgen, sondern das Kind muss freundlich in die Situation wieder aufgenommen werden.

- Das Kind muss sich bei Beendigung der Auszeit beruhigt haben.
- Hat sich das Kind noch nicht beruhigt, kann die Auszeit verlängert werden.

Anwendungsbereich im VIA
- Die Auszeit ist vorwiegend methodischer Bestandteil der Einheiten „Kompetenztraining" und „Projektarbeit".
- Bei starken Erregungszuständen oder Problemverhalten, bei dem deutlich erkennbar ist, dass die Umgebung positiv verstärkend wirkt, kann die Auszeit auch in anderen Einheiten nach einer Ankündigung durchgeführt werden.

Weiterführende Literatur
Döpfner et al. 2002 (siehe Literaturverzeichnis)

4.2.2 Soziales und Beobachtungslernen

Im folgenden Abschnitt werden die Methoden zusammengefasst, anhand derer soziales Lernen erfolgt. Soziales Lernen wiederum bildet eine der Grundlagen für handlungsorientiertes und problemlösendes Verhalten und den Aufbau sozialer und emotionaler Kompetenzen. Es geht um die Entwicklung von Wahrnehmungs-, Kontakt-, und Kommunikationsfähigkeit, Empathie, Kooperations- und Konfliktfähigkeit. Theoretische Grundlage bilden Annahmen zum Modelllernen (auch Beobachtungslernen, Imitationslernen, stellvertretendes Lernen) auf der Basis der sozial kognitiven Lerntheorie. Demnach werden Verhaltensweisen durch die Beobachtung anderer Personen neu erworben, verändert und beeinflusst, indem sie auf das eigene Verhalten projiziert und angewendet werden. Verhaltensweisen anderer werden vor allem dann als Vorbild genutzt, wenn das beobachtete Verhalten zu gewünschten Erfolgen führt. Voraussetzung ist allerdings, dass das Vorbildverhalten beobachtbar, erinnerbar, imitierbar und für den Beobachter motivierend ist (Bandura 1963, Bandura, Ross und Ross 1961).

4.2.2.1 Lernen am Modell

Lerntheoretischer Hintergrund. Verhalten kann durch die Beobachtung und Imitation eines Modells erworben werden.

Kurzbeschreibung der Methode. Ein Therapeut oder anderes Kind demonstriert das angestrebte Verhalten. Dieses wird von dem lernenden Kind beobachtet und imitiert. Eine Generalisierung wird durch positive Verstärkung angestrebt.

Hinweise für die Durchführung
- Das Kind muss in der Lage sein, ein Modellverhalten zu beobachten und zu imitieren. Dementsprechend muss sicher gestellt sein, dass die Imitationsanforderungen nicht zu komplex sind.

- Komplexe Verhaltensweisen sollten in Teilschritten hierarchisch dem Zielverhalten angenähert vorgegeben werden.
- Gruppenmitglieder stellen gute Modelle dar, weil sich Kinder mit ihnen leichter identifizieren [Modelllernen ist umso erfolgreicher, je ähnlicher das Modell dem Kind ist (Alter, Geschlecht, Problematik etc.)].
- Achtung: Kinder die durch störendes Verhalten viel Aufmerksamkeit erhalten, stellen für andere ebenfalls ein interessantes Modell dar!
- Verhalten wird vor allem dann imitiert, wenn die zu erwartenden Konsequenzen reizvoll sind (je positiver die Konsequenz, desto wahrscheinlicher wird entsprechendes Verhalten wiederholt).
- Zu beachten ist: Oft ist man Modell, ohne sich dessen bewusst zu sein.

Anwendungsbereich im VIA
- Modelllernen kommt in allen Einheiten des VIA zum Einsatz.
- Für einen gezielten Einsatz – auch zum Erwerb komplexer Verhaltensweisen – eignen sich die therapeutisch angeleiteten Rollenspiele.
- Um eine Generalisierung im sozialen Umfeld anzustoßen, ist eine intensive Aufklärung und Schulung im Rahmen des Elterntrainings erforderlich.

Weiterführende Literatur
Perry 2005, Steinhausen und von Aster 1999 (siehe Literaturverzeichnis)

4.2.2.2 Verhaltensbeobachtung

Lerntheoretischer Hintergrund. Beobachtbares Verhalten kann durch eine differenzierte Analyse in seinen Entstehungsbedingungen sowie den aufrechterhaltenden Faktoren (Konsequenzen) verstanden werden. Im Rahmen der Verhaltensbeobachtung werden Zusammenhänge, die für die Entstehung und Aufrechterhaltung von Verhaltensdefiziten verantwortlich sind, identifiziert.

Kurzbeschreibung der Methode
- Das Kind wird in seinem Verhalten beobachtet.
- Es ist hilfreich, je nach Fragestellung, spezifische Beobachtungskategorien zu definieren.
- Beispiel: Wie verhält sich das Kind bei Aufforderungen? Mögliche Beobachtungskriterien:
- Wie ist der Blickkontakt/die Mimik des Kindes während/nach der Aufforderung?
- Wie ist die Körperhaltung des Kindes während/nach der Aufforderung?
- Wie ist der verbale Ausdruck des Kindes während/nach der Aufforderung?

- Schriftliche Protokollierungen dienen der Erfassung quantitativer oder qualitativer Beobachtungsmerkmale.
- Es empfehlen sich regelmäßige Rückmeldungen an das Kind.

Hinweise für die Durchführung
- Kognitive Prozesse, die bei der Entstehung und Aufrechterhaltung von Verhaltensproblemen eine Rolle spielen, werden im Rahmen der oben beschriebenen Beobachtung nicht berücksichtigt.
- Durch eine gezielte Verhaltensbeobachtung können therapeutische Vorannahmen oder unterschiedliche Eindrücke im Team überprüft und objektiviert werden.
- Die Verhaltensbeobachtung bietet bei Kindern, die über geringe Fähigkeiten der Selbstbeobachtung und -reflexion verfügen, eine wichtige Ergänzung zur Informationsgewinnung.

Anwendungsbereich im VIA
- Verhaltensbeobachtung dient im VIA der Informationsgewinnung. Sie findet modulübergreifend statt.
- Eine Systematisierung und Protokollierung der Verhaltensbeobachtung kommt dann zur Anwendung, wenn Tagesziele oder individuelle Absprachen erfasst werden.

Weiterführende Literatur
Echelmeyer 2005, Kühn 2000, Brack 1986 (siehe Literaturverzeichnis)

4.2.2.3 Verhaltensanalyse

Lerntheoretischer Hintergrund. Angenommen wird, dass ein Verhalten durch unterschiedliche Faktoren beeinflusst und kontrolliert wird. Hierzu zählen neben der individuellen Persönlichkeit und Lerngeschichte des Kindes auch situative Bedingungen, kognitive Prozesse und Konsequenzen.

Kurzbeschreibung der Methode
- Entsprechend des S-O-R-K-C-Schemas von Kanfer und Saslow (1965) werden folgende Aspekte analysiert:
- Welche Verhaltensreaktion (R) soll analysiert werden? → Beschreibung
- In welcher Situation (S) tritt die Verhaltensreaktion auf? → Beschreibung
- Welche Organismusvariablen (O), z.B. Temperamentsfaktoren, biologische Faktoren beeinflussen möglicherweise das Verhalten? → Beschreibung
- Welche Konsequenz/en folgt/folgen auf die Verhaltensreaktion (C)? → Beschreibung

- Welcher Zusammenhang/welches Kontingenzverhältnis (K) besteht zwischen Verhaltensreaktion und Konsequenz/en?
- Welche Bedingungen müssen verändert oder gelöscht werden, damit die Verhaltensreaktion unterbunden oder verändert wird?

Hinweise für die Durchführung
- Bei Kindern ist die Erhebung der individuellen Bewertungsmuster (Kognitionen) aufgrund einer reduzierten Selbstwahrnehmung und Formulierung erschwert möglich.
- Aufgrund einer häufig verzerrten Wahrnehmung von situativen Bedingungen sind die auslösenden Bedingungen für Kinder mit Störungen des Sozialverhaltens nicht leicht zu erkennen.

Anwendungsbereich im VIA
- Aus der Verhaltensanalyse werden Interventionsschritte abgeleitet.
- Im Elterntraining wird die Verhaltensanalyse zur Vermittlung eines Verständnisses über Entstehung und Aufrechterhaltung problematischen Verhaltens eingesetzt (Psychoedukation).
- Verhaltensanalysen werden vor allem dann durchgeführt, wenn Problemverhalten persistierend und komplex ist.
- In der Zusammenarbeit mit den Kindern eignet sich eine Verhaltensanalyse zur Veranschaulichung der Einflussfaktoren und Veränderungsmöglichkeiten.

Weiterführende Literatur
Linderkamp 2004, Bartling, Echelmeyer und Engeberding 1998, Kanfer und Saslow 1965 (siehe Literaturverzeichnis)

4.2.2.4 Rollenspiele

Lerntheoretischer Hintergrund. Im Kontext verhaltenstherapeutischer Interventionen kommen bei der Durchführung von Rollenspielen operante Methoden, Prinzipien des Modelllernens, Selbstinstruktionssowie Techniken zur Erweiterung der sozialen Kompetenzen zum Einsatz.

Kurzbeschreibung der Methode
- Mit dem Kind wird die zu spielende Situation genau definiert.
- Die Rollen werden festgelegt.
- Die Situation wird gespielt und z.B. mit der Videokamera aufgezeichnet.
- Das Kind erfährt eine differenzierte Rückmeldung. Gegebenenfalls werden Verbesserungsvorschläge gemacht.
- Sind Aufzeichnungen vorhanden, sollte eine Rückmeldung unbedingt im Rahmen einer gemeinsamen Videoanalyse erfolgen.

- Es empfehlen sich Wiederholungen, bis das angestrebte Verhalten integriert ist.
- Im Alltag sollte jede Situation, in der ein entsprechendes Rollenverhalten angemessen ist, zur Übung dienen.

Hinweise für die Durchführung
- Manche Kinder zeigen Scheu und haben Ängste. Sie können zunächst eine beobachtende Rolle einnehmen.
- Mitarbeiter sollten aktiv als Modell zur Verfügung stehen.
- Jeder positive Ansatz sollte positiv verstärkt werden.
- Das Kind sollte im Rahmen des Feedbacks die Möglichkeit haben, selbst eine Einschätzung zu geben und eigene Empfindungen mitzuteilen.
- Nach Möglichkeit sollten Variationen für die jeweilige Situation erarbeitet werden.

Anwendungsbereich im VIA
- Die Rollenspiele werden zur Erarbeitung unterschiedlicher Themen und Konfliktlösungen eingesetzt.
- Rollenspiele dienen auch diagnostischen Zielen (beispielsweise der Analyse eines Problems).

Weiterführende Literatur
Hautzinger 2005a, Fliegel et al. 1998 (siehe Literaturverzeichnis)

4.2.3 Therapiestrukturierende Methoden

Im folgenden Abschnitt werden Strategien aufgeführt, die den therapeutischen Kontext strukturieren helfen sowie die therapeutischen Ziele vertiefen. Hierdurch werden die Lernbedingungen und gegenseitigen Erwartungen im Rahmen der Behandlungszeit transparent und für alle Beteiligten nachvollziehbar.

4.2.3.1 Hausaufgaben

Lerntheoretischer Hintergrund. Angenommen wird, dass sowohl die positive Verstärkung, die durch die erfolgreiche Bewältigung einer Hausaufgabe erreicht wird, als auch die Verstärkung durch eine regelmäßige und intensive Nachbesprechung der Hausaufgaben zu einer Steigerung der Eigenmotivation und Selbstwirksamkeit führt.

Kurzbeschreibung der Methode
- Hausaufgaben werden mit dem Kind oder den Eltern ausführlich besprochen.
- Beim Kind muss sichergestellt werden, dass es weiß, was es tun muss und über entsprechende soziale Fertigkeiten verfügt, um die Aufgabe durchzuführen.

- Zur Verdeutlichung können Beispiele angeführt oder Abläufe schrittweise durchgesprochen werden.
- Hausaufgaben werden zur Erinnerung schriftlich notiert, durchgeführt und gemeinsam besprochen.

Hinweise für die Durchführung
- Das Erfüllen von Hausaufgaben muss mit positiven Konsequenzen verbunden sein. Dementsprechend müssen Aufgaben zeitnah nachgesprochen werden. Dies gilt auch für unvollständige Hausaufgaben bzw. -ansätze (jede Bemühung verdient Beachtung).
- Hausaufgaben sollten für das Kind/die Eltern realisierbar sein. Das heißt, eine Überforderung muss ausgeschlossen werden.
- Hilfsmittel, die dem Kind bei der Hausaufgabe helfen (z.B. Erinnerungs- oder Notizzettel) sind erlaubt.
- Es sollte sichergestellt sein, dass das Kind/die Eltern die Aufgabe verstanden hat/haben.
- Dem Kind/den Eltern sollte immer der eigene Nutzen der Hausaufgabe verdeutlicht werden.

Anwendungsbereich im VIA
- Hausaufgaben werden im VIA-Kindertraining für den Transfer von Selbst- und Fremdbeobachtungsübungen eingesetzt. Zum Beispiel wird ein Kind, das sich zu Hause bei Aufforderungen gerne entzieht, angeleitet, der Aufforderung sofort nachzukommen und zu beobachten, wie die Eltern darauf reagieren.
- Eine große Bedeutung haben Hausaufgaben im Rahmen des Elterntrainings.

Weiterführende Literatur
Wunschel und Linden 2005, Helbig und Fehm 2004, Wendlandt 2002 (siehe Literaturverzeichnis)

4.2.3.2 Stimuluskontrolle
Lerntheoretischer Hintergrund. Stimuluskontrolle wird lerntheoretisch durch die Situationsabhängigkeit von Verhalten aufgrund von erfahrener positiver oder negativer Verstärkung erklärt. Durch die wiederholte Erfahrung eines Reiz-Konsequenz-Zusammenhanges wird Verhalten aufgebaut, verändert oder abgebaut.

Kurzbeschreibung der Methode
- Erwünschte Verhaltensweisen werden durch Hinweisreize initial erinnert, schrittweise angeleitet oder bestätigt. Dies können sein:
- Reize, bei denen der Zusammenhang zwischen Hinweisreiz und der Erwartung an ein bestimmtes Verhalten bereits gelernt wurde (diskriminative Reize).

- Sprachliche Reize, durch die ein bestimmtes Verhalten eingefordert wird, dass wiederum bei Einhaltung/Nichteinhaltung belohnt/bestraft wird (verbale Reize: z. B. „Stopp").
- Reize, die bei der Durchführung eines Verhaltens unterstützen sollen (verbale, nonverbale Hinweise, Situationsstrukturierung, verhaltensfördernde Reize etc.).

Hinweise für die Durchführung
- Es muss im Rahmen einer Verhaltensanalyse sicher gestellt sein, dass sich die Reize für die Verhaltensmodifikation eignen.
- Reize müssen für das Kind erkennbar und als Hinweisreize verstanden werden.
- Der Zusammenhang zwischen Reiz und Verhalten muss positiv verstärkt werden.
- Die Verstärkerwirkung hängt von der konsequenten Umsetzung der Folgekonsequenzen durch den Mitarbeiter ab!

Anwendungsbereich im VIA
- Bereits die hohe Struktur des Tagesablaufs sowie der klare Regelrahmen stellen eine Stimuluskontrolle dar. Zudem kann sie je nach Bedarf modulübergreifend zum Einsatz kommen, zum Beispiel:
- Wird die Lautstärke in der Gruppe zu laut, erhalten die Kinder einen Schweigehinweis (durch Heben der Hand oder Zuhalten des Mundes). Erreicht die Lautstärke ein angemessenes Level, erfolgt ein Lob, bevor es weitergeht.
- Hält ein Kind im Gespräch keinen Blickkontakt, wird es durch einen nonverbalen Hinweis (z.B. durch Zeigen) erinnert.
- Auf den Arbeitsplätzen liegen nur die nötigsten Utensilien.
- Bei den Mahlzeiten befindet sich kein Spielzeug auf dem Tisch.

Weiterführende Literatur
Steinhausen und von Aster 1999 (siehe Literaturverzeichnis)

4.2.3.3 Therapie-/Verhaltensvertrag
Lerntheoretischer Hintergrund. Kein spezifischer lerntheoretischer Hintergrund

Kurzbeschreibung der Methode
- Das Zielverhalten ist eindeutig und verständlich zu formulieren.
- Der Nutzen bei Einhaltung des Vertrages wird verdeutlicht und festgelegt.
- Ebenfalls sind die negativen Konsequenzen bei Nichteinhaltung festzulegen.
- Die Vertragsvereinbarungen sollten immer eine gegenseitige Verpflichtung aller Beteiligten beinhalten, das heißt, auch der Thera-

peut legt sich auf ein therapeutisches Zielverhalten und die damit verbundenen Konsequenzen fest.

Hinweise für die Durchführung

- Der Nutzen von Verhaltensverträgen liegt in der Betonung gegenseitiger Verbindlichkeit und Verlässlichkeit. Erforderlich ist deren unbedingte Einhaltung auf allen Seiten (Kind, Eltern, Therapeut).
- Insbesondere Kinder, die selbst keinen Leidensdruck benennen, zeigen bisweilen große Schwierigkeiten, sich auf „anstrengende" Verhaltensverträge festzulegen.
- Um unangemessene Vertragsbedingungen zu vermeiden, ist die Art der Konsequenz in Absprache mit der Familie durchzuführen.
- Die vereinbarten Vertragsbedingungen müssen für das Kind umsetzbar sein.
- Die Konsequenzen sollten unmittelbar umgesetzt werden und in einem angemessenen Zusammenhang mit dem Verhaltensziel stehen (z.B. der Fernseher wird nicht angeschaltet, bevor die Hausaufgaben erledigt sind).

Anwendungsbereich im VIA

- Vor Behandlungsbeginn unterschreiben sowohl die Eltern als auch das Kind einen Behandlungsvertrag.
- Im Rahmen des VIA findet eine Vertragsvereinbarung durch die gemeinsame Festlegung verbindlicher Verhaltensregeln statt. Diese wird von allen Kindern und Mitarbeitern unterschrieben und für alle erkennbar aufgehängt.

Weiterführende Literatur
Hautzinger 2005d (siehe Literaturverzeichnis)

4.2.4 Methoden zum Selbstmanagement

Im folgenden Abschnitt werden Methoden beschrieben, die im weitesten Sinne dazu dienen, Fertigkeiten zum Selbstmanagement auf- und auszubauen. Hierunter werden Fähigkeiten und Fertigkeiten verstanden, die einer Zielfindung und Handlungsplanung sowie einem effektiven Handeln dienen. Im Rahmen der kognitiven Verhaltenstherapie werden hierunter Strategien zur Selbstbeobachtung, -verstärkung, -kontrolle, -instruktion und -motivation verstanden. Auch Aspekte erweiterter Frustrationstoleranz, Emotionsregulation sowie Problemlösestrategien werden angestrebt.

4.2.4.1 Selbstbeobachtung

Lerntheoretischer Hintergrund. Durch Selbstbeobachtung wird die Wahrnehmung problematischen Verhaltens möglich. Der hierdurch in-

itiierte Fokus bildet die Grundlage zur Selbstkontrolle, Veränderungsbereitschaft und Verhaltensmodifikation.

Kurzbeschreibung der Methode

- Dem Kind wird vermittelt, dass es nützlich ist, sich selbst zu beobachten, um Möglichkeiten zur Verhaltensänderung zu identifizieren.
- Es werden klare Beobachtungskriterien vereinbart. Beispielsweise:
  Wie reagiere ich, wenn ich beschuldigt werde oder wenn mich jemand auffordert etwas zu tun?
- Das Kind sollte zu seiner Selbstbeobachtung befragt werden.
- Angemessene Selbstbeobachtungen sind positiv zu verstärken.
- Im Weiteren ist eine Definition angemessener Verhaltensstrategien
  und geeigneter Selbstverstärkungsmethoden erforderlich. Beispielsweise: „Ich bin der Aufforderung ohne Maulen nachgekommen. Das hab ich gut gemacht."

Hinweise für die Durchführung

- Selbstbeobachtungen sind bei jüngeren Kindern aufgrund geringe-
  rer Selbstreflexionsfähigkeiten oft nur mit therapeutischer Unterstützung möglich.
- In der Vermittlung der Methode bietet es sich an, die Selbstbeobachtung mit der Tätigkeit eines Detektivs zu vergleichen und dem
  Kind die Aufgabe zu geben, sein eigener Detektiv zu sein.
- Zur Unterstützung empfiehlt sich der Einsatz von Videofeedback.

Anwendungsbereich im VIA

- Selbstbeobachtung wird im VIA in unterschiedlichen Bausteinen
  des Kompetenztrainings vermittelt und geschult.
- Besondere Bedeutung erhält die Selbstbeobachtung bei der Festlegung des individuellen Tagesziels sowie dessen Besprechung im
  Rahmen der Feedbackrunde.

Weiterführende Literatur

Hautzinger 2005c, Borg-Laufs und Hungerige 2005, Fliegel et al. 1998
(siehe Literaturverzeichnis)

4.2.4.2 Positive Selbstverstärkung

Lerntheoretischer Hintergrund. Verhalten wird auch durch innere
Werte und Mechanismen der Selbstverstärkung beeinflusst.

Kurzbeschreibung der Methode

- Mit dem Kind wird das selbst zu verstärkende Verhalten definiert
  (z.B. „Überprüfe noch einmal, ob du alle Fragen beantwortet
  hast.").

- Mit dem Kind wird eine geeignete Selbstverstärkung gesucht und definiert (z.B. „Hey, das hab ich super gemacht!"; „Ich kann stolz auf mich sein!", siehe Abschnitt 2.2.4.3).
- Sobald das Kind das zu verstärkende Verhalten anwendet, wird es instruiert, sich selbst verbal oder verdeckt zu verstärken.
- Als Kontrolle kann ein Selbstbeobachtungsplan mit dem Erfolgskriterium (z.B. Anzahl der Selbstverstärkung) eingesetzt werden.

Hinweise für die Durchführung
- Das Prinzip der Selbstverstärkung muss detailliert besprochen werden.
- Kaum ein Kind ist es gewohnt, sich selbst zu loben oder zu ermutigen. Durch die Vermittlung des Prinzips muss deutlich werden, dass die Methode keine negative Intention beinhaltet (im Sinne von „Eigenlob stinkt").
- Für die Anwendung eignen sich Zielkriterien, die einerseits ausreichend Trainingsmöglichkeit bieten, jedoch andererseits nicht zu leicht sind, um den Lerneffekt zu nutzen und eine allzu schnelle Sättigung zu vermeiden.
- Aufgrund eines häufig niedrigen Selbstbewusstseins und bestehender Hemmungen bei der Durchführung der Methode empfiehlt sich ein Training im Rollenspiel oder die Darbietung von Modellen.
- Die Methode ist wegen der erhöhten Erfordernisse an Selbstreflexion eher für ältere Kinder geeignet.

Anwendungsbereich im VIA
- Selbstverstärkung kann im Rahmen des sozialen Kompetenztrainings als eine unterstützende Methode zur Selbstbeobachtung und -kontrolle vermittelt werden.
- Auch eignet sie sich besonders bei sehr niedrigem Selbstbewusstsein oder einer verzerrten Selbstwahrnehmung.
- In Einzelfällen kann es sinnvoll sein, die Methode im Rahmen eines Einzelgesprächs zu vermitteln. Selbstbeobachtungsprotokolle können dann mit Beobachtungen anderer Personen verglichen werden.

Weiterführende Literatur
Reinecker 2005a, Fliegel et al. 1998 (siehe Literaturverzeichnis)

4.2.4.3 Selbstinstruktion

Lerntheoretischer Hintergrund. Angenommen wird, dass eine Verhaltensänderung über inneres Sprechen erreicht werden kann.

Kurzbeschreibung der Methode
- Ziele der Selbstinstruktion werden mit dem Kind besprochen.
- Der Therapeut führt eine Aufgabe vor und instruiert sich selbst laut.

- „Was ist das Ziel?", „Was soll ich tun?"
- „Was benötige ich, um zum Ziel zu kommen?"
- „Wie gehe ich vor?", „Welches ist eine geeignete Reihenfolge?"
- „Was mache ich, wenn ich abgelenkt werde?"
- „Was mache ich, wenn es nicht sofort gelingt?"
- „Wie bewerte ich das Ergebnis?"
- Das Kind führt die Aufgabe durch, während es der Therapeut laut instruiert.
- Das Kind führt die Aufgabe durch und instruiert sich selbst (laut).
- Das Kind führt die Aufgabe durch und instruiert sich selbst flüsternd.
- Das Kind führt die Aufgabe durch und denkt sich die Instruktion.

Hinweise für die Durchführung
- Die Selbstinstruktionen sollten kurz und präzise formuliert werden.
- Hilfestellungen sind notwendig, bis eindeutig sicher gestellt ist, dass das Kind die Selbstinstruktion alleine beherrscht.
- Um das Ziel zu verdeutlichen ist es sinnvoll, dem Kind unangemessene Selbstinstruktionen (vorschnelle Bewertungen, falsche Reihenfolge geeigneter Lösungsschritte etc.) zu demonstrieren.
- Bei impulsivem Verhalten empfiehlt sich auch der Einsatz von selbstverbalisierten Stoppsignalen zur Selbststeuerung.
- Um zu veranschaulichen, dass jedes Verhalten durch Selbstinstruktionen beachtet werden kann, können auch automatisierte Handlungen modellhaft selbst verbalisiert werden („Ich merke, dass ich unruhig bin. Ich schaue Franz an, wenn er mit mir spricht" etc.).

Anwendungsbereich im VIA
Selbstinstruktionen werden im Kompetenztraining als eine Möglichkeit der Selbstkontrolle vermittelt.

Weiterführende Literatur
Breuninger 2005 (siehe Literaturverzeichnis)

4.2.4.4 Problemlösetraining

Lerntheoretischer Hintergrund. Kein spezifischer lerntheoretischer Hintergrund.

Kurzbeschreibung der Methode
- Mit dem Kind werden die Schritte einer sinnvollen Problemlösung besprochen, am Beispiel demonstriert und trainiert:
- Problembeschreibung (Wie äußert sich das Problem? → Verhalten? Gefühle? Gedanken? Reaktionen der anderen?)
- Problemanalyse (Wie ist das Problem entstanden? Welche Zusammenhänge bestehen? Welche Faktoren halten das Problem aufrecht? Für wen gibt es einen Vorteil? Gibt es einen Nachteil?)

- Zielanalyse (Welches Ziel soll mit der Problemlösung erreicht werden? Welche Teilziele können aufgestellt werden? Welchen Vorteil bringt das Erreichen des Ziels? Wie kann das Zielverhalten überprüft werden?)
- Planung von Lösungsschritten (Welche Unterstützung wird benötigt? Welche Fähigkeiten müssen geübt werden? Bei welchem Lösungsschritt ist eine möglichst schnelle Erleichterung zu erwarten? Welche Lösungsschritte müssen angepasst werden?)
- Durchführung der Lösungsschritte
- Auswertung (Was hat geklappt? Was war noch ein bisschen zu schwer? Welcher Vorteil wurde erreicht? Wie kann der Erfolg beibehalten werden?)
- Erweiterung auf andere Problemsituationen

Wichtige Hinweise für die Durchführung
- Die Bearbeitung muss dem Entwicklungsniveau des Kindes angepasst werden.
- Der Erfolg neuer Lösungsstrategien hängt von dem zu erwartenden Vorteil für das Kind ab.
- Die Lösungsstrategien müssen einfach umsetzbar sein.

Anwendungsbereich im VIA
- Problemlösestrategien werden in unterschiedlichen Bausteinen als eine Möglichkeit der Verhaltensmodifikation vermittelt.
- Zudem bietet jede Konflikt- oder Problemsituation die Möglichkeit, anhand oben beschriebener Strategien einen Lösungsweg zu erarbeiten.

Weiterführende Literatur
Liebeck 2005, Borg-Laufs 2003, Bartling, Echelmeyer und Engeberding 1998, Fliegel et al. 1998 (siehe Literaturverzeichnis)

4.2.4.5 Emotionsregulation
Lerntheoretischer Hintergrund. Kein spezifischer lerntheoretischer Hintergrund.

Kurzbeschreibung der Methode
- Bei der Emotionsregulation geht es um das Erkennen von Emotionen bei sich und anderen, die Differenzierung unterschiedlicher Gefühle und einen angemessenen Ausdruck von Emotionen.
- Zunächst erfolgt eine exakte Verhaltensanalyse mit dem Kind. Das Kind wird ermutigt, eigene Gefühle zu identifizieren und zu benennen, z.B.: Wie sieht das Gefühl aus? Welche Geräusche macht das Gefühl? Welche Gedanken bringt das Gefühl? Wann kommt das

Gefühl? (hier muss auch der Auslöser und dessen Bewertung berücksichtigt werden).

• Dem Kind wird vermittelt, dass die eigene Wahrnehmung der Gefühle das wichtigste „Thermometer" zum Erkennen des Gefühlszustands ist.

• Mit dem Kind werden Möglichkeiten der Emotionsregulation erarbeitet:

• Können stressauslösende Faktoren reduziert werden? Dann sollte dies geschehen!

• Können positive Aktivitäten verstärkt werden? Dann sollte dies geschehen!

• Können hilfreiche Gedanken gefunden werden, die den Stress reduzieren? Dann sollten diese trainiert werden!

• Kann das Kind in seinen Versuchen der Emotionsregulation unterstützt oder verstärkt werden? Dann sollte dies unbedingt geschehen!

Hinweise für die Durchführung

• Fällt es einem Kind schwer, eigene Gefühle wahrzunehmen, so sollte dies zunächst geschult werden.

• Gegebenenfalls muss auch die Formulierung trainiert werden. Hierbei können auch individuelle Beschreibungen aufgenommen werden (z.B. Kochkesselstimmung).

Anwendungsbereich im VIA

• Aspekte der Emotionsregulation spielen in unterschiedlichen Bausteinen des VIA eine wichtige Rolle. Sie werden mittels verschiedener Übungen vermittelt.

• Häufig werden in den Einheiten auch typische Konflikte aus dem familiären Umfeld beschrieben. Hier eignet sich ein Training der Emotionsregulation gemeinsam mit den Eltern.

Weiterführende Literatur
Sulz 2005 (siehe Literaturverzeichnis)

4.2.4.6 Entspannungsmethoden

Theoretischer Hintergrund. Angenommen wird, dass durch die bewusste An- und Entspannung bestimmter Muskelgruppen ein Zustand tiefer Entspannung erreicht wird (Progressive Muskelentspannung). Das autogene Training hingegen basiert auf der Technik der Autosuggestion.

Kurzbeschreibung der Methode

• Bei der Einführung der Entspannung erfolgt eine kurze Einleitung durch den Mitarbeiter. Hierbei werden Ziele und Regeln (nicht re-

den, die anderen nicht stören, nicht aufstehen) für die Entspannung vermittelt.
- Die Kinder sitzen oder liegen bequem.
- Der Raum wird für die Entspannung abgedunkelt.
- Für die Durchführung eignen sich Entspannungsgeschichten und Phantasiereisen (mit integrierten Elementen aus dem autogenen Training), Übungen zur progressiven Muskelrelaxation oder Elemente aus dem Yoga.
- Die Entspannung wird vom Mitarbeiter in ruhigem Ton und langsamer Sprechgeschwindigkeit angeleitet.
- Die Entspannung wird über 20 Minuten durchgeführt.
- Im Anschluss an die Entspannung wird jedes Kind zu seinem Erleben und seiner Wahrnehmung befragt.

Hinweise für die Durchführung
- Jedes Kind sollte eine eigene Matte oder Decke und gegebenenfalls ein Kissen haben.
- Viele Kinder bevorzugen eine musikalische Begleitung durch Entspannungsmusik.
- Jedes Kind sollte seine bevorzugte Haltung einnehmen dürfen.
- Mit den Kindern sollten Transfermöglichkeiten in den Alltag besprochen werden (z.B. Herausarbeitung eines Entspannungsbildes, was besonders angenehm erlebt wurde oder Spontananwendung einer Muskelpartie bei Anspannung).

Anwendungsbereich im VIA
Für die Vermittlung der Entspannungsmöglichkeiten ist eine eigene Einheit im VIA vorgesehen.

Weiterführende Literatur
Krowatschek und Hengst 2006, Linden 2005, Petermann 2005a, Bernstein und Borkovec 2000 (siehe Literaturverzeichnis)

5. Evaluation

5.1 Bisherige Untersuchungen zur Effektivität des VIA

In einer ersten bizentrischen Untersuchung (Stadler et al. 2007) der Universitätskliniken für Psychiatrie und Psychotherapie des Kindes- und Jugendalters Frankfurt und Ulm wurde die Effektivität des Therapieprogramms erstmalig überprüft. Es wurden 24 Kinder zwischen sieben und zwölf Jahren (M = 10.4, SD = 1.7) mit einer ICD-10 Diagnose Störung des Sozialverhaltens (N = 15) oder Kinder mit einer hyperkinetischen Störung (N = 9) eingeschlossen und in fünf Feriencamp-Gruppen behandelt. Alle Patienten mit einer hyperkinetischen Störung wiesen komorbide oppositionelle und aggressive Verhaltenssymptome auf. Zentrale Frage war, inwieweit das VIA im Hinblick auf die Reduktion externaler Probleme wie aggressives und dissoziales Verhalten, aber auch im Hinblick auf die Verbesserung internaler Symptome einen wirksamen Behandlungsansatz darstellt. Als Verfahren zur Beurteilung der Verhaltenssymptomatik wurden zu drei Messzeitpunkten (baseline, Therapieende und 1-Jahreskatamnese) die CBCL/4-18, (Arbeitsgruppe Deutsche Child Behavior Checklist 1998a) und der FBB-SSV, ein Fremdbeurteilungsbogen zur Erfassung der ICD-10 Kriterien einer Störungen des Sozialverhaltens (Döpfner und Lehmkuhl 2000) eingesetzt. Zudem wurde vor und nach der Behandlung mit dem Fragebogen zur Erfassung der elterlichen Lebenszufriedenheit FLZ von Heinrich und Herschbach (2000) die Lebensqualität der Eltern betroffener Patienten erfasst. Für die statistischen Analysen (Varianzanalysen mit Messwiederholung) wurden aus dem CBCL die Skalen aggressives und dissoziales Verhalten, soziale Probleme, Aufmerksamkeitsprobleme und Angst/Depressivität berücksichtigt. Im FLZ wurde das gewichtete Gesamturteil herangezogen und im FBB-SSV, der die im ICD-10/DSM-IV aufgeführten aggressiven (Wutausbrüche etc.) und dissozialen Symptome (stehlen, lügen, Tiere quälen etc.) umfasst, die Summe der zutreffenden Symptome. Neben der interferenzstatistischen Auswertung wurde als weiteres klinisches Erfolgsmaß eine 25%ige Verbesserung der störungsspezifischen Symptomatik (FBB-SSV) definiert.

Die Auswertung der Daten zeigt einen signifikanten kurz- und langfristigen Rückgang störungsspezifischen Verhaltens: So nahmen sowohl die von den Eltern in der deutschen Version der Child Behavior Checklist erfassten aggressiven ($F(2,22) = 26.94$, $p = 0.00$, $\eta^2 = .54$) und dissozialen Verhaltenssymptome ($F(2,22) = 21.29$, $p = 0.00$, $\eta^2 = .48$) sowie Aufmerksamkeitsprobleme ($F(2,22) = 9.22$, $p = 0.01$, $\eta^2 = .27$) signi-

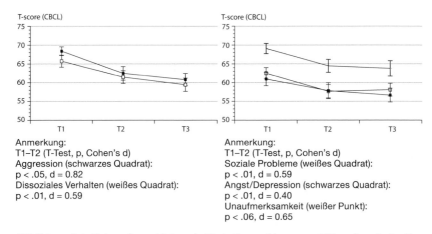

Anmerkung:
T1–T2 (T-Test, p, Cohen's d)
Aggression (schwarzes Quadrat):
p < .05, d = 0.82
Dissoziales Verhalten (weißes Quadrat):
p < .01, d = 0.59

Anmerkung:
T1–T2 (T-Test, p, Cohen's d)
Soziale Probleme (weißes Quadrat):
p < .01, d = 0.59
Angst/Depression (schwarzes Quadrat):
p < .01, d = 0.40
Unaufmerksamkeit (weißer Punkt):
p < .06, d = 0.65

Abbildung 5.1. Externale und internale Verhaltenprobleme vor (T1) und nach der Behandlung (T2) sowie nach einem Jahr (T3, Katamnese)

fikant ab. Auch hinsichtlich internalisierender Symptome für die CBCL-Skala Angst/Depressivität (F(2,22) = 8.59, p = 0.01, η^2 = .27) und die Skala soziale Probleme (F(2,22) = 7.51, p = 0.01, η^2 = .26) ist ein signifikanter Rückgang zu beobachten, der über ein Jahr stabil bleibt (siehe Abbildung 5.1). Mittelwertsvergleiche für abhängige Stichproben zeigen, dass für alle erfassten Verhaltensprobleme die Verbesserung zwischen T1 und T2 von statistischer Bedeutung ist (p < .05). Dieses Ergebnis wird durch mittlere bis hohe Effektstärken untermauert.

Auch die im FLZ gemittelte Lebenszufriedenheit der Eltern stieg von der baseline-Erhebung von M = 36.8 (SD = 26.9) auf M = 50.4 (SD = 33.0) nach der Behandlung signifikant an (T-Test für abhängige Stichproben). Insgesamt weisen die Ergebnisse damit auf eine gute Wirksamkeit des VIA mit überdauernden Effekten hin.

Um Aussagen hinsichtlich der differentiellen Wirksamkeit der durchgeführten Behandlungsmaßnahme treffen zu können, wurden verschiedene Risikofaktoren berücksichtigt. Bei allen Kindern wurde in einer standardisierten Situation der Ruhepuls erhoben (N = 23), da eine geringe autonome Reagibilität zu den am besten abgesicherten Risikofaktoren für die Entwicklung einer Störung des Sozialverhaltens zählt (siehe Kapitel 1.1.4). Es zeigte sich, dass unabhängig von anderen möglichen den Therapieerfolg beeinflussenden Faktoren (sozioökonomischer Status, Intelligenz, Alter, Schwere der Symptomatik) einzig der Ruhepuls zur Vorhersage des Therapieerfolgs (25%ige Symptomverbesserung von T1 zu T2 im FBB-SSV) geeignet ist. Dies weist darauf hin, dass Kinder mit einem niedrigen Ruhepuls – als mögliches Korrelat einer geringeren emotionalen Ansprechbarkeit – signifikant weniger von der Interventionsmaßnahme profitieren als Kinder mit einer höheren autonomen Reagibilität (Stadler et al. 2007).

In einer zweiten aktuellen Studie wird die Effektivität an 32 Patienten mit einer Störung des Sozialverhaltens im Alter von 8 bis 14 Jahren (M = 11.5, SD = 1.6) in einem Wartekontrollgruppen-Ansatz untersucht. Patienten wurden zufällig entweder der Therapiegruppe (TH-G) oder der Wartebedingung (WK-G, 10 Wochen bis zu Therapiebeginn) zugeordnet. Als Effektivitätsmaße wurde wiederum der FBB-SSV (Döpfner und Lehmkuhl 2000) eingesetzt (Eltern- und Lehrerurteil). Um die Effekte des multimodal ausgerichteten Behandlungsprogramms auf unterschiedlichen Ebenen zu erfassen, wurde in dieser Studie auch das elterliche Erziehungsverhalten vor (T1 = baseline) und nach der Behandlung (T2) in den beiden Gruppen Therapie- und Wartekontrollgruppe erfasst. Eingesetzt wurde die adaptierte deutsche Kurzform der Parenting Scale (Arnold et al. 1993), die von Miller (2000) für den deutschen Sprachraum adaptiert und überprüft wurde. Der Elternfragebogen zum Erziehungsverhaltens (EFB-K) umfasst die beiden Skalen Nachsichtigkeit und Überreagieren sowie eine Gesamtskala. Eltern mit einer hohen Ausprägung auf der Skala Nachsichtigkeit geben sehr schnell nach, reagieren nicht konsistent, achten wenig auf die Einhaltung von Regeln und Grenzen. Aussagen auf der Skala Überreagieren erfassen „Erziehungsfehler" wie Zorn, Wut oder Ärger, übermäßige Reizbarkeit oder Gemeinheiten. Eine hohe Ausprägung bedeutet damit eine übermäßig stark emotionale Reaktion in schwierigen Erziehungssituationen. Mittelwerte über 3.4 (Nachsichtigkeit) und über 4.3 (Übererregbarkeit) sind nach Arnold et al. (1993) als deutlicher Hinweis auf ein dysfunktionales Erziehungsverhalten zu interpretieren.

Bisher konnten die Daten von 14 Patienten und deren Eltern, die die VIA Behandlung erhielten sowie 12 Patienten der Wartekontrollgruppe, die im Anschluss an die 10-wöchige Wartezeit ebenfalls am VIA-Training teilnahmen, ausgewertet werden und sind Bestandteil der folgenden Ergebnisdarstellung.

Das Ergebnis der varianzanalytischen Auswertung ergibt eine signifikante Interaktion zwischen dem Faktor Zeit (T1/T2) und Behandlungsgruppe (TH-G/WK-G) (F $(1,24) = 11.47$, p $= 0.002$, $\eta^2 = .32$). Damit bestätigt sich auch in dieser Studie ein signifikanter Rückgang der im FBB-SSV erfassten aggressiven und dissozialen Symptome in der Therapiegruppe im Vergleich zur Wartekontrollgruppe (siehe Abbildung 5.2) von durchschnittlich M = 8.3 (SD = 3.9) vor der Behandlung auf M = 4.6 (SD = 5.1) erfüllte Symptome nach der Behandlung. Nach durchgeführter Behandlung der Patienten in der Wartekontrollgruppe reduziert sich auch in dieser Gruppe signifikant die Symptomanzahl (t-Test für abhängige Stichproben: t = 2.80, p = 0.017).

In der von den Lehrern beurteilten Verhaltenssymptomatik (FBB-SSV, Lehrerbeurteilung) gehen aggressive und dissoziale Verhaltenssymptome von M = 7.0 (SD = 4.16) vor der Behandlung auf M = 5.07 (SD = 4.25) Symptome nach der Behandlung zurück, dieser Rückgang

Symptomanzahl (FBB-SSV)

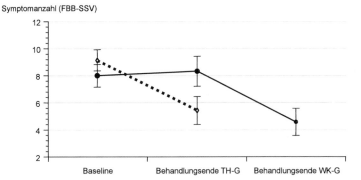

Anmerkung:
Gestrichelte Linie Therapiegruppe (TH-G) vor und nach der Behandlung;
Schwarze Linie: Wartekontrollgruppe (WK-G) vor, nach der Wartephase und nach der Behandlung

Abbildung 5.2. Aggressive und dissoziale Symptome vor und nach der Behandlung in der Therapie- und der Wartekontrollgruppe

kann statistisch jedoch nicht abgesichert werden (F = 1.92, p = .19, η^2 = .14). Jedoch ist einschränkend zu erwähnen, dass die Verhaltensbeurteilung zu den Messzeitpunkten T1 und T2 aufgrund des Schuljahrwechsels meist von unterschiedlichen Lehrern vorgenommen wurde. Zudem liegen zurzeit nur die Daten von 13 Lehrerbeurteilungen vor.

In der Therapiegruppe zeigen sich bedeutsame Veränderungen im Erziehungsverhalten (EFG-K) nach der Behandlung. Die Varianzanalyse ergibt auch hier eine signifikante Interaktion für die Faktoren Zeit und Behandlungsgruppe, sowohl für die Skala Nachsichtigkeit (F(1,23) = 3.33, p < .08, η^2 = .13), Übererregbarkeit (F(1,23) = 3.64, p = .069, η^2 = .14) als auch die Gesamtskala (F(1,23) = 9.21, p = .006, η^2 = .29). Die deskriptiven Ergebnisse weisen darauf hin, dass die erfassten Mittelwerte vor der Behandlung auf ein dysfunktionales Erziehungsverhalten verweisen und nach der Behandlung die Werte der Skala Nachsichtigkeit und Überregbarkeit im klinisch nicht auffälligen Bereich liegen.

Zusammenfassend bestätigen beide Studien den in vielen VIA Behandlungen gewonnenen klinischen Eindruck, dass Kinder mit Störungen des Sozialverhaltens von einem tagesklinischen zweiwöchigen Intensivprogramm unter Einbindung der Eltern entscheidend profitieren können. Dieser Effekt zeigt sich sowohl in einer Abnahme störungsspezifischer externaler und internaler Symptome als auch in einer Verbesserung der elterlichen Erziehungskompetenz. Zudem konnte die Stabilität der erzielten Therapieeffekte über ein Jahr nachgewiesen werden. Auch ergab sich eine deutliche Verbesserung der Lebensqualität der Eltern der behandelten Patienten, was nach Kazdin (1997) als ein wesentliches Kriterium für die Effizienz eingeleiteter Therapiemaßnahmen anzusehen ist.

Literaturverzeichnis

Achenbach TM (1993) Taxonomy and comorbidity of conduct problems: evidence from empirically based approaches. Development and Psychopathology 5: 51–64

Anderson CA, Bushman BJ (2002) Media violence and the American Public revisted. American Psychologist 57(6–7): 448–450

APA – American Psychiatric Association (2000) Diagnostic and statistical manual of mental disorders (DSM-IV-TR). Author, Washington, DC

Arbeitsgruppe Deutsche Child Behavior Checklist (1993) Lehrerfragebogen über das Verhalten von Kindern und Jugendlichen; deutsche Bearbeitung der Teacher's Report Form der Child Behavior Checklist (TRF). Einführung und Anleitung zur Handanweisung. 2. Auflage mit deutschen Normen, bearbeitet von Döpfner M, Melchers P, Heim K. Arbeitsgruppe Kinder-Jugend- und Familiediagnostik (KJFD), Köln

Arbeitsgruppe Deutsche Child Behavior Checklist (1998a) Elternfragebogen über das Verhalten von Kindern und Jugendlichen; deutsche Bearbeitung der Child Behavior Checklist (CBCL/4–18). Einführung und Anleitung zur Handanweisung. 2. Auflage mit deutschen Normen, bearbeitet von Döpfner M, Plück J, Lenz K, Bölte S, Lenz K, Melchers P, Heim K. Arbeitsgruppe Kinder-Jugend- und Familiediagnostik (KJFD), Köln

Arbeitsgruppe Deutsche Child Behavior Checklist (1998b) Fragebogen für Jugendliche; deutsche Bearbeitung der Youth Self-Report Form der Child Behavior Checklist (YSR). Einführung und Anleitung zur Handanweisung. 2. Auflage mit deutschen Normen, bearbeitet von Döpfner M, Plück J, Lenz K, Bölte S, Lenz K, Melchers P, Heim, K. Arbeitsgruppe Kinder-Jugend- und Familiediagnostik (KJFD), Köln

Arnold DS, O'Leary SG, Wolff LS, Acker MM (1993) The parenting scale: a measure of dysfunctional parenting in discipline situations. Psychological Assessment 5(2): 137–144

Aust-Claus E (2004) ADS. Das Elterntraining. OptiMind media, Wiesbaden

Banaschewski T, Roessner V, Uebel H, Rotheberger A (2004) Neurobiologie der Aufmerksamkeitsdefizit-/Hyperaktivitätsstörung (ADHS). Kindheit und Entwicklung. 13(3): 137–147

Bandura A (1963) The role of imitation in personality development. The Journal of Nursey Education 18(3)

Bandura A, Ross D, Ross SA (1961) Transmission of aggression through imitation of aggressive models. The Journal of Abnormal and Social Psychology 63: 575–582

Barkley RA (1997) Defiant children: a clinician's manual for assessment and parent training, 2 edn. Guilford Press, New York, NY

Barkley RA, Fischer M, Smallish L, Fletcher K (2004) Young adult follow-up of hyperactive children: antisocial activities and drug use. Journal of Child Psychology and Psychiatry 45(2): 195–211

Bartling G, Echelmeyer L, Engeberding M (1998) Problemanalyse im therapeutischen Prozess. Leitfaden für die Praxis, 4. überarb. und erw. Aufl. W. Kohlhammer, Stuttgart Berlin Köln

Baving L (2006) Störungen des Sozialverhaltens. Springer, Heidelberg

Beck N, Cäsar S, Leonhardt B (2006) Training sozialer Fertigkeiten mit Kindern im Alter von 8 bis 12 Jahren – TSF (8–12). dgvt-Verlag, Tübingen

Beelmann A, Raabe T (2007) Dissoziales Verhalten von Kindern und Jugendlichen. Hogrefe, Göttingen

Beelmann A, Schneider N (2003) Wirksamkeit von Psychotherapie bei Kindern und Jugendlichen. Eine Übersicht und Meta-Analyse zum Bestand und zu Ergebnissen der deutschsprachigen Effektivitätsforschung. Zeitschrift für Klinische Psychotherapie und Psychotherapie 32(2): 129–143

Ben Amor L, Grizenko N, Schwartz G, Lageix P, Baron C, Ter-Stepanien M, Zappitelli M, Mbekou V, Joober R (2005) Perinatal complications in children with attention-deficit hyperactivity disorder and their unaffected siblings. Journal of Psychiatry and Neuroscience 30(2): 120–126

Bennett DS, Gibbons TA (2000) Efficacy of child cognitive-behavioral interventions for antisocial behavior: a meta-analysis. Child and Family Behavior Therapy 22(1): 1–15

Bennett KJ, Offord DR (2001) Screening for conduct problems: does the predictive accurary of conduct disorder symptoms improve with age? Journal of the American Association of Child and Adolescent Psychiatry 40(12): 1418–1425

Bernstein DA, Borkovec TD (2000) Entspannungstraining. Handbuch der progressiven Muskelentspannung nach Jacobson. Leben lernen 16. Pfeiffer bei Klett-Cotta, Stuttgart

Blair RJ, Colledge E, Murray L, Mitchell DG (2001) A selective impairment in the processing of sad and fearful expressions in children with psychopathic tendencies. Journal of Abnormal Child Psychology 29(6): 499–498

Blanz B (1998) Biologische Korrelate aggressiven Verhaltens. Zeitschrift für Kinder- und Jugendpsychiatrie und Psychotherapie 26(1): 43–52

Blanz B (2002) Störungen des Sozialverhaltens und der Jugenddelinquenz. In: Esser G (Hrsg) Lehrbuch der Klinischen Psychologie und Psychotherapie des Kindes- und Jugendalters. Thieme, Stuttgart, S 197–210

Blöschl L (2005) Verstärkung. In: Linden M, Hautzinger M (Hrsg) Verhaltenstherapiemanual, 5. vollst. überarb. Aufl. Springer Medizin Verlag, Heidelberg, S 87–91

Boivin M, Perusse D, Dionne G, Saysset V, Zoccolillo M, Tarabulsy GM, Tremblay N, Tremblay RE (2005) The genetic-environmental etiology of parents' perceptions and self-assessed behaviours toward their 5-month-old infants in a large twin and singleton sample. Journal of Child Psychology and Psychiatry 46(6): 612–630

Bolger KE, Patterson CJ (2001) Developmental pathways from child maltreatment to peer rejection. Child Development 72(2): 549–568

Borg-Laufs M (2003) Selbstmanagementtherapie mit Jugendlichen. In: Michels H-P, Borg-Laufs M (Hrsg) Schwierige Zeiten. Beiträge zur Psychotherapie mit Jugendlichen. dgvt-Verlag, Tübingen, S 51–67

Borg-Laufs M, Hungerige H (2005) Selbstmanagementtherapie mit Kindern. Ein Praxishandbuch. Leben lernen 183. Pfeiffer bei Klett-Cotta, Stuttgart

Brack U (1986) Verhaltensbeobachtung: Prinzipien der Beobachtung, Kodierung und Registrierung von Verhalten. In: Brack U (Hrsg) Frühdiagnostik und Frühtherapie. Beltz/PVU, Weinheim, S 97–106

Breuninger H (2005) Selbstinstruktion bei Kindern und Jugendlichen. In: Linden M, Hautzinger M (Hrsg) Verhaltenstherapiemanual, 5. vollst. überarb. Aufl. Springer Medizin Verlag, Heidelberg, S 253–257

Büttner G, Schmidt-Atzert L (Hrsg) (2004) Diagnostik von Konzentration und Aufmerksamkeit. Hogrefe, Göttingen

Burke JD, Loeber R, Birmaher B (2002) Oppositional defiant disorder and conduct disorder: a review of the past 10 years. Part II. Journal of the American Academy of Child and Adolescent Psychiatry 41(11): 1275–1293

Caspi A, McClay J, Moffitt TE, Mill J, Martin J, Craig IW, Taylor A, Poulton R (2002) Role of Genotype in the cycle of violence in maltreated children. Science 2: 297 (5582) 851–854

Christian RE, Frick PJ, Hill NL, Tyler L, Frazer DR (1997) Psychopathy and conduct problems in children: II. Implications for subtyping children with conduct problems. Journal of the American Academy of Child and Adolescent Psychiatry 36(2): 233–241

Connor DF, Carlson GA, Chang KD, Daniolos PT, Ferzinger R, Findling RL, Hutchinson JG, Malone RP, Halperin JM, Plattner B, Post RM, Reynolds DL, Rogers KM, Saxena K, Steiner H, Stanford/Howard/AACAP Workgroup on Juvenile Impulsivity and Aggression (2006) Juvenile maladaptive aggression: a review of prevention, treatment, and service configuration and a proposed research agenda. The Journal of Clinical Psychiatry 67(5): 808–820

Davidson RJ, Putnam KM, Larson CL (2000) Dysfunction in the neural circuitry of emotion regulation-a possible prelude to violence. Review. Science 289(5479): 591–594

Deutschen Gesellschaft für Kinder- und Jugendpsychiatrie und Psychotherapie (Hrsg) (2007) Leitlinien zur Diagnostik und Therapie von psychischen Störungen im Säuglings-, Kindes- und Jugendalter, 3. Aufl. Deutscher Ärzte Verlag, Köln

Dodge KA, Lansford JE, Salzer JE, Burks V, Bates JE, Pettit GS, Fontaine R, Price JM (2003) Peer rejection and social information-processing factors in the development of aggressive behavior problems in children. Child Development 74(2): 374–393

Dodge KA, Price JM, Bachorowski JA (1990) Hostile attributional biases in severely aggressive adolescents. Journal of Abnormal Psychology 99(4): 385–392

Dodge KA, Somberg DR (1987) Hostile attributional biases among aggressive boys are exaberated under conditions of threats to the self. Child Development 58(1): 213–224

Döpfner M (2003) Wie wirksam ist Kinder- und Jugendlichenpsychotherapie. Psychotherapeutenjournal 4: 258–266

Döpfner M, Gerber WD, Banaschewski T, Breuer D, Freisleder FJ, Gerber-von Müller G, Günter M, Hässler F, Ose C, Rothenberger A, Schmeck K, Sinzig J, Stadler C, Uebel H, Lehmkuhl G (2004) Comparative efficacy of once-a-day extended-release methylphenidate, two-times-daily immediate-release methylphenidate, and placebo in a laboratory school setting. European Child and Adolescent Psychiatry 13(1): I/93-I/101

Döpfner M, Lehmkuhl G (2000) DISYPS-KJ. Diagnostik-System für psychische Störungen im Kindes- und Jugendalter nach ICD-10/DSM-IV, 2. korr. und erg. Aufl. Testzentrale. Hogrefe, Göttingen

Döpfner M, Lehmkuhl G, Petermann F, Heubrock F (2000a) Leitfaden Kinder- und Jugendpsychotherapie. Diagnostik psychischer Störungen im Kindes- und Jugendalter, Bd 2. Hogrefe, Göttingen

Döpfner M, Lehmkuhl G, Heubrock F, Petermann F (2000b) Diagnostik psychischer Störungen im Kindes- und Jugendalter. Hogrefe, Göttingen

Döpfner, M, Lehmkuhl, G, Petermann, F, Frölich, J (2000c) Leitfaden Kinder- und Jugendpsychotherapie. Bd 1, Hyperkinetische Störungen. Hogrefe, Göttingen

Döpfner M, Lehmkuhl G, Petermann F, Schmidt MH (2007) Leitfaden Kinder- und Jugendpsychotherapie. Aggressiv-dissoziale Störungen, 2. korr. Aufl. Hogrefe, Göttingen

Döpfner M, Schürmann S, Frölich J (2002) Therapieprogramm für Kinder mit hyperkinetischem und oppositionellem Problemverhalten. THOP, 3. vollst. überarb. Aufl. Beltz Psychologie Verlags Union, Weinheim

Döpfner M, Schürmann S, Lehmkuhl G (2006) Wackelpeter und Trotzkopf. Hilfen für Eltern bei hyperkinetischem und oppositionellem Verhalten, 3. überarb. Aufl. Beltz Psychologie Verlags Union, Weinheim

Duhm E, Hansen J (1957) Der Rosenzweig P-F Test. Form für Kinder, 1. Aufl. Testzentrale. Hogrefe, Göttingen

Dutschmann A (2001) Das Aggressions-Bewältigungs-Programm ABPro. Aggressivität und Gewalt bei Kindern und Jugendlichen. Steuerung fremdgefährdenden Verhaltens. Manual zum Typ des ABPro. Materialie Nr. 46. dgvt-Verlag, Tübingen

Dutschmann A (2003a) Das Aggressions-Bewältigungs-Programm ABPro. Verhaltenssteuerung bei aggressiven Kindern und Jugendlichen. Der Umgang mit gezielteninstrumentellen- Aggressionen. Manual zum Typ A des ABPro. Materialie Nr. 44. dgvt-Verlag, Tübingen

Dutschmann A (2003b) Das Aggressions-Bewältigungs-Programm ABPro. Aggressionen und Konflikte unter emotionaler Erregung. Deeskalation und Problemlösung. Manual zum Typ B des ABPro. Materialie Nr. 45. dgvt-Verlag, Tübingen

Echelmeyer L (2005) Verhaltensbeobachtung. In: Linden, M, Hautzinger M (Hrsg) Verhaltenstherapiemanual, 5. vollst. überarb. Aufl. Springer Medizin Verlag, Heidelberg, S 77–80

Edelmann W (1996) Lernpsychologie, 5. vollst. überarb. Aufl. Beltz Psychologie Verlags Union, Weinheim

Essau CA, Petermann F, Ernst-Goergens B (1995) Aggressives Verhalten im Jugendalter. Verhaltenstherapie 5(4): 226–230

Esser G, Blanz B, Geisel B, Laucht M (1989) Mannheimer Elterninterview. Testzentrale. Hogrefe, Göttingen

Esser G, Ballaschk K (2005) Verhaltenstherapie mit Kindern und Jugendlichen – Forschungsstand und Perspektiven. Verhaltenstherapie und Verhaltensmedizin 26(1): 19–39

Farin K (2001) generation-kick.de. Jugendsubkulturen heute. C.H. Beck oHG, München

Farmer EMZ, Compton SN, Burns BJ, Robertson E (2002) Review of the evidence base for treatment of childhood psychopathology: externalizing disorders. Journal of Consulting and Clinical Psychology 70(6): 1267–1302

Feindler E, Gutman J (1994) Cognitive-Behavioral Anger Control Training. In: LeCroy CW (ed) Handbook of Child and Adolescent Treatment Manuals. Lexington Books, New York

Fliegel S, Groeger WM, Künzel R, Schulte D, Sorgatz H (1998) Verhaltenstherapeutische Standartmethoden. Ein Übungsbuch. Psychologie Verlags Union, Weinheim

Fonagy P, Target M, Cottrell D, Phillips J, Kurtz Z (2002) What works for whom? A critical review of treatments for children and adolescents. The Guilford Press, New York London

Ford T, Goodman R, Meltzer H (2003) The British child and adolescent mental health survey 1999: the prevalence of DSM-IV disorders. Journal of the American Academy of Child and Adolescent Psychiatry 42(10): 1203–1211

Foster SL, Kendall PS (1988) Cognitive and social learning theories. In: Matson JL (ed) Handbook of treatment approaches in childhood psychopathology. Plenum Press, New York

Frick PJ, Stickle TR, Dandreaux DM, Farrell JM, Kimonis ER (2005) Callous-unemotional traits in predicting the severity and stability of conduct problems and delinquency. Journal of Abnormal Child Psychology 33(4): 471–87

Frick PJ, Cornell AH, Bodin SD, Dane HE, Barry CT, Loney BR (2003) Callous unemotional traits and developmental pathways to severe conduct problems. Developmental Psychology 39(2): 246–260

Goodman R, Ford T, Meltzer H (2002) Mental health problems of children in the community: 18 month follow up. BMJ 324(2352): 1496–1497

Häßler F, Fegert JM (2004) Hyperkinetische Störungen. In: Eggers C, Fegert JM, Resch F (Hrsg) Psychiatrie und Psychotherapie des Kindes- und Jugendalters. Springer, Berlin Heidelberg, S 819–847

Hampel R, Selg H (1975) Fragebogen zur Erfassung von Aggressivitätsfaktoren, 1. Aufl. Testzentrale. Hogrefe, Göttingen

Handford M (1999) Wo ist Walter jetzt? Großes Wimmel-Bilder-Spiel-Buch. Sauerländer, Düsseldorf

Handford M (2000) Wo ist Walter? Großes Wimmel-Bilder-Spiel-Buch. Sauerländer, Düsseldorf

Handford M (2006) Wo ist Walter? Die große Bildersuche! Patmos, Düsseldorf

Hare RD, Hart SD, Harpur TJ (1991) Psychopathy and the DSM-IV criteria for antisocial personality disorder. Journal of Abnormal Psychology 100: 391–398

Hautzinger M (2005a) Verhaltensübungen- Rollenspiele. In: Linden M, Hautzinger M (Hrsg) Verhaltenstherapiemanual, 5. vollst. überarb. Aufl. Springer Medizin Verlag, Heidelberg, S 313–317

Hautzinger M (2005b) Löschung. In: Linden M, Hautzinger M (Hrsg) Verhaltenstherapiemanual, 5. vollst. überarb. Aufl. Springer Medizin Verlag, Heidelberg, S 219–222

Hautzinger M (2005c) Selbstbeobachtung. In: Linden M, Hautzinger M (Hrsg) Verhaltenstherapiemanual, 5. vollst. überarb. Aufl. Springer Medizin Verlag, Heidelberg, S 249–252

Hautzinger M (2005d) Verhaltensverträge. In: Linden M, Hautzinger M (Hrsg) Verhaltenstherapiemanual, 5. vollst. überarb. Aufl. Springer Medizin Verlag, Heidelberg, S 318–320

Hawkins S, Miller S, Steiner H (2003) Aggression, psychopathology and delinquency: influences of gender and maturation – where did the good girls go? In: Hayward C (ed) Gender differences at puberty. Cambridge University Press, London, UK, pp 93–110

Heinrichs N, Hahlweg K, Sanders M (2002) Verhaltenstherapeutische Familienarbeit mit Schwerpunkt der Prävention von kindlichen Verhaltensstörungen. In: Sulz KD, Heekerens HP (Hrsg) Familien in Therapie. Grundlagen und Anwendung kognitiv-behavioraler Familientherapie. CIP-Medien, München

Helbig S, Fehm L (2005) Der Einsatz von Hausaufgaben in der Psychotherapie: Empfehlungen und empirische Fundierung. Psychotherapeut 50(2): 122–128

Herpertz SH, Mueller B, Qunaibi B, Lichterfeld C, Konrad K, Herpertz-Dahlmann B (2005) Response to emotional stimuli in boys with conduct disorder. American Journal of Psychiatry 162(6): 1100–1107

Heubrock D, Petermann F (2001) Aufmerksamkeitsdiagnostik. Reihe: Kompendien Psychologische Diagnostik, Bd 2. Hogrefe, Göttingen

Hinsch R, Wittmann S (2003) Soziale Kompetenz kann man lernen. Psychologie Verlags Union, Weinheim

Hinsch R, Pfingsten U (2007) Gruppentraining sozialer Kompetenzen (GSK), 5. vollst. überarb. Aufl. Beltz Psychologie Verlags Union, Weinheim

Hoffmann H (1992) Der Struwwelpeter. Drollige Geschichten und lustige Bilder. Schreiber, Esslingen

Hogan AE (1999) Cognitive functioning in children with oppositional defiant disorder and conduct disorder. In: Quay HC, Hogan AE (eds) Handbook of disruptive behavior Disorders. Kluwer Academic/Plenum, New York, pp 317–335

Holtmann M, Stadler C (2006) Electroencephalographic biofeedback for the treatment of attention-deficit hyperactivity disorder in childhood and adolescence. Expert review of neurotherapeutics 6(4): 533–540

Hungerige H, Borg-Laufs M (2006) Operante Methoden. In: Mattejat F (Hrsg) Lehrbuch der Psychotherapie. Bd 4: Verhaltenstherapie mit Kindern, Jugendlichen und ihren Familien. CIP-Medien, München, S 249–261

Ihle W, Esser G (2002) Epidemiologie psychischer Störungen im Kindes- und Jugendalter – Prävalenz, Verlauf, Komorbidität und Geschlechtsunterschiede. Psychologische Rundschau 53(4): 159–169

Innerhofer P (1984) Das Münchner Trainingsmodell. Beobachtung, Interaktionsanalyse, Verhaltensänderung. Springer-Verlag GmbH, Heidelberg

Jacobson E (2006) Entspannung als Therapie. Progressive Relaxation in Theorie und Praxis. Klett-Cotta, Stuttgart

Jaffee SR, Caspi A, Moffitt TE, Dodge KA, Rutter M, Taylor A, Tully LA (2005) Nature x nurture: genetic vulnerabilities interact with physical maltreatment to promote conduct problems. Development and Psychopathology 17: 67–84

Jugert G, Rehder A, Notz P, Petermann F (2001) Soziale Kompetenz für Jugendliche. Grundlagen, Training und Fortbildung. Juventa, Weinheim München

Kalwitzki S (2004) Fühl die warmen Sonnenstrahlen- Fantasiereisen und Stillespiele für jeden Tag. Loewe-Verlag, Bindlach

Kanfer FH, Saslow G (1965) Behavioral analysis: an alternative to diagnostic classification. Archives of General Psychiatry 6(12): 529–538

Kazdin AE, Weisz JR (2003) Externalizing disorders and problems. In: Kazdin AE, Weisz JR (eds) Evidenced-based psychotherapies for children and adolescents. Guilford Press, New York, pp 187–323

Kiehl KA, Smith AM, Hare RD, Mendrek A, Forster BB, Brink J, Liddle PF (2001) Limbic abnormalities in affective processing by criminal psychopaths as revealed by functional magnetic resonance imaging. Biological Psychiatry 50(9): 677–684

Krowatschek D, Hengst U (2006) Mit dem Zauberteppich unterwegs. Entspannung in Schule, Gruppe und Therapie für Kinder und Jugendliche. Borgmann Media, Dortmund

Krowatschek D, Albrecht S, Krowatschek G (2007) Marburger Konzentrationstraining (MKT) für Schulkinder, 7. Aufl. Verlag Modernes Lernen, Dortmund

Kruesi, MJ, Casanova MF, Mannheim G, Johnson-Bilder A (2004) Reduced temporal lobe volume in early onset conduct-disorder. Psychiatry Research 132(1): 1–11

Kühn M (2000) Systematische Verhaltensbeobachtung – ein Fallbeispiel. Die Entschlüsselung kindlichen Verhaltens durch Beobachtung. www.das-schwarze-schaf-online.de/dsso-vb.pdf

Lahey BB, Miller TL, Gordon RA, Riley AW (1999) Developmental epidemiology of the disruptive behavior disorders. In: Quay HC, Hogan AE (eds) Handbook of disruptive behaviour disorders. Kluwer Academic/Plenum publishers, New York, pp 23–48

Lahey BB, et al (2008) zitiert aus: Matthys W, Poustka F, van Engeland H Resch F (1999) Störungen des Sozialverhaltens. In: Herpertz-Dahlmann B, Resch F, Schulte-Markwort M, Warnke A (Hrsg) Entwicklungspsychiatrie, 2. Aufl. Schattauer, Stuttgart, S 984–1005

Laucht M (2003) Aggressives und dissoziales Verhalten in der Prä-Adoleszenz: Entstehungsbedingungen und Vorläufer in der frühen Kindheit. In: Lehmkuhl U (Hrsg) Aggressives Verhalten bei Kindern und Jugendlichen – Ursachen, Prävention, Behandlung. Vandenhoeck und Ruprecht, Göttingen, S 47–56

Laucht M, Skowronek MH, Becker K, Schmidt MH, Esser G, Schulze TG, Rietschel M (2007) Interacting effects of the dopamine transporter gene and psychosocial adversity on attention-deficit/hyperactivity disorder symptoms among 15-year-olds from a high-risk community sample. Archives of General Psychiatry 64(5): 585–590

Lauth GW, Schlottke PF (2002) Training mit aufmerksamkeitsgestörten Kindern, 5. vollst. überarb. Aufl. Beltz Verlag, Weinheim

Liebeck H (2005) Problemlösetraining. In: Linden M, Hautzinger M (Hrsg) Verhaltenstherapiemanual, 5. vollst. überarb. Aufl. Springer Medizin Verlag, Heidelberg, S 238–244

Linden, M (2005) Entspannungstraining. In: Linden M, Hautzinger M (Hrsg) Verhaltenstherapiemanual, 5. vollst. überarb. Aufl. Springer Medizin Verlag, Heidelberg, S 148–151

Linderkamp F (2004) Therapieimplikationen bei Störungen des Sozialverhaltens. In: Hoppe F, Reichert J (Hrsg) Verhaltenstherapie in der Frühförderung. Hogrefe, Göttingen, S 84–101

Lindgren A (1987) Pippi Langstrumpf. Oetinger-Verlag, Hamburg

Loeber R (1991) Antisocial behavior: More enduring then changeable? Journal of the American Academy of Child and Adolescent Psychiatry 30(3): 393–397

Loeber R, Burke JD, Lahey BB, Winters A, Zera M (2000) Oppositional and deviant disorder: a review of the past 10 years, part I. Journal of the American Academy of Child and Adolescent Psychiatry 39(12): 1468–1484

Loney BR, Butler MA, Lima EN, Counts CA, Eckel LA (2006) The relation between salivary cortisol, callous-unemotional traits, and conduct problems in an adolescent non-referred sample. Journal of Child Psychology and Psychiatry 47(1): 30–36

Lukesch H (2005) Fragebogen zur Erfassung von Empathie, Prosozialität, Aggressionsbereitschaft und aggressivem Verhalten (FEPAA), 1. Aufl. Testzentrale. Hogrefe, Göttingen

Maughan B, Rowe R, Messer J, Goodman R, Meltzer H (2004) Conduct disorder and oppositional disorder in a national sample: developmental epidemiology. Journal of Child Psychology and Psychiatry 45(3): 609–621

Meltzer H, Lader D, Corbin T, Goodman R, Ford T (2004) The mental health of young people looked after by local authorities in Wales. Summary report of a survey carried out in 2002/2003 by the Office of National Statistics on behalf of Welsh Assembly Government. HMSO, Norwich

Mertens K, Wasmund-Bodenstedt U (2006) 10 Minuten Bewegung. Verlag modernes lernen, Dormund

Meyer-Glitza E (2000) Wenn Frau Wut zu Besuch kommt. Therapeutische Geschichten für impulsive Kinder. Iskopress, Salzhausen

Miller Y (2000) Erziehung von Kindern im Kindergartenalter: Erziehungsverhalten und Kompetenzüberzeugungen von Eltern und der Zusammenhang zu kindlichen Verhaltensstörungen. Dissertation. Universität Braunschweig

Mitgutsch A (2004) Das große Piraten Wimmelbuch. Ravensburger Buchverlag, Ravensburg

Moffitt TE (2005) The new look of behavioral genetics in developmental psychopathology: gene – environment interplay in antisocial behaviors. Psychological Bulletin 131(4): 533–554

MTA Cooperative Group (1999) A 14-month randomized clinical trial of treatment strategies for attention-deficit/hyperactivity disorder. Archives of General Psychiatry 56(12): 1073–1086

Ollendick TH (1996) Violence in youth: where do we go from here? Behavior Therapy 27: 485–514

Ortiz J, Raine A (2004) Heart rate level and antisocial behavior in children and adolescents: a meta-analysis. Journal of the American Academy of Child and Adolescent Psychiatry 43(1): 154–162

Overmeyer S, Taylor E, Blanz B, Schmidt MH (1999) Psychosocial adversities underestimated in hyperkinetic children. Journal of Child Psychology and Psychiatry 40(2): 259–263

Papousek M (2005) Regulatory disorders in early childhood. Family physican counseling for crying, sleeping and feeling disorders. MMW Fortschritt der Medizin 147(12): 324–336

Patterson GR (1982) Coercive family process. Castalia, Eugene, OR

Patterson GR, DeGarmo DS, Knutson N (2000) Hyperactive and antisocial behaviors: comorbid or two points in the same process. Development and Psychopathology 12(1): 91–106

Pelham WE, Hoza B (1996) Intensive treatment: a summer treatment program for children with ADHD. In: Hibbs E, Jensen P (eds) Psychosocial treatments for child and adolescent disorders: empirically based strategies for clinical practice. APA Press, New York, pp 311–340

Perry M (2005) Modelldarbietung. In: Linden M, Hautzinger M (Hrsg) Verhaltenstherapiemanual, 5. vollst. überarb. Aufl. Springer Medizin Verlag, Heidelberg, S 223–227

Petermann F, Petermann U (2000a) Erfassungsbogen für aggressives Verhalten in konkreten Situationen, 4. überarb. und neu normierte Aufl. Testzentrale. Hogrefe, Göttingen

Petermann F, Petermann U (2000b) Aggressionsdiagnostik. Reihe: Kompendien Psychologische Diagnostik, Bd 1. Hogrefe, Göttingen

Petermann P, Döpfner M, Schmidt MH (2001) Aggressiv-dissoziale Störungen. Leitfaden Kinder- und Jugendpsychotherapie. Hogrefe, Göttingen

Petermann U (2005a) Entspannungstechniken für Kinder und Jugendliche. Ein Praxishandbuch, 4. aktualisierte Aufl. Beltz, Weinheim

Petermann F (2005b) Zur Epidemiologie psychischer Störungen im Kindes- und Jugendalter. Kindheit und Entwicklung 14(1): 48–57

Petermann F, Petermann U (2005) Training mit aggressiven Kindern, 10. vollst. überarb. Aufl. Psychologie Verlags Union, Weinheim

Pfingsten U (1996) Training sozialer Kompetenz. In: Markgraf J (Hrsg) Lehrbuch der Verhaltenstherapie. Bd 1: Grundlagen-Diagnostik-Verfahren-Rahmenbedingungen. Springer, Berlin Heidelberg New York

Pope AW, Bierman KL, Mumma GH (1989) Relations between hyperactive and aggressive behavior and peer relations at three elementary grade levels. Journal of Abnormal Child Psychology 17(3): 253–267

Portmann R, Schneider E (2004) Spiele zur Entspannung und Konzentration. Don Bosco Verlag, München

Poustka F (1994) unter Mitarbeit von Burk, B, Bästlein, M, Denner, S, van Goor-Lambo, G, Schermer, D. Assoziierte Aktuelle Abnorme Umstände. Achse Fünf des Multiaxialen Klassifikationsschemas für psychiatrische Erkrankungen im Kindes- und Jugendalter (ICD-10). Glossar der WHO in deutscher Übersetzung mit Interview für Eltern (Life-Time Fassung) und Kindern. SwetsTest, Frankfurt/M

Proßowski P (2007) Kinder entspannen mit Yoga. Von der kleinen Übung bis zum kompletten Kurs. Neuauflage. Verlag an der Ruhr, Mühlheim an der Ruhr

Quay HC (1986) Classification. In: Quay HC, Werry JS (eds) Psychopathological disorders of childhood, 3rd edn. Wiley, New York, pp 1–34

Quay HC (1999) Classification of the disruptive behavior disorders. In: Quay HC, Hogan AE (eds) Handbook of disruptive behavior disorders. Plenum Publishers, New York, pp 3–21

Raine A, Venables P, Mednick SA (1997) Interaction between birth complications and early maternal rejection in predisposing individuals to adult violence: specificity to serious, early-onset violence. American Journal of Psychiatry 154(9): 1265–1271

Rauchfleisch G (2001) Kinderpsychologische Tests. Georg Thieme Verlag, Stuttgart

Reddy LA, Springer C, Files-Hall TM, Schmeltzer Benisz E, Hauch Y, Braunstein D, Atamanoff T (2005) Child ADHD multimodal program: an empirically supported intervention for young children with ADHD. In: Reddy L, Files-Hall TM, Schaefer CE (eds) Empirically based play interventions for children. American psychological association, Washington, pp 145–167

Reinecker H (2005a) Selbstverstärkung. In: Linden M, Hautzinger M (Hrsg) Verhaltenstherapiemanual, 5. vollst. überarb. Aufl. Springer Medizin Verlag, Heidelberg, S 263–265

Reinecker H (2005b) Bestrafung. In: Linden M, Hautzinger M (Hrsg) Verhaltenstherapiemanual, 5. vollst. überarb. Aufl. Springer Medizin Verlag, Heidelberg, pp 113–117

Remschmidt H (1979) Zur Klassifikation psychischer Störungen und Erkrankungen bei Kindern und Jugendlichen. In: Remschmidt H (Hrsg) Kinder- und Jugendpsychiatrie. Georg Thieme, Stuttgart, S 99–101

Remschmidt H, Schmidt MH, Poustka F (2006) Multiaxiales Klassifikationsschema für psychiatrische Störungen im Kindes- und Jugendalter nach ICD-10 der WHO. Hans Huber, Bern Göttingen Toronto Seattle

Robins LN (1978) Sturdy childhood predictors of adult antisocial behaviour: replications from longitudinal studies. Psychological Medicine 8(4): 611–622

Rutter M (2005) Environmentally mediated risks for psychopathology: research strategies and findings. Journal of the American Academy of Child and Adolescent Psychiatry 44(1): 3–18

Rutter ML, Kreppner JM, O'Connor TG; English and Romanian Adoptees (ERA) study team (2001) Specificity and heterogeneity in children's responses to profound institutional privation. British Journal of Psychiatry 179: 97–103

Saß H, Wittchen H-U, Zaudig M, Houben I (2003) Diagnostische Kriterien DSM-IV-TR. Hogrefe, Göttingen

Scheithauer H, Petermann F (2000) Aggression. In: Petermann F (Hrsg) Lehrbuch der Klinischen Kinderpsychologie und -psychotherapie. 4. vollst. überarb. und erweiterte Aufl. Hogrefe, Göttingen, S 187–226

Scheithauer H, Petermann F (2004) Aggressiv-dissoziales Verhalten. In: Petermann F, Niebank K, Scheithauer H (Hrsg) Entwicklungswissenschaft. Springer, Berlin

Schlack R, Hölling H, Kurth BM, Huss M (2007) The prevalence of attention-deficit/hyperactivity disorder (ADHD) among children and adolescents in Germany. Initial results from the German Health Interview and Examination Survey for Children and Adolescents (KiGGS). Bundesgesundheitsblatt Gesundheitsforschung Gesundheitsschutz 50(5-6): 827–835

Schmeck K (2004) Störungen des Sozialverhaltens. In: Eggers C, Fegert JM, Resch F (Hrsg) Psychiatrie und Psychotherapie des Kindes- und Jugendalters. Springer, Berlin Heidelberg, S 849–873

Schmeck K, Poustka F (2000) Biologische Grundlagen von impulsiv-aggressivem Verhalten. Kindheit und Entwicklung 9: 3–13

Schmidt MH, Schneider K, Hohm E, Pickartz A, Macsenaere M, Petermann F, Flosdorf P, Hölzl H, Knab E (2002) Effekte erzieherischer Hilfen und ihre Hintergründe. Schriftenreihe des Bundesministeriums für Familie, Senioren, Frauen und Jugend, Bd 219. Kohlhammer, Stuttgart

Schoenwald SK, Ward DM, Henggeler SW, Rowland MD (2000) MST vs. hospitalization for crisis stabilization of youth: placement and service use 4 months post-referral. Mental Health Services Research 2: 3–12

Schwenkenberger P, Hodapp V, Spielberger CD (1992) STAXI. Das Stait-Trait-Ärgerausdrucks-Inventar, 1. Aufl. Testzentrale. Hogrefe, Göttingen

Séguin JR, Nagin DS, Assaad J-M, Tremblay RE (2004) Cognitive-neuropsychological function in chronic physical aggression and hyperactivity. Journal of Abnormal Psychology 113 (4): 603–613

Seiffge-Krenke I, Welter N (2008) Mobbing, bullying and other forms of aggression among pupils as a source of stress in school. How far the „victims" are involved? Praxis der Kinderpsychologie und Kinderpsychiatrie 57(1): 60–74

Shannon KE, Beauchaine TP, Brenner SL, Neuhaus E, Gatzke-Kopp L (2007) Familial and temperamental predictors of resilience in children at risk for conduct disorder and depression. Development and Psychopathology 19(3): 701–727

Simonoff E, Elander J, Holmshaw J, Pickles A, Murray R, Rutter M (2004) Predictors of antisocial personality. Continuities from childhood to adult life. British Journal of Psychiatry 184: 118–127

Smetana JG (1990) Morality and conduct disorders. In: Lewis M, Miller M (eds) Handbook of developmental psychopathology. Plenum, New York, pp 157–179

Spathelf B, Szesny S (2002) Die kleinen Streithammel. Oder wie man Streit vermeiden kann. Albarello, Wuppertal

Stadler C, Grasmann D, Fegert J, Holtmann M, Poustka F, Schmeck K (2007) Heart rate and treatment effect in children with disruptive behaviour disorders. Child Psychiatry and Human Development 6. 18058222

Stadler C, Zepf F, Demisch L, Schmitt M, Landgraf M, Poustka F (2008) Influence of tryptophan depletion on laboratory-provoked aggression in ADHD. Neuropsychobiology 56(2-3): 104–110

Steiner H, Saxena K, Chang K (2003) Psychopharmacological strategies for the treatment of aggression in Youth. CNS Spectrums 8(4): 298–308

Steinhausen H-C, von Aster M (1999) Grundlagen und Konzepte der Verhaltenstherapie und Verhaltensmedizin bei Kindern und Jugendlichen. In: Steinhausen H-C, von Aster M (Hrsg) Verhaltenstherapie und Verhaltensmedizin bei Kindern und Jugendlichen. Beltz Psychologie Verlags Union, Weinheim, S 1–13

Sterzer P, Stadler C, Poustka F, Kleinschmidt A (2007) A structural neural deficit in adolescents with conduct disorder and its association with lack of empathy. Neuroimage 37(1): 335–342

Strom T (2004) Zwergelinchen. Eine phantasievolle Reise ins Land der Entspannung. Autogenes Training für Kinder und Erwachsene. ZYX Music GmbH

Sulz SKD (2005) Emotionsregulationstraining. In: Linden M, Hautzinger M (Hrsg) Verhaltenstherapiemanual, 5. vollst. überarb. Aufl. Springer Medizin Verlag, Heidelberg, S 141–147

Unnewehr S, Schneider S, Markgraf J (Hrsg) (1998) Kinder-DIPS. Diagnostisches Interview bei psychischen Störungen des Kindes- und Jugendalters, 2. korr. Nachdruck. Springer, Berlin Heidelberg

Van de Weil NM, Van Goozen SH, Matthys W, Snoek H, Van Engeland H (2004) Cortisol and treatment effect in children with disruptive behavior disorders: a preliminary study. Journal of the American Academy of Child and Adolescent Psychiatry 43(8): 1011–1018

Van Goozen SH, Fairchild G (2006) Neuroendocrine and neurotransmitter correlates in children with antisocial behavior. Hormones and Behavior 50(4): 647–654

Van Ijzendoorn MH (1997) Attachment, emergent morality and aggression: toward a developmental socioemotional model of antisocial behaviour. International Journal of Behavioral Development 21(4): 703–727

Viding E, Blair RJR, Moffitt TE, Plomin R (2005) Evidence for substantial genetic risk for psychopathy in 7-year-olds. Journal of Child Psychology and Psychiatry 46(6): 592–597

Waddell C, Lipman E, Offord D (2002) Conduct disorders: practice parameters for assessment, treatment, and prevention. Canadian Journal of Psychiatry 44(2): 35S–42S

Waddell C, McEwan K, Shepard C, Offord DR, Hua JM (2005) A public health strategy to improve the mental health of Canadian children. Canadian Journal of Psychiatry 50(4): 226–233

Weisz JR, Kazdin A (2006) Gegenwart und Zukunft evidenzbasierter Psychotherapien für Kinder und Jugendliche. In: Mattejat F (Hrsg) Lehrbuch der Psychotherapie. Verhaltenstherapie mit Kindern, Jugendlichen und ihren Familien. CIP-Medien, München

Wendlandt W (2002) Therapeutische Hausaufgaben. Thieme, Stuttgart

Wunschel I, Linden M (2005) Hausaufgaben. In: Linden M, Hautzinger M (Hrsg) Verhaltenstherapiemanual, 5. vollst. überarb. Aufl. Springer Medizin Verlag, Heidelberg, S 176–179

Zoccolillo M (1992) Co-occurence of conduct disorder and its adult outcomes with depressive and anxiety disorders: a review. Journal of the American Academy of Child and Adolescent Psychiatry 31(3): 547–556

Anhang

A Übersicht der Materialien auf CD

Allgemeine Materialien	
AM01	Einverständniserklärungen
AM02	Formular: Wichtige Informationen
AM03	Ablaufpläne (Schriftsprache und Symbolsprache)
AM04	Vorlage: Punkte- und Feedbackordner (drei und vier Regeln)
AM05	Formular: Feedbackzettel Eltern
AM06	Vorlage: Regel-Regelung (schwarz-weiß und bunt)
AM07	Regelkarten (schwarz-weiß und bunt)
AM08	Vorlage: Teilnehmerurkunde
AM09	Vorlagen: Beispiele Theaterstück
AM10	Vorlage: Beispiel Abschlussgedicht
AM11	Vorbereitungs- und Materialiencheckliste
Durchführungsanleitungen und Arbeitsmaterialien zur Durchführung der Bausteine Kompetenztraining und Projektarbeit	
BS01	Durchführungsanleitung: Einführung ins Training/Gruppenregeln
BS02	Durchführungsanleitung: Steckbrief; Arbeitsblatt: mein Steckbrief
BS03	Durchführungsanleitung: Haus-Rallye
BS04	Durchführungsanleitung: Namensschilder
BS05	Durchführungsanleitung: Würfelspiel zum Selbstbild
BS06	Durchführungsanleitung: Lebensstationen
BS07	Durchführungsanleitung: Titelblatt VIA-Buch
BS08	Durchführungsanleitung: Stärken und Schwächen bei ADHS Vorlage Geschichte: Die große Gesprächsrunde in der Schule
BS09	Durchführungsanleitung: Behandlungsmöglichkeiten bei ADHS Vorlage Geschichte: Die Spezialistentreffen
BS10	Durchführungsanleitung: Plakat zu ADHS
BS11	Durchführungsanleitung: Quiz zu ADHS; Arbeitsblatt: Quiz zu ADHS Lösungsbogen Quiz zu ADHS
BS12	Durchführungsanleitung: Symptome von Störungen des Sozialverhaltens
BS13	Durchführungsanleitung: Plakat zu Merkmalen von Störungen des Sozialverhaltens
BS14	Durchführungsanleitung: Zugeben eigener Fehler Vorlage Geschichte: Ich über mich
BS15	Durchführungsanleitung: Übung a) Zugeben eigener Fehler Arbeitsblatt: Ich über mich
BS16	Durchführungsanleitung: Übung b) Zugeben eigener Fehler
BS17	Durchführungsanleitung: Aufmerksamkeitsschulung
BS18	Durchführungsanleitung: Interviewduetts
BS19	Durchführungsanleitung: Beobachtungstraining I
BS20	Durchführungsanleitung: Beobachtungstraining II
BS21	Durchführungsanleitung: Zuhörtraining

BS22	Durchführungsanleitung: Gehörwettbewerb
BS23	Durchführungsanleitung: Fühlwettbewerb
BS24	Durchführungsanleitung: Eigene Stärken Arbeitsblatt: Meine Stärken
BS25	Durchführungsanleitung: Begabungschampion
BS26	Durchführungsanleitung: Selbstsicherheit Arbeitsblatt: Eigenschaften von selbstsicheren, unsicheren und aggressiven Kindern Arbeitsblatt: Überprüfe deine Selbstsicherheit Arbeitsblatt: Regeln für selbstsicheres Verhalten
BS27	Durchführungsanleitung: Ich und mein Anliegen Arbeitsblatt: Ich und mein Anliegen
BS28	Durchführungsanleitung: Ärgerfragebogen Arbeitsblatt: Ärgerfragebogen Arbeitsblatt: Situationsbeschreibung
BS29	Durchführungsanleitung: Wutmerkmale
BS30	Durchführungsanleitung: Aussteigertipps Arbeitsblatt: Meine persönlichen Aussteigertipps
BS31	Durchführungsanleitung: Hänseln Instruktionskarten: Hänseln
BS32	Durchführungsanleitung: Schimpfwörter Arbeitsblatt: Schimpfwörter
BS33	Durchführungsanleitung: Wutvulkan Vorlage: Vulkanausbruch Arbeitsblatt: Wutvulkan
BS34	Durchführungsanleitung: Körperliche Aggression
BS35	Durchführungsanleitung: Wutausbruch
BS36	Durchführungsanleitung: Rückenschiebeduell
BS37	Durchführungsanleitung: Piratenfight
BS38	Durchführungsanleitung: Erst gedacht – dann gemacht Arbeitsblatt: Aufgaben- und Problemlösekette
BS39	Durchführungsanleitung: Übungen zu erst gedacht – dann gemacht Arbeitsblatt: Aufgaben- und Problemlöseschritte
BS40	Durchführungsanleitung: Hilfsgedanken Arbeitsblatt: Meine persönlichen Hilfsgedanken
BS41	Durchführungsanleitung: Kai Unruh Bildergeschichte: Kai Unruh und die Chaoswolke Bildergeschichte: Kai Unruh und der Stoppinspektor
BS42	Durchführungsanleitung: Wettbewerb Gefühle raten Instruktionskarten: Gefühle raten
BS43	Durchführungsanleitung: Bello fühlt sich kunterbunt Bildvorlagen: Bello
BS44	Durchführungsanleitung: Unrechtempfindungen mitteilen (ältere Kinder) Instruktionskarten: Unrechtempfindungen mitteilen (ältere Kinder)
BS45	Durchführungsanleitung: Unrechtempfindungen mitteilen (jüngere Kinder) Instruktionskarten: Unrechtempfindungen mitteilen (jüngere Kinder)
BS46	Durchführungsanleitung: Sich entschuldigen Instruktionskarten: Sich entschuldigen
BS47	Durchführungsanleitung: Streitregeln Vorlage Geschichte: Der Anti-Streit-Plan
BS48	Durchführungsanleitung: Wir finden einen Kompromiss
BS49	Durchführungsanleitung: Freunde Arbeitsblatt: Freundschaftsfragebogen
BS50	Durchführungsanleitung: Plakat zum Thema Freundschaft

BS51	Durchführungsanleitung: Siamesische Zwillingsübung
BS52	Durchführungsanleitung: Vorsichtig miteinander umgehen
BS53	Durchführungsanleitung: Würfelspiel Kritik äußern
BS54	Durchführungsanleitung: Blindenführer
BS55	Durchführungsanleitung: Kinderknoten
BS56	Durchführungsanleitung: Knetfigur
BS57	Durchführungsanleitung: Eine Handvoll Komplimente

Elterntraining: Informations- und Arbeitsmaterialien

ET_IA_01	„Ich möchte unsere Situation besser verstehen" – ADHS und aggressives Verhalten: Einführung
ET_IA_02	„Wie wird unsere Beziehung besser?" – Das finde ich schön an dir: Den Fokus auf das Positive lenken und durch Lob verstärken
ET_IA_03	„Meine, deine, unsere Zeit" – Etablierung wertvoller Zeiten als Grundlage für eine positive Beziehung
ET_IA_04	„Komm, lass uns Lösungswege finden" – Festlegung verbindlicher Regeln als Grundlage für eine verlässliche Beziehung
ET_IA_05	„Ich möchte, dass du tust, was ich dir sage" – Aufforderungen angemessen formulieren und in ihrer Umsetzung begleiten
ET_IA_06	„Das hast du dir verdient" – Verstärkersysteme zum Aufbau erwünschter Verhaltensweisen
ET_IA_07	„Dann musst du aus Erfahrung lernen" – logische Konsequenzen bei Regelverstoß, Opposition und anderem Fehlverhalten
ET_IA_08	„Du machst mich wütend" – Umgang mit Wutanfällen und Aggression
ET_IA_09	„Das nehme ich mit" – Rückblick auf das VIA-Elterntraining – Notfallplan für zukünftige Krisen

Elterntraining: Präsentationen (PowerPoint)

ET_PP_01	„Ich möchte unsere Situation besser verstehen" – ADHS und aggressives Verhalten: Einführung
ET_PP_02	„Wie wird unsere Beziehung besser?" – Das finde ich schön an dir: Den Fokus auf das Positive lenken und durch Lob verstärken
ET_PP_03	„Meine, deine, unsere Zeit" – Etablierung wertvoller Zeiten als Grundlage für eine positive Beziehung
ET_PP_04	„Komm, lass uns Lösungswege finden" – Festlegung verbindlicher Regeln als Grundlage für eine verlässliche Beziehung
ET_PP_05	„Ich möchte, dass du tust, was ich dir sage" – Aufforderungen angemessen formulieren und in ihrer Umsetzung begleiten
ET_PP_06	„Das hast du dir verdient" – Verstärkersysteme zum Aufbau erwünschter Verhaltensweisen
ET_PP_07	„Dann musst du aus Erfahrung lernen" – logische Konsequenzen bei Regelverstoß, Opposition und anderem Fehlverhalten
ET_PP_08	„Du machst mich wütend" – Umgang mit Wutanfällen und Aggression
ET_PP_09	„Das nehme ich mit" – Rückblick auf das VIA-Elterntraining – Notfallplan für zukünftige Krisen

B Vorbereitungs-und Materialiencheckliste

wird benötigt!	Allgemeine Materialien	(Anzahl?)	erledigt?
	Ablaufpläne (AM03)		
	Erinnerungsordner bzw. -hefter		
	Bevollmächtigung Wegebegleitung VIA (AM01)		
	Einverständniserklärung: Erinnerungsaufnahmen (AM01)		
	Einverständniserklärung: Ausflug (AM01)		
	Einverständniserklärung: Selbstständige Fahrtwege (AM01)		
	Einverständniserklärung: Zur eigenen Gestaltung (AM01)		
	Formular: Wichtige Informationen (AM02)		
	Formular: Feedbackzettel Eltern (AM05)		
	Namensbeschriftung von Fächern/persönlichen Aufbewahrungsboxen		
	Organisations- und Vorlagenordner für die Mitarbeiter		
	Regelkarten: schwarz-weiß (AM07)		
	Regelkarten: bunt (AM07)		
	Verstärker: Abschiedspräsent		
	Verstärker: Punkte/Aufkleber zum Einkleben ins Punkteheft		
	Verstärker: Tageszielbelohnungen (Schokoriegel, Kaugummi, Wassereis etc.)		
	Vorbereitungs- und Materialiencheckliste (AM10)		
	Vorlage: Punkte- und Feedbackordner (drei Regeln) (AM04)		
	Vorlage: Punkte- und Feedbackordner (vier Regeln) (AM04)		
	Vorlage: Regel-Regelung – schwarz-weiß (AM06)		
	Vorlage: Regel-Regelung – bunt (AM06)		
	Vorlage: Teilnehmerurkunde (AM08)		
	Vorlage: Beispiele Theaterstück (AM09)		
	Vorlage: Beispiel Abschlussgedicht (AM10)		
wird benötigt!	Arbeitsmaterialien	(Anzahl?)	erledigt?
	Äpfel (gleicher Sorte, 10 Stück)		
	Brottüten		
	Dosen, Gläser oder Plastikbehälter für den Gehörwettbewerb (ca. 22 Stück)		
	Flaschen (leer)		
	Fotos der Kinder (verschiedene Altersbereiche)		
	Kartoffeln (10 Stück)		
	Karotten (10 Stück)		
	Kegel		
	Kordeln		
	Löffel		

		(Anzahl?)	erledigt?
	Luftballons		
	Musik-CDs für Freizeit- und Bewegungsspiele		
	Plastikbecher (10-15 Stück)		
	Sammelschälchen		
	Schaumstoffwürfel		
	Smarties®		
	Stoff- oder Mullbindenbändchen		
	Stoppuhr		
	Strohhalme		
	Tücher (zum Verbinden der Augen)		
wird benötigt!	**Bastel- und Schreibmaterialien**	(Anzahl?)	erledigt?
	Ansteckschilder mit Clip		
	Bastelscheren		
	Bleistifte		
	Buntstifte		
	Filzstifte		
	Filzmarker		
	Flip-Chart		
	Doppelseitiges Klebeband		
	Karteikärtchen		
	Kleber		
	Kreide		
	Kugelschreiber		
	Notizzettel		
	Papier (weißes, buntes)		
	Plakatpappe		
	Plakatfarben		
	Utensilien für eine Ringbindung		
	Schnellhefter		
	Tafel		
	Tapetenrolle		
	Tesafilm		
	Wachsstifte		
	Zeitungen für Kollagen		
wird benötigt!	**Materialien für die Entspannungseinheiten**	(Anzahl?)	erledigt?
	CD-Spieler/Kassettenrekorder		
	Entspannungsgeschichten (siehe Literaturempfehlungen unten)		
	Entspannungsmusik (siehe Musikempfehlungen)		
	Entspannungsdecken		
	Entspannungskissen		

Literaturempfehlungen

Jacobson E (2006) Entspannung als Therapie. Progressive Relaxation in Theorie und Praxis. Klett-Cotta, Stuttgart

Kalwitzki S (2004) Fühl die warmen Sonnenstrahlen- Fantasiereisen und Stillespiele für jeden Tag. Loewe-Verlag, Bindlach

Krowatschek D, Hengst U (2006) Mit dem Zauberteppich unterwegs. Verlag Modernes Lernen, Dortmund

Mertens K, Wasmund-Bodenstedt U (2006) 10 Minuten Bewegung. Verlag Modernes Lernen, Dortmund

Portmann R, Schneider E (2004) Spiele zur Entspannung und Konzentration. Don Bosco Verlag, München

Proßowski P (2007) Kinder entspannen mit Yoga. Von der kleinen Übung bis zum kompletten Kurs. Neuauflage. Verlag an der Ruhr, Mühlheim an der Ruhr

Strom T (2004) Zwergelinchen. Eine phantasievolle Reise ins Land der Entspannung. Autogenes Training für Kinder und Erwachsene. ZYX Music GmbH

wird benötigt!	Materialien für die Freizeit	(Anzahl?)	erledigt?
	Bälle (Fußball, Basketball etc.)		
	Brettspiele		
	Federballspiel/e		
	Gesellschaftsspiele		
	Kartenspiele		
	Seile		
	Tischtennisschläger		
	Tischtennisbälle		
wird benötigt!	Technische Materialien	(Anzahl?)	erledigt?
	Filmkamera und Zubehör		
	Fotokamera und Zubehör		
	Abspielvorrichtung für Videofeedback		
	PC		
	Drucker		
	CD-Rohlinge		
	Laminiergerät und Laminierfolien		
wird benötigt!	Anleitungen und Arbeitsmaterialien zur Durchführung der Bausteine Kompetenztraining und Projektarbeit	(Anzahl?)	erledigt?
	BS01 Durchführungsanleitung: Einführung in das Gruppentraining		
	BS02 Durchführungsanleitung: Steckbrief		
	BS02 Arbeitsblatt: Mein Steckbrief		
	BS03 Durchführungsanleitung: Haus-Rallye		
	BS04 Durchführungsanleitung: Namensschilder		

	BS05 Durchführungsanleitung: Würfelspiel zum Selbstbild		
	BS06 Durchführungsanleitung: Lebensstationen		
	BS07 Durchführungsanleitung: Titelblatt VIA-Buch		
	BS08 Durchführungsanleitung: Stärken und Schwächen bei ADHS		
	BS08 Vorlage Geschichte: Die große Gesprächsrunde in der Schule		
	BS09 Durchführungsanleitung: Behandlungsmöglichkeiten bei ADHS		
	BS09 Vorlage Geschichte: Die Spezialistentreffen		
	BS10 Durchführungsanleitung: Plakat zu ADHS		
	BS11 Durchführungsanleitung: Quiz zu ADHS		
	BS11 Arbeitsblatt: Quiz zu ADHS		
	BS11 Lösungsbogen: Quiz zu ADHS		
	BS12 Durchführungsanleitung: Symptome von Störungen des Sozialverhaltens		
	BS13 Durchführungsanleitung: Plakat zu Merkmalen von Störungen des Sozialverhaltens		
	BS14 Durchführungsanleitung: Zugeben eigener Fehler		
	BS14 Vorlage Geschichte: Ich über mich		
	BS15 Durchführungsanleitung: Übung a) Zugeben eigener Fehler		
	BS15 Arbeitsblatt: Ich über mich		
	BS16 Durchführungsanleitung: Übung b) Zugeben eigener Fehler		
	BS17 Durchführungsanleitung: Aufmerksamkeitsschulung		
	BS18 Durchführungsanleitung: Interviewduetts		
	BS19 Durchführungsanleitung: Beobachtungstraining I		
	BS20 Durchführungsanleitung: Beobachtungstraining II		
	BS21 Durchführungsanleitung: Zuhörtraining		
	BS22 Durchführungsanleitung: Gehörwettbewerb		
	BS23 Durchführungsanleitung: Fühlwettbewerb		
	BS24 Durchführungsanleitung: Eigene Stärken		
	BS24 Arbeitsblatt: Meine Stärken		
	BS25 Durchführungsanleitung: Begabungschampion		
	BS26 Durchführungsanleitung: Selbstsicherheit		
	BS26 Arbeitsblatt: Eigenschaften von selbstsicheren, unsicheren und aggressiven Kindern		
	BS26 Arbeitsblatt: Überprüfe deine eigene Selbstsicherheit		
	BS26 Arbeitsblatt: Regeln für selbstsicheres Verhalten		
	BS27 Durchführungsanleitung: Ich und mein Anliegen		
	BS27 Arbeitsblatt: Ich und mein Anliegen		
	BS28 Durchführungsanleitung: Ärgerfragebogen		
	BS28 Arbeitsblatt: Ärgerfragebogen		
	BS28 Arbeitsblatt: Situationsbeschreibung		
	BS29 Durchführungsanleitung: Wutmerkmale		
	BS30 Durchführungsanleitung: Aussteigertipps		
	BS30 Arbeitsblatt: Meine persönlichen Aussteigertipps		

BS31 Durchführungsanleitung: Hänseln		
BS31 Instruktionskarten: Hänselsituationen		
BS32 Durchführungsanleitung: Schimpfwörter		
BS32 Arbeitsblatt: Schimpfwörter		
BS33 Durchführungsanleitung: Wutvulkan		
BS33 Vorlage: Vulkanausbruch		
BS33 Arbeitsblatt: Wutvulkan		
BS34 Durchführungsanleitung: Körperliche Aggression		
BS35 Durchführungsanleitung: Wutausbruch		
BS36 Durchführungsanleitung: Rückenschiebeduell		
BS37 Durchführungsanleitung: Piratenfight		
BS38 Durchführungsanleitung: Erst gedacht – dann gemacht		
BS38 Arbeitsblatt: Aufgaben- und Problemlösekette		
BS39 Durchführungsanleitung: Übungen zu erst gedacht – dann gemacht		
BS39 Arbeitsblatt: Aufgaben- und Problemlöseschritte		
BS40 Durchführungsanleitung: Hilfsgedanken		
BS40 Arbeitsblatt: Meine persönlichen Hilfsgedanken		
BS41 Durchführungsanleitung: Kai Unruh		
BS41 Bildergeschichte: Kai Unruh und die Chaoswolke		
BS41 Bildergeschichte: Kai Unruh und der Stoppinspektor		
BS42 Durchführungsanleitung: Wettbewerb Gefühle raten		
BS42 Instruktionskarten: Gefühle raten		
BS43 Durchführungsanleitung: Bello fühlt sich kunterbunt		
BS43 Bildvorlagen: Bello		
BS44 Durchführungsanleitung: Unrechtempfindungen mitteilen (ältere Kinder)		
BS44 Instruktionskarten: Unrechtempfindungen mitteilen (ältere Kinder)		
BS45 Durchführungsanleitung: Unrechtempfindungen mitteilen (jüngere Kinder)		
BS45 Instruktionskarten: Unrechtempfindungen mitteilen (jüngere Kinder)		
BS46 Durchführungsanleitung: Sich entschuldigen		
BS46 Instruktionskarten: Sich entschuldigen		
BS47 Durchführungsanleitung: Streitregeln		
BS47 Vorlage Geschichte: Der Anti-Streit-Plan		
BS48 Durchführungsanleitung: Wir finden einen Kompromiss		
BS49 Durchführungsanleitung: Freunde		
BS49 Arbeitsblatt: Freundschaftsfragebogen		
BS50 Durchführungsanleitung: Plakat zum Thema Freundschaft		
BS51 Durchführungsanleitung: Siamesische Zwillingsübung		
BS52 Durchführungsanleitung: Vorsichtig miteinander umgehen		
BS53 Durchführungsanleitung: Würfelspiel Kritik äußern		
BS54 Durchführungsanleitung: Blindenführer		
BS55 Durchführungsanleitung: Kinderknoten		

		(Anzahl?)	erledigt?
	BS56 Durchführungsanleitung: Knetfigur		
	BS57 Durchführungsanleitung: Eine Hand voll Komplimente		
wird benötigt!	Informations- und Arbeitsmaterialien zur Durchführung des Elterntrainings	(Anzahl?)	erledigt?
	ET_IA_01 „Ich möchte unsere Situation besser verstehen" ADHS und aggressives Verhalten: Einführung		
	ET_IA_02 „Wie wird unsere Beziehung besser?" Das finde ich schön an dir: Den Fokus auf das Positive lenken und durch Lob verstärken		
	ET_IA_03 „Meine, deine, unsere Zeit" Etablierung wertvoller Zeiten als Grundlage für eine positive Beziehung		
	ET_IA_04 „Komm, lass uns Lösungswege finden" Festlegung verbindlicher Regeln als Grundlage für eine verlässliche Beziehung		
	ET_IA_05 „Ich möchte, dass du tust, was ich dir sage" Aufforderungen angemessen formulieren und ihre Umsetzung begleiten		
	ET_IA_06 „Das hast du dir verdient" Verstärkersysteme zum Aufbau erwünschter Verhaltensweisen		
	ET_IA_07 „Dann musst du aus Erfahrung lernen" Logische Konsequenzen bei Regelverstoß, Opposition und anderem Fehlverhalten		
	ET_IA_08 „Du machst mich wütend" Umgang mit Wutanfällen und Aggressionen		
	ET_IA_09 „Das nehme ich mit" Rückblick auf das VIA-Elterntraining Notfallplan für zukünftige Krisen		
wird benötigt!	Präsentationsfolien zur Durchführung des Elterntrainings	(Anzahl?)	erledigt?
	ET_PP_01 „Ich möchte unsere Situation besser verstehen" ADHS und aggressives Verhalten: Einführung		
	ET_PP_02 „Wie wird unsere Beziehung besser?" Das finde ich schön an dir: Den Fokus auf das Positive lenken und durch Lob verstärken		
	ET_PP_03 „Meine, deine, unsere Zeit" Etablierung wertvoller Zeiten als Grundlage für eine positive Beziehung		
	ET_PP_04 „Komm, lass uns Lösungswege finden" Festlegung verbindlicher Regeln als Grundlage für eine verlässliche Beziehung		
	ET_PP_05 „Ich möchte, dass du tust, was ich dir sage" Aufforderungen angemessen formulieren und ihre Umsetzung begleiten		

	ET_PP_06 „Das hast du dir verdient" Verstärkersysteme zum Aufbau erwünschter Verhaltens- weisen		
	ET_PP_07 „Dann musst du aus Erfahrung lernen" Logische Konsequenzen bei Regelverstoß, Opposition und anderem Fehlverhalten		
	ET_PP_08 „Du machst mich wütend" Umgang mit Wutanfällen und Aggressionen		
	ET_PP_09 „Das nehme ich mit" Rückblick auf das VIA-Elterntraining Notfallplan für zukünftige Krisen		